Mosaik bei
GOLDMANN

Buch

Abnehmen und Genießen müssen kein Widerspruch sein! Der Sternekoch und Feinschmecker Johann Lafer hat geschafft, wovon viele träumen: Er hat 15 Kilo abgenommen, ohne zu hungern und auf gutes Essen zu verzichten. Begleitet wurde er dabei von Dr. Detlef Pape, dem Autor von *Schlank im Schlaf,* Deutschlands erfolgreichster Diät. In diesem Buch erfahren Sie mehr über Lafers Erfolgsweg und können gleich mitmachen: Sie finden alles zu seiner Genuss-Diät, detaillierte Sport- und Ernährungspläne und nicht zuletzt Lafers 50 Lieblingsrezepte zum Abnehmen.

Autoren

Johann Lafer zählt seit zwei Jahrzehnten zu den erfolgreichsten und beliebtesten Kochkünstlern. Der gebürtige Steirer wurde zum »Fernsehkoch des Jahres 2006« ernannt und für die kulinarischen Leistungen seines Edelrestaurants »Val d'or« auf der Stromburg im Hunsrück mit einem Michelin-Stern ausgezeichnet.

Dr. med. Detlef Pape ist Facharzt für Innere Medizin mit Praxis in Essen. Er hat eine Adipositas-Beratung mit strukturiertem Ernährungsprogramm aufgebaut und dabei die zentrale Bedeutung von Insulin als »Fettmasthormon« entdeckt. Er gilt als geistiger Vater des *Schlank im Schlaf*-Prinzips.

Johann Lafer · Dr. med. Detlef Pape

Lafer nimmt ab

So werden Genießer schlank!

Mosaik bei
GOLDMANN

Alle Ratschläge in diesem Buch wurden von den Autoren und vom
Verlag sorgfältig erwogen und geprüft. Eine Garantie kann dennoch
nicht übernommen werden. Eine Haftung der Autoren beziehungsweise des Verlags und seiner Beauftragten für Personen-, Sach- und
Vermögensschäden ist daher ausgeschlossen.

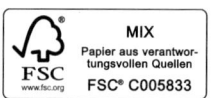

Verlagsgruppe Random House FSC-DEU-0100
Das für dieses Buch verwendete FSC®-zertifizierte Papier *Profibulk*
von Sappi liefert IGEPA.

1. Auflage
Vollständige Taschenbuchausgabe Februar 2011
Wilhelm Goldmann Verlag, München,
in der Verlagsgruppe Random House GmbH
© 2009 Gräfe und Unzer Verlag GmbH, München
Umschlaggestaltung: Uno Werbeagentur, München
Satz: Uhl + Massopust, Aalen
Druck und Bindung: Těšínská Tiskárna, Český Těšín
FK · Herstellung: IH
Printed in the Czech Republic
ISBN 978-3-442-17153-8

www.mosaik-goldmann.de

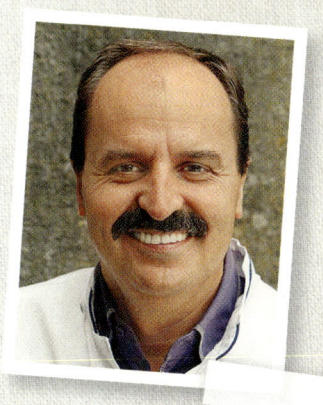

Lafers Programm 63

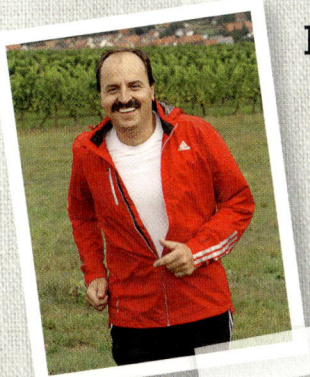

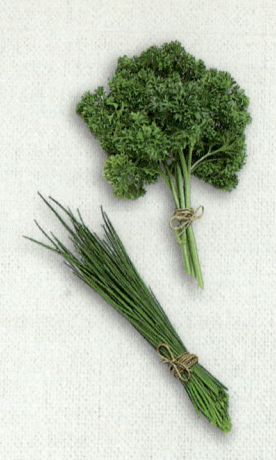
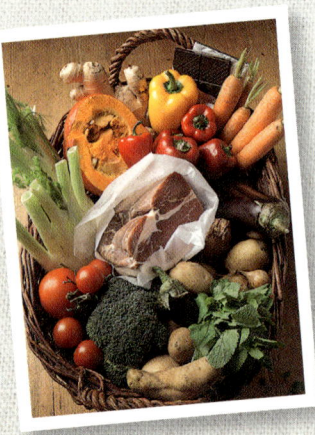

Lafers Rezepte 147

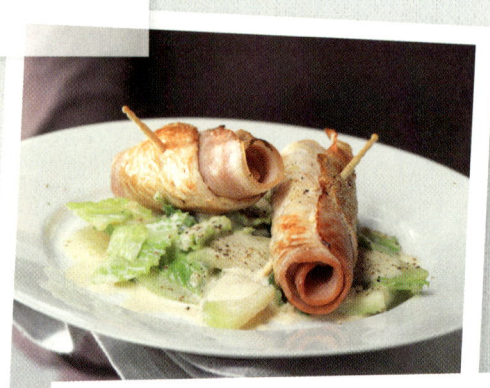

Meine 54 liebsten Abnehm-Rezepte!

Liebe Leserinnen und liebe Leser,

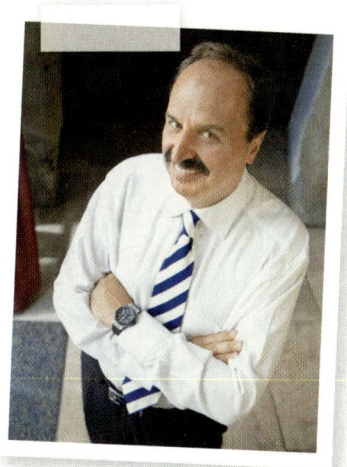

kurz bevor ich mich entschlossen habe, dieses Buch zu machen, durchlebte ich eine der schwersten Krisen meines Lebens. Einerseits konnte ich Ende des Jahres 2007 auf eine höchst erfolgreiche Zeit als angesehener Küchenchef zurückblicken, der regelmäßig ein großes Fernsehpublikum für das Kochen begeistert. Tatsächlich war ich jedoch zu diesem Zeitpunkt so ausgebrannt, dass ich das Gefühl hatte, nicht mehr weiterzukönnen. Meine Energie, meine Kreativität lagen brach, denn der stets gut gelaunte, allseits beliebte Fernsehkoch hatte sich in all den Jahren aus den Augen verloren. Eine gut funktionierende Leistungsmaschine befand sich kurz vor dem Zusammenbruch. Selbst die Ärzte mahnten bereits, dass ich so nicht weitermachen könnte, ohne erhebliche gesundheitliche Risiken einzugehen. Denn warum es beschönigen: Ich hatte in 25 Jahren 30 Kilogramm Körpergewicht zugelegt und befand mich kurz vor einem Burnout.

Tatsächlich ist es mir Schritt für Schritt gelungen, wieder fitter und gesünder zu werden. Ich begann zu joggen, entdeckte die Natur wieder, lernte mich biorhythmisch zu ernähren und setzte nach und nach andere Alltagsprioritäten. Dabei war ich in der glücklichen Lage, dass mir in Dr. Detlef Pape einer der besten Ernährungsmediziner Deutschlands und in Simone Bopp eine sehr konsequente Personal Trainerin zur Seite standen, die mich bei meinem Vorhaben unterstützten: 15 Kilogramm in einem Jahr abzuspecken – und das Ganze mit Genuss und Vergnügen. In dieser Zeit habe ich gelernt, wieder zu mir zu kommen, und bin wieder so gut in Form, dass ich mich von Grund auf wohlfühle. Dieses

Buch entstand während meines Abnehmprogramms und begleitete mich auf dem Weg zu meinem neuen, zufriedeneren Ich. Wenn auch Sie den ersten Schritt zu einem neuen, gesünderen Ich machen wollen, gehen Sie ihn. Ich helfe Ihnen dabei! Auf den nächsten Seiten haben wir für Sie meine Erfahrungen aufgezeichnet. Sie finden mein Fitness-Programm und eine genussvolle Rezeptsammlung nach den bewährten Schlank-im-Schlaf-Prinzipien.

Als Herr Lafer mit der Bitte um ein medizinisches Ernährungscoaching auf mich zukam, war ich ziemlich überrascht. Doch das Thema »Abnehmen mit Genuss« hat mich sofort überzeugt. Immerhin habe ich in den letzten Jahren neben meiner Tätigkeit als Arzt und Ernährungsmediziner gemeinsam mit anderen Autoren eine Reihe erfolgreicher medizinischer Sachbücher und Ratgeber veröffentlicht. »Schlank im Schlaf« ist inzwischen beinahe zu einem geflügelten Wort geworden und regt viele Menschen mit Gewichtsproblemen zum Umdenken in Sachen Ernährung an.

Die Zusammenarbeit mit Herrn Lafer war außerordentlich fruchtbar. Zum einen verfügt er als Sterne-Koch über enorme kulinarische Kreativität, was er in den Rezepten für dieses Buch aufs Vorzüglichste unter Beweis stellte. Zum anderen lernte ich in ihm einen Menschen kennen, der trotz seiner Prominenz bodenständig geblieben ist und sehr offen über seine Probleme und Krisen Auskunft gab.

Wie viele Leistungsträger hat Herr Lafer durch chronischen Stress im Laufe der Jahre zunächst unmerklich, dann aber immer deutlicher an Gewicht zugelegt. Was für ihn zunächst allein Grund zur Unzufriedenheit war, bedeutete außerdem ein erhöhtes Gesundheitsrisiko. Herrn Lafer erging es dabei wie den meisten

Menschen: Natürlich war der erste Schritt der schwerste. Doch als der Hebel einmal umgelegt war und sich »Abnehmen mit Genuss« nicht als schöne Phrase, sondern als erlebbares Programm herausstellte, ging er den Weg trotz seiner anhaltenden beruflichen Belastung konsequent weiter.

Nun, nicht jeder kann auf einen eigenen Ernährungsmediziner und eine Personal Trainerin zurückgreifen, doch die sehr persönlich geschilderten Erfahrungen von Herrn Lafer können Sie dazu ermutigen, den ersten Schritt zu tun. Die Ernährung lässt sich leichter umstellen, als Sie denken, und die Rezepte von Herrn Lafer garantieren Ihnen ein genussreiches Leben – trotz Ernährungsumstellung. Kombiniert mit ein wenig Sport steht dem Abnehmen mit Genuss nichts im Weg.

Lernen Sie, Ihr Leben wieder zu genießen,

Ihr Johann Lafer
Ihr Dr. Detlef Pape

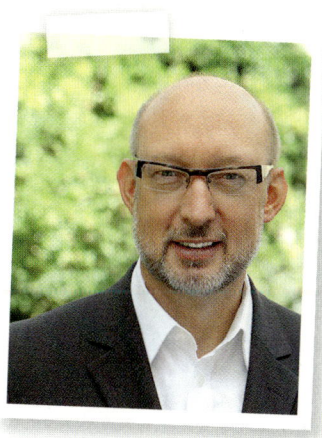

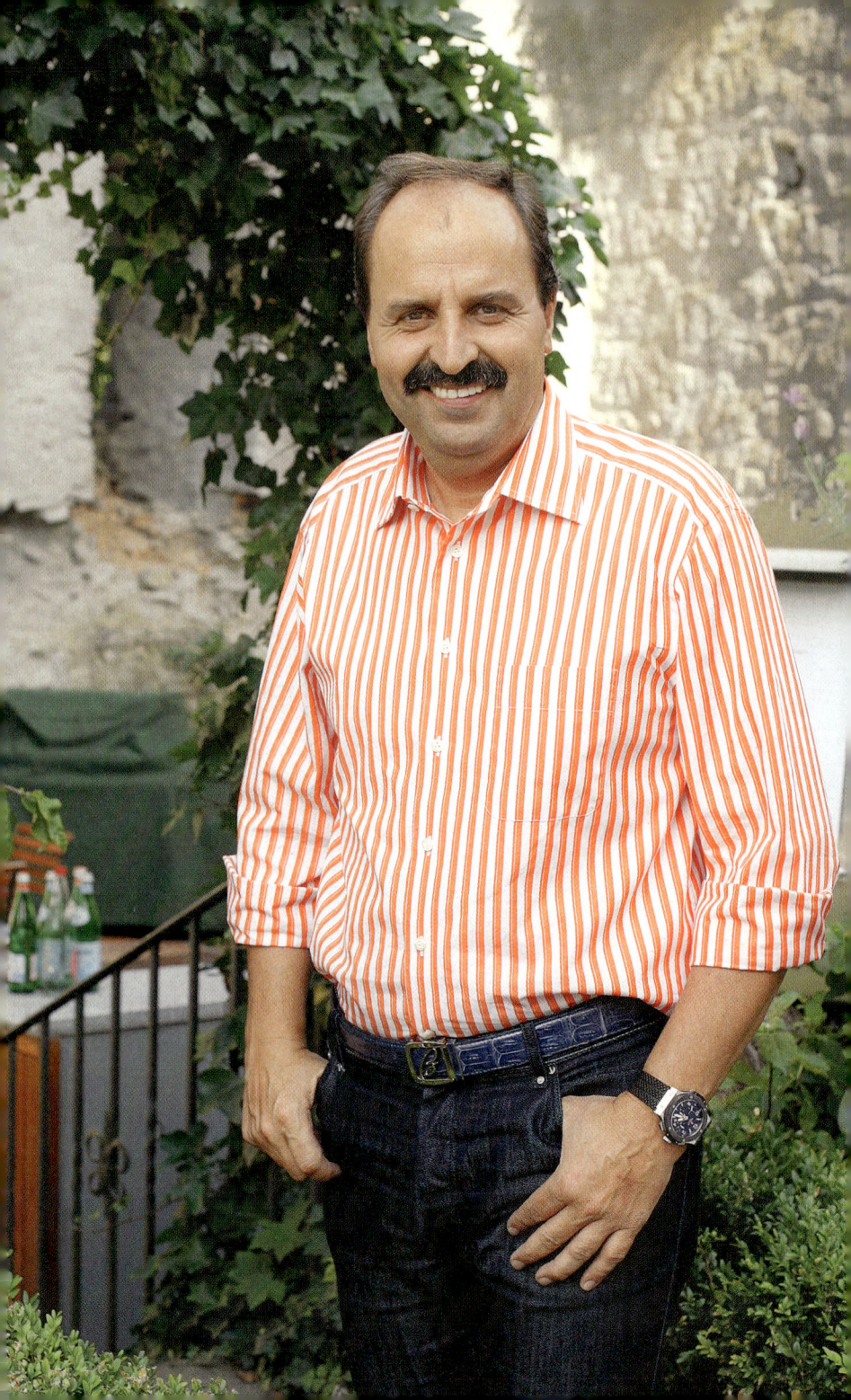

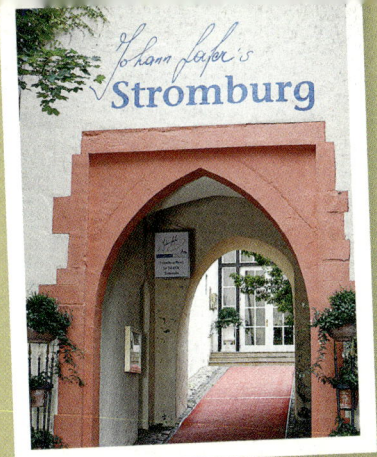

» Mein Motto lautet:
Ein Leben für den
guten Geschmack! «

Lafer persönlich

Genuss ist mein Metier – und ich liebe meinen Beruf! So kam es, dass ich gar nicht bemerkt habe, wie sehr mein Engagement an meinen Kräften zehrte. Dass ich mit den Jahren immer mehr wog, war natürlich nicht zu übersehen, doch dass ich innerlich langsam ausbrannte, das habe ich erst im letzten Moment erkannt.

>> Morgens war ich genauso erschöpft wie am Abend zuvor. So wollte ich nicht weiter- machen! «

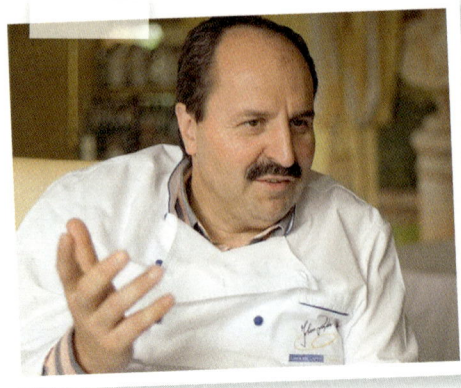

Ein Koch will abnehmen

EIN KOCH, DER ABNEHMEN WILL, das scheint zunächst ein Wider-spruch zu sein. Kaum einer Berufsgruppe nimmt man es wohl weniger übel, wenn man ihren Mitgliedern ansieht, dass ihr Me-tier viel mit Genuss zu tun hat und sie diesem mit Vergnügen nachgehen. Ein Spitzenkoch, der noch dazu auf ein unglaublich erfolgreiches Leben zurückblickt, diesem aber auf einmal durch ein »Bauch-weg-Programm« eine neue Richtung geben will, ist ein doppelter Widerspruch.

Dennoch beschloss Johann Lafer, TV-Liebling und Genussbot-schafter, Anfang des Jahres 2008, sich nicht nur mit guten Vorsät-zen in Sachen Gewichtsabnahme abzuspeisen, sondern diese tat-sächlich auch ernsthaft umzusetzen. Binnen eines Jahres, so der Plan, wollte er sich mithilfe einer Ernährungsumstellung und re-gelmäßigen Trainings um 15 kg Körpergewicht erleichtern. Durch diesen Prozess sollten auch die Weichen gestellt werden hin zu mehr Lebensqualität und Lebensfreude. Beides war in den letzten Jahren durch die starke berufliche Belastung oft zu kurz gekom-men: Der liebenswürdige und immer entspannt wirkende Fern-sehkoch befand sich knapp vor einem Burnout.

DER BAUCH MUSS WEG

Wenn ein Bauch oder zu viele Kilos die Lebensqualität beeinträchtigen, trifft das den Erfolgsmenschen genauso wie jeden anderen auch. Daran ändern weder finanzielle Unabhängigkeit, der Besitz einer Burg noch viele treue Fans etwas. Irgendwann ist es dann passiert: Der Mensch hat den Überblick über sein Ess- und Trinkverhalten verloren. Warum? Dem einen hilft das Essen dabei, sich nach einem harten Tag zu entspannen, dem anderen, sich über unangenehme Gefühle hinwegzutrösten. Essen und Gefühle, so wissen Psychologen, sind eng miteinander verknüpft, so eng, dass wir mit unserem Verstand nicht daran rühren können. Zudem hat jeder Mensch auch seine ganz persönlichen Gründe, warum er zum Essen greift oder sogar dann isst, wenn er keinen Hunger hat.

Stress und vor allem Dauerstress können – wenn zum Beispiel der Ausgleich durch Entspannung, Bewegung oder ausreichenden Schlaf fehlt – über Jahre dafür sorgen, dass Menschen Kilo für Kilo zulegen und diese nicht mehr loswerden.

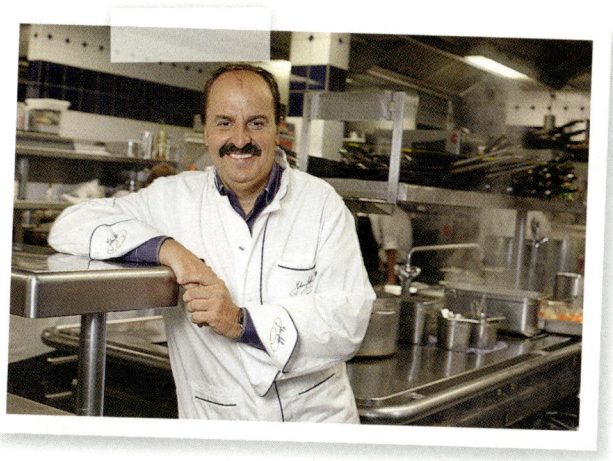

In Johann Lafers Kochschule heißt es:
Gemeinsam kochen, gemeinsam essen – ein kulinarisch sinnliches Erlebnis.

Mittlerweile gibt es eine Vielzahl von Studien, die sich ausschließlich mit der Wirksamkeit von Diäten und dem Jojo-Effekt beschäftigen. Frauen haben diesbezüglich weit mehr Erfahrungen als Männer. Doch auch die stehen mittlerweile unter Druck: Ein dicker Bauch gilt heute längst nicht mehr als stattlich, sondern ganz im Gegenteil als ungesund, unattraktiv und vor allem als Ausdruck eines Mangels an Disziplin. Für Leistungs- und Entscheidungsträger ein Unding. Der Bauch muss also weg – bloß wie?

Johann Lafer, seines Zeichens Fernsehkoch, Bestsellerautor und erfolgreicher Unternehmer mit eigenem Sterne-Restaurant und Luxus-Hotel im idyllischen Nahetal am Fuße des Hunsrücks kennt das Thema aus erster Hand. In 25 Jahren legte der ehemals schlanke, sportliche Österreicher auf 76 kg Ausgangsgewicht 30 kg drauf. Zudem musste er kurz nach seinem 50. Geburtstag im

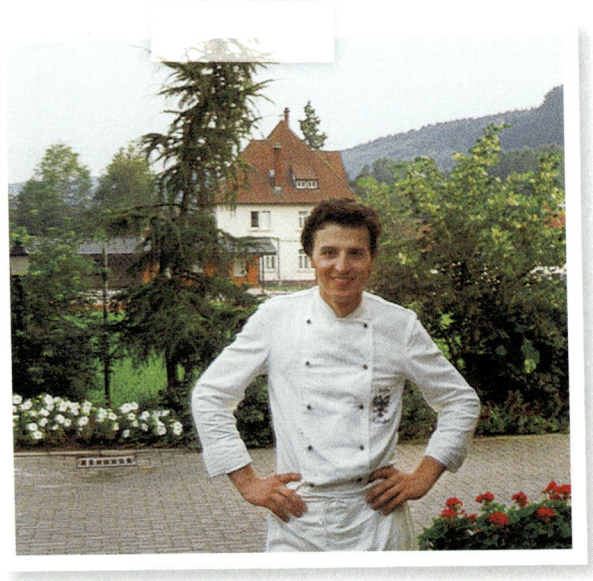

Das war einmal: *Johann Lafer 1980, rank und schlank als Koch der Schweizer Stuben in Wertheim-Bettingen.*

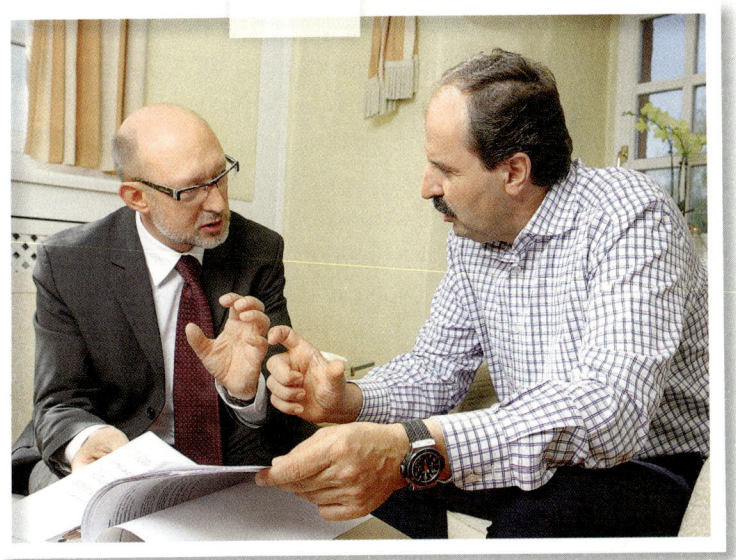

Erste Begegnung: *Auf der Stromburg treffen sich Dr. Detlef Pape und Johann Lafer zu einem ersten Gespräch über das »Schlank-im-Schlaf«-Konzept und die Insulin-Trennkost.*

Herbst 2007 der Tatsache ins Gesicht sehen, dass er körperlich und auch psychisch am Ende seiner Kräfte war. Nachdem er in der Vergangenheit immer wieder daran scheiterte, in Sachen Fitness und Abnehmen am Ball zu bleiben, beschloss er: jetzt oder nie. Er wusste intuitiv, dass die Uhr fünf vor zwölf geschlagen hatte und er in diesem Zustand nicht mehr weitermachen konnte. Doch wie überwindet man seinen inneren Schweinehund und hindert ihn daran, sich wieder zu melden und alle guten Vorsätze zunichtezumachen?

DAS PERFEKTE PROGRAMM

Lafer setzte bei seinem Programm auf zwei Säulen: Bewegung und Ernährung. Da er in Jugendzeiten viel Fußball gespielt und auch danach immer mal wieder verschiedene Freizeitsportarten ausprobiert hatte, fiel ihm der Weg zum regelmäßigen Training nicht ganz so schwer wie einem Einsteiger. Trotzdem war es ein harter Weg. Um sicherzugehen, dass er bei seinem überbordenden Terminplan trotzdem seine Trainingszeiten einhielt, engagierte er einen Personal Trainer, der ihn wieder auf die Beine stellen sollte. Zu diesem Zweck holte er die Sportwissenschaftlerin Simone Bopp aus dem nahe gelegenen Burgsponbach ins Boot. Sie sorgte dafür, dass sein Sport zum unverzichtbaren Wochenbestandteil wurde und er sich zumindest in diesen Zeiten aus dem Arbeitsprozess ausklinkte. Der erste Schritt war getan.

Nun galt es, in Sachen Ernährung den richtigen Weg zu finden. Als Genussmensch konnte und wollte er nicht auf eine x-beliebige Diät setzen, sondern auf eine Ernährungsweise, die nicht auf Askese, sondern ganz im Gegenteil auf Fülle und eben Genuss baut. Der Arzt und Ernährungsmediziner Dr. Detlef Pape aus Essen erzielt seit Jahren mit seinem Insulin-Trennkost-Programm spektakuläre Erfolge bei der Behandlung übergewichtiger Patientinnen und Patienten. Er zeigte Lafer, wie durch diese gesunde, den Stoffwechsel schonende Art der Ernährung auch verwöhnte Zungen auf ihre Kosten kommen und es zugleich schaffen, quasi »im Schlaf« abzunehmen. Die sportmedizinische Betreuung Lafers übernahm Dr. Jens Stening aus Bad Kreuznach.

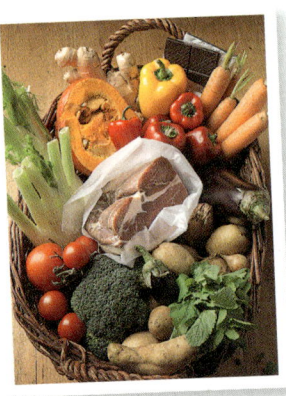

Um sich auch mental richtig einzuordnen, suchte Johann Lafer den bekannten Gehirnforscher und Psychiater Prof. Manfred Spitzer in Ulm auf *(siehe Seite 97–99)*. Und nicht zuletzt schloss er einen Pakt mit sich selbst: Er beschloss, sein Abnehmprojekt anhand eines Buches zu dokumentieren, um so auch Menschen mit gescheiterten Abnehmerfahrungen zu zeigen, dass es und vor allem, *wie* es funktionieren kann.

>>Der Weg zum Erfolg ist lang und hart. Meine gesundheitlichen Bedürfnisse habe ich dabei aus den Augen verloren.<<

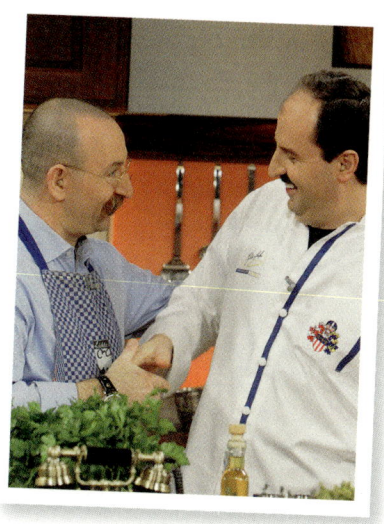

Der Erfolg hat seinen Preis

KÖCHE, DIE IM MEDIALEN RAMPENLICHT STEHEN, gibt es einige. Schließlich ist Kochen vor Publikum heute Teil unserer Eventkultur. Der kreative Umgang mit Lebensmitteln, das Spiel mit Aromen und Texturen und der Genuss einer frisch zubereiteten Mahlzeit sind jedoch auch Ausdruck einer Hinwendung zu mehr Lebenskunst – und das in Deutschland, das in Sachen des Savoir-vivre in Europa lange als Entwicklungsland galt. Schrittmacher für diese Wandlung gibt es einige, darunter namhafte Kochpersönlichkeiten, von denen nicht wenige aus unserem Nachbarland Österreich stammen.

Während die echte Hochküche, auch die Johann Lafers, allerdings nur für einen vergleichsweise kleinen Genießerkreis interessant ist, kann der normale Bürger heute dabei zusehen, wie auf hohem Niveau gekocht wird und anschließend am heimischen Herd versuchen, das Ganze nachzuzaubern: Es sind die Fernsehköche, die durch ihre oft unterhaltsamen Lehrstunden einen

Gutteil dazu beitragen, dass Kochen und Genießen zum demo-kratischen Vergnügen geworden ist und jeder in die Rolle eines »Gourmetkochs« schlüpfen kann.

PREMIUM-MARKE JL

Nun gibt es Kochsendungen und Fernsehköche für jeden Ge-schmack. Eine Ausnahmeerscheinung unter den Medienstars am Herd ist Österreicher und im deutschen Fernsehen seit Jahren ein Garant für hohe Einschaltquoten: Johann Lafer hält seit mehr als zwei Jahrzehnten ungebrochen sein hohes Niveau. Das Fernseh-publikum mag ihn für seine Authentizität und Unaufgeregtheit, als Unternehmer beeindruckt er durch seine Disziplin, seine Ideen und seinen Erfolg.

Als Koch für Festbankette der UNO-Vollversammlung wird er ebenso engagiert wie für internationale Galaempfänge. Seine Sen-dungen sind Kult, seine Kochbücher Bestseller. Für sein Können wird er fast ununterbrochen von allen wichtigen Institutionen der Kochszene gekürt. Auch als Kol-lege wird er geschätzt. Man re-spektiert ihn nicht nur wegen seiner Kreativität und seinem Perfektionismus – Lafer gilt im Team als äußerst fair und ko-operativ. In einer Szene, in der junge Wilde, bunte Vögel, aber auch etablierte Hautes Cuisini-ers kommen und gehen, steht

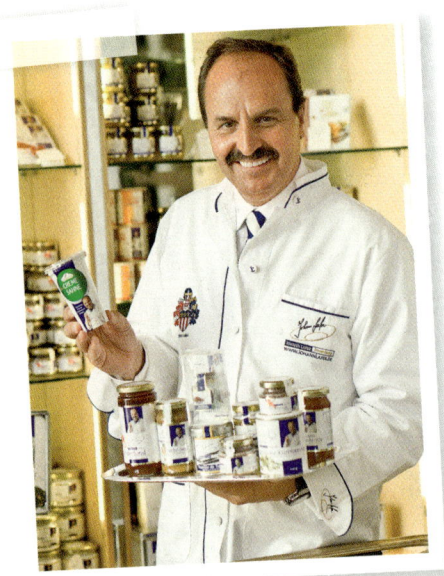

Johann Lafer der Unternehmer:
Viele verschiedene von ihm entwickelte Produkte werden inzwischen unter dem Label Johann Lafer angeboten.

der gebürtige Steirer deshalb für eine Premium-Marke: zuverlässig und liebenswürdig, bodenständig und zugleich weltoffener Cross-over-Künstler – dabei von nicht nachlassender Schaffenskraft. Sehen wir uns das »Phänomen Lafer«, wie er in seiner Biographie genannt wird, also einmal genauer an.

DER KOCH, DEN ALLE KENNEN

Der Weg zu Johann Lafer führt in das Rhein-Main-Gebiet, nahe der hektischen Bankermetropole Frankfurt, unweit vom schicken Wiesbaden, fort aus den noblen Villenvierteln des Hochtaunus und in geringer Entfernung vom bewegten Mainz – durch Wiesen, Felder und Weinberge in den kleinen Winzerort Guldental. Die idyllische Weinbaugemeinde an der Nahe ist Dreh- und Angelpunkt der Erfolgsgeschichte des unermüdlichen Fernsehkochs und Unternehmers. Und obwohl Johann Lafer sein Betätigungsfeld seit Anfang der 1980er-Jahre ständig erweitert, mit großen Marken kooperiert, Küchengerätschaften erfunden hat und ein florierendes Genuss-Imperium sein Eigen nennt, kennt er seine Wurzeln und zollt ihnen Respekt.

Top-Unternehmer ...

In Guldental scheint die Zeit stillzustehen. Verwinkelte, mit Kopfstein gepflasterte Gassen, auf denen keine zwei Fahrzeuge aneinander vorbeikommen, traditionelles Fachwerk neben Wirtschaftswunderarchitektur und gepflegte Vorgärten verraten jedenfalls nicht, dass sich in diesem idyllischen Tal die Welt trifft. Ziel ist zunächst ein schmucker, von wildem Wein umrankter ehemaliger Winzerhof. Er beherbergt die Kochschule *Table d'Or*, die von der Vereinigung individuell geführter Premiumhotels *Relais & Château* mit der *Trophée meilleure école de cuisine* ausgezeichnet wurde als »Forum für Kochkultur und Lebensart«.

Im gleichen Gebäude ist eines der modernsten Fernsehstudios Deutschlands eingerichtet, in dem teilweise Lafers Kochsendungen

21

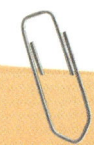

Der Fernsehkoch

Durch seine Kochsendungen *Genie-ßen auf gut deutsch, Himmel un Erd, Johann Lafers Kulinarium, Johann Lafer kocht, Kerners Köche* und noch einige mehr sowie seine zahlreichen Kochbü-cher wurde Johann Lafer einem breiten Publikum bekannt. Die Sendungen wurden und werden im ZDF, auf 3sat sowie in verschiedenen Landesprogram-men der ARD ausgestrahlt. In der Show *Lanz kocht* bereitet er vor Publikum mit anderen Kollegen Fünf-Gänge-Menüs zu. Mit seinem Freund und Kollegen Horst Lichter sowie zwei Prominenten ist er seit Ende 2006 samstags im ZDF in der Kochsendung *Lafer! Lichter! Lecker!* zu sehen. Zudem moderiert er regelmäßig die täglich ausgestrahlte *Küchenschlacht* im ZDF und ist der Erfinder von Deutschlands genialster interaktiven Grillparty bei SWR3.

aufgezeichnet werden und die Fotoshootings für Magazinbeiträge und seine preisgekrönten Koch-bücher stattfinden. Hier ist auch die Ideenschmiede des Perfektio-nisten Lafer: In einem professio-nellen Umfeld findet die Kreativar-beit des Unternehmens statt. Dazu gehören Rezept- und Produktent-wicklungen für Firmen und Ins-titutionen, kreative Ideen für ei-gene Produkte, die später unter Lizenz vertrieben werden, aber auch Vorträge oder Beratungskon-zepte. Lafer hat eine ganze Reihe hochkarätiger Industriepartner um sich geschart. Gemeinsam mit die-sen Partnern sorgte er für die Wei-terentwicklung der Küchen- und Tafelkultur in Deutschland.

... und Gastgeber

Lafers Gourmetrestaurant *Le Val d'Or* (frei übersetzt Guldental) auf der Stromburg im benachbarten Stromberg ist dagegen geschätzter Treffpunkt von Genießern und Feinschmeckern, Magnaten, Poli-tikern und Strippenziehern, Hotspot für Medienschaffende, Stars und Sternchen und behaglicher Wohlfühlort für alle Menschen, die Lafers Küche lieben und für die Genuss das Leben versüßt: Hier sind die Kohls, Schröders oder Steinmeiers unter sich, und Lafer ist ihr diskreter Gastgeber. Thomas Gottschalk nennt ihn sei-nen Lieblingskoch, Boris Becker lässt sich von ihm zusammen mit Sohn Noah per Helikopter zur Formel 1 fliegen, und Verona Pooth feierte hier ihren Geburtstag.

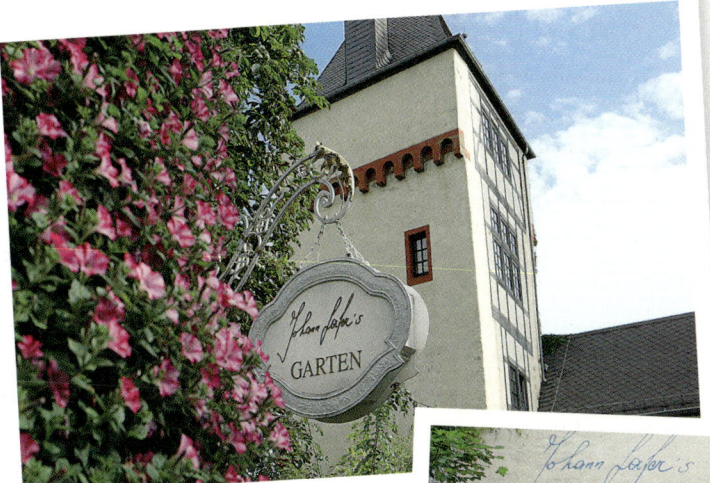

Die Stromburg: *Herr über die ehemalige Burg des Deutschen Michel am Fuße des Hunsrück ist heute Johann Lafer.*

Lafer versteht sie alle, weil er selber einen aktiven Part im Medienzirkus spielt, und er verwöhnt sie, wenn sie das Bedürfnis nach Rückzug verspüren. Nicht zuletzt fühlen sich hier der Bäckermeister aus Bad Ems samt Gattin wohl, beide eingefleischte Lafer-Fans und nun im Ruhestand. Sie genießen hier von Zeit zu Zeit die Früchte ihres langjährigen Schaffens und schätzen das Echte und Geerdete an dem Steirer, der trotz seines Fliegerhobbys – Lafer ist seit 2002 im Besitz einer Pilotenlizenz für Helikopter – nie wirklich abgehoben ist.

» Es ist mein größtes Glück, einen Menschen gefunden zu haben, dessen Ziele die gleichen sind. «

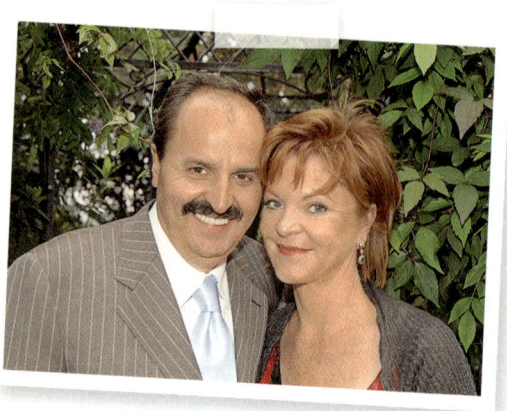

Wie alles begann ...

IN DEM VON AUSSEN HÜBSCH-ALTERTÜMLICHEN GEBÄUDE, hinter dessen Türen heute die topmoderne Kochschule Johann Lafers untergebracht ist, befand sich noch vor einigen Jahren das Restaurant *Val d'Or*: ein Hort der Haute Cuisine, der das Rhein-Main-Gebiet seit seiner Eröffnung im Jahr 1979 mit einer ausgezeichneten, französisch inspirierten Küche bereicherte. Hier begann auch die Geschichte des Dreamteams Buchholz-Lafer. Den ersten Schritt ihres bemerkenswerten Pas de deux macht Silvia Buchholz. Aufgewachsen auf einem Weingut, als gelernte Hotelfachfrau und frisch gekürte Naheweinkönigin – und gerade zurückgekehrt aus dem französischen Vonnas, wo sie sich ihre Sporen im Hotel *George Blanc* mit dem angegliederten 3-Sterne-Restaurant verdient hatte, eröffnet sie erst 21-jährig im kleinen Guldental ein Gourmetrestaurant. Und das entgegen aller Unkenrufe, die da lauteten, dass so etwas auf dem Lande nicht funktionieren könne.

DER INSTINKT EINER FRAU

Doch ihr Instinkt sollte Silvia Buchholz recht geben. Zwar erkocht ihr französischer Chef de cuisine schon zwei Jahre nach der Eröffnung einen Michelin-Stern. Doch die Nachfrage hätte besser sein können... Nachdem es ihren Küchenchef wieder zurück in die Heimat zog, sieht sich die Jungunternehmerin nach einem neuen Zugpferd für ihre Küche um. Die Wahl fällt auf eines der spannendsten Kochtalente dieser Zeit, den 26-jährigen Johann Lafer: Der Steirer reüssierte in den besten Häusern Deutschlands und entwickelte sich, zuletzt beim Grandseigneur der Patisserie, Gaston Lenôtre, zum besten und beliebtesten Patissier des Landes. Lafer hat jetzt schon einen ausgezeichneten Ruf als Spitzenkoch. Schließlich ist er es, der die Nouvelle Patisserie rechts des Rheins anschiebt und den *Feinschmecker* dazu bringt, über seine »Dessertberühmtheiten« zu jubilieren.

BERUF UND BERUFUNG

Sein Ticket in die gehobene Gastronomie holt sich der junge Steirer nach Abschluss der Ausbildung in Graz durch eine Bewerbung im Hotel *Schweizerhof* in Berlin. Dort landet er schon drei Monate nach seinem Eintritt auf der Position des Chef-Patissiers. Die Sterne stehen günstig, und Lafer, der auch weiterhin ein gutes Händchen bei seinen Karriereentscheidungen beweisen wird, erweitert seinen Horizont: Knapp eineinhalb Jahre später wechselt er zu einem Landsmann, dem Kärntner Josef Viehhauser, der in Hamburg einen Gourmettempel der Sonderklasse eröffnet hat, um hier die Nouvelle Cuisine zu etablieren. Nach dieser Station geht es um nichts weniger als den Weg in die Spitzengastronomie.

Der Weg an die Spitze

Die Brüder Jörg und Dieter Müller engagieren Lafer in die *Schweizer Stuben* in Wertheim. Weiter zieht der ehrgeizige Steirer: Er überzeugt Eckhart Witzigmann, ihn zu sich zu holen – wieder ein

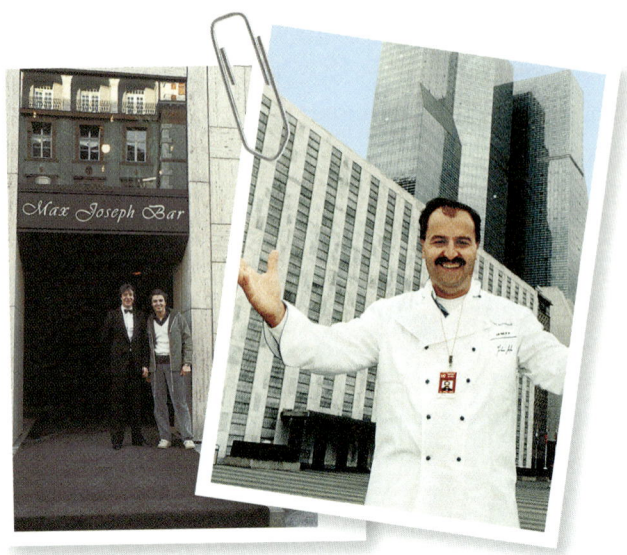

Stationen einer Karriere: *Johann Lafer kocht 1981 im Gourmettempel Aubergine (links) und später für die UNO in New York.*

Landsmann und der erste deutschsprachige Koch sowie der dritte weltweit außerhalb Frankreichs, der mit drei Michelin-Sternen ausgezeichnet wurde und sie bis zur Schließung seines Restaurants auch hielt. Anfang der 1980er-Jahre wechselt Lafer zu Gaston Lenôtre nach Paris und Berlin, der seit Jahrzehnten eine Dépendance im KaDeWe in Berlin unterhält, und holt sich hier den letzten Schliff. Im Gegensatz zu anderen Spitzenköchen erweist Lafer bis heute seinen Lehrmeistern Reverenz, allerdings ohne in Demut zu verfallen. Die Zimmer und Suiten in seinem Hotel *Stromburg* sind alle nach seinen geschätzten Vorbildern benannt, deren Reigen durch ihn selbst komplettiert wird.

Vom Küchenchef zum Unternehmer

Im Mai 1983 tritt er seinen Posten als Küchenchef in Guldental an. Lafer schafft das Kunststück und lässt das *Val d'Or* als damals ers-

tes Restaurant in Rheinland-Pfalz in doppeltem Sternenglanz er-
strahlen: 1987 verleiht der *Guide Michelin* zwei Sterne. Ein Jahr
später übernimmt er auch die unternehmerischen Geschicke des
Hauses. Zwei Jahre darauf heiratet er Silvia Buchholz, und beide
setzen ihre gemeinsame Erfolgsstory fort. 1994 verlegen die Lafers
ihr Restaurant auf die mit enormem finanziellen Aufwand restau-
rierte, geschichtsträchtige alte Stauferburg Stromburg inmitten des
Hunsrückstädtchens Stromberg. Das Unternehmen Lafer expan-
diert: Zusätzlich zum Restaurant *Le Val d'Or* eröffnen sie die ge-
mütliche *Turmstube* und das kleine luxuriöse Hotel *Stromburg*,
welches 1997 den Ritterschlag durch die Aufnahme in die einzig-
artige Hotelvereinigung *Relais & Châteaux* erhält. Zudem legt Lafer 2002 die Helikopter-Prüfung ab und bietet seither Flüge über
das Weltkulturerbe Mittelrheintal, zu Weingütern und Sport-Events
in Kombination mit Gourmet-Picknicks an.

Lafer kann's!

Tatsächlich scheint alles, was Johann Lafer, der auf einem kleinen Bauernhof in Sankt Stefan im Rosental in der Nähe von Graz

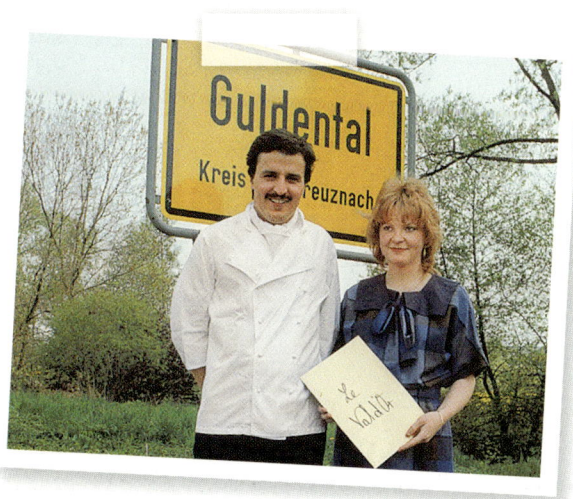

in bescheidenen Verhältnissen aufgewachsen ist, in den letzten 25 Jahren erarbeitet hat, zu Gold geworden zu sein. Das österreichische Fachmagazin *Rolling Pin* jubelte noch im Dezember 2007: »Der Spagat zwischen Genussmensch und absolutem Workaholic ist kein einfacher. Lafer kann's. Aber was kann der nicht?« Nun, auch der Preis, den Lafer dafür zahlt, lässt sich beziffern: Arbeitstage mit 16 Stunden, zu wenig Schlaf, kaum Privatleben, jährlich 200 000 Meilen auf dem Konto – und kein weißer Fleck im Terminkalender.

Chapeau, Herr Lafer!

Stationen einer erfolgreichen Karriere

Von den Großen lernen: *Johann Lafer mit Gaston Lenôtre, 1982.*

*27. September 1957 in Graz

1973–1976	Ausbildung zum Koch im *Gösser-Bräu*, Graz
1977/78	*Schweizerhof*, Berlin
1979	*Le Canard*, Hamburg
1980	*Schweizer Stuben*, Wertheim-Bettingen
1981–1982	*Aubergine*, München.
1982–1983	Gaston Lenôtre, Paris, Berlin (KaDeWe)
ab 1983	*Le Val d'Or*, Guldental
1994	Eröffnung von Johann Lafers Stromburg mit dem Restaurant *Le Val d'Or,* dem Gasthaus *Turmstube* und dem *Stromburg Hotel* auf der Stromburg in Stromberg
1996	Eröffnung von Johann Lafers Kochschule *Table d'Or*, Guldental, sowie des eigenen Foto- und Fernsehstudios
1997	Koch des Jahres im Gault Millau
1998	Goldenes Ehrenzeichen des Landes Steiermark für besondere Verdienste

1999	Goldmedaille für das Buch *Desserts, die mein Leben begleiten;* Silbermedaille für das Buch *Johann Lafers Kochschule* von der Gastronomischen Akademie Deutschlands e. V.
2000	Thailand Tourism Award; Millenium Weinpreis von *Alles über Wein*
2001	Goldmedaille für das Buch *Vorspeisen, ein Genuss der besonderen Art;* Trophée Gourmet Wien, Internationale Ehrentrophäe; Verleihung des Carl-Friedrich-von-Ruhmohr-Rings durch die Gastronomische Akademie Deutschlands e. V.
2002	Verleihung der *Goldenen Schlemmerente* durch die Initiative des Schlemmermarktes Wassenberg
2002	Prüfung zum Helikopter-Pilot; Gründung von *Johann Lafer Heli Gourmet*
2004	Verleihung des *Five Star Diamond Awards* der American Academy for Hospitality and Sciences; Ernennung zum Botschafter der Steiermark
2005	Auszeichnung zum *Fernsehkoch des Jahres* durch das Magazin *Bunte* sowie die Aufnahme in den Club *ONE 100*
2005/2006	Botschafter der Fußball-WM des Landes Rheinland-Pfalz
2006	*Fernsehkoch des Jahres*

» Ich war kör-
perlich total am
Ende. Aber ich war
absolut gewillt,
mir das eigentlich
Unmögliche zu
beweisen. «

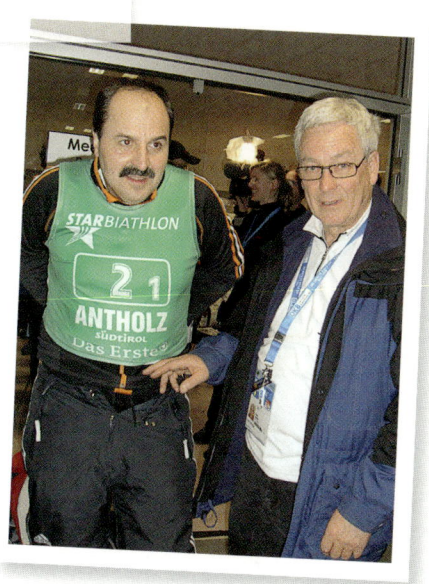

Lafer will sein Leben ändern

AM 27. SEPTEMBER 2007 FEIERT JOHANN LAFER seinen 50. Geburtstag. Die Geschäfte laufen gut, als Fernsehkoch ist er be-
liebt wie eh und je, seine Produkte verkaufen sich ausgezeichnet,
ebenso seine Bücher. Im Dezember läuft das *Val d'Or* auf Hoch-
betrieb. Der Unternehmer Lafer kann zufrieden sein.

Gleichzeitig steuert er auf eine Krise zu: In 25 Berufsjahren
hat er 30 Kilogramm zugelegt. Während es ihm körperlich zuneh-
mend schlechter geht, platzt sein Terminkalender wie bisher aus
allen Nähten. Er fühlt sich am Ende, obwohl die Geschäfte bes-
tens laufen. Eigentlich kann er nicht mehr. Lafer empfindet eine
große Leere und spürt überdeutlich, dass es so nicht weitergeht.
Schließlich ist er so ausgepowert, dass er sich nicht mehr in der
Lage fühlt, mit jemandem zu sprechen.

DER TEST: AUSGEBRANNT ZUM BIATHLON

Doch Lafer will, obwohl er deutlich angeschlagen ist, weitermachen und alles, bloß keine Schwäche zeigen: Er tritt die Flucht nach vorne an und meldet sich an zum Promi-Biathlon in Antholz, moderiert von Jörg Pilawa. Ganz wohl ist ihm bei der Sache zwar nicht. Aber diese Herausforderung muss unbedingt sein. Lafer will wissen, was er körperlich noch draufhat.

Im Dezember ist am zweiten Weihnachtsfeiertag auf der Stromburg ein Mann zu Gast, den Lafer von gelegentlichen Plaudereien beim Haareschneiden kennt. Herr Seckler ist Frisör in Bad Kreuznach, Liebhaber der Laferschen Küche und, was im weiteren Verlauf eine Rolle spielen wird, auch ambitionierter Mountainbiker mit Kontakten zur Bad Kreuznacher Sportszene. Lafer klagt über seinen Zustand und äußert Bedenken, ob er den geplanten Biathlon überhaupt durchsteht. Er benötige dringend jemanden, der ihn trainiert. Seckler ist entsetzt angesichts Lafers Vorhaben, hat aber glücklicherweise die rettende Idee: Eine seiner Lieblingskundinnen ist Simone Bopp, ihres Zeichens Personal Trainerin und Secklers Coach, wenn es beim Frisörbesuch um Trainings-Tipps und -Tricks geht.

Lafer will es wissen

Als die Einladung zum Promi-Biathlon bei Lafers eintrudelte, war Silvia Buchholz zunächst wenig begeistert. Sie machte sich Sorgen, ob ihr Mann die Belastung durchstehen würde. Damit er sehen könnte, was sportlich noch ging, schenkte sie ihm zehn Tennisstunden mit Trainer. Doch Johann Lafer war schneller: Nur zwölf Stunden nach dem Gespräch mit Seckler trifft er Simone Bopp, und beide werden handelseinig. Johann Lafer ist wild entschlossen: Er will es wirklich schaffen. Einzige Bedingung der Trainerin: Vor dem ersten Training steht ein Arztbesuch für einen Grundlagencheck auf dem Programm. Am 31. Dezember 2007 tritt Lafer in aller Frühe bei dem Leistungsdiagnostiker Dr. Jens Stening in Bad Kreuznach

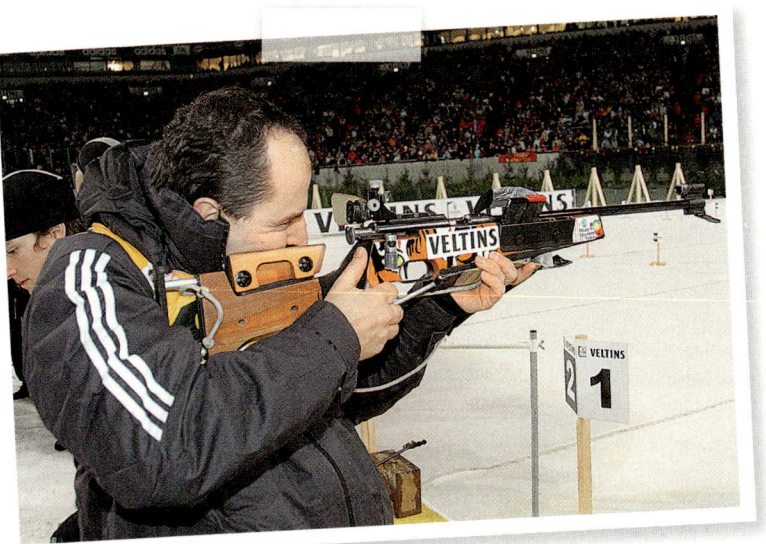

Den Promi-Biathlon 2006 *auf Schalke hatte Lafer bereits gewonnen. Aber würde er in Antholz überhaupt durchhalten?*

an *(siehe dazu Seite 65–69)*: Der Arzt bescheinigt Johann Lafer
Belastbarkeit – trotz seiner Gewichtszunahme, einem Cholesterinspiegel von 291 mg/dl (Der Normwert liegt bei 200 mg/dl) und
seiner Erschöpfung. Allerdings lässt er ihn nicht ohne Ermahnung
gehen: Medizin und Sport könnten ihm dabei helfen, sich künftig
wieder besser zu fühlen, sie sollten ihn aber nicht dazu verleiten,
sich anschließend noch mehr zu belasten.

Ich lebe noch!

Für Johann Lafer ist dies ein echter Hoffnungsschimmer: Er weiß,
dass er trotz seiner schlechten körperlichen Verfassung und seines
Übergewichts noch über ein paar Reserven verfügt, und hat
grünes Licht von einem Arzt bekommen, mit seinen 50 Jahren
noch einmal etwas zu riskieren. Simone Bopp stellt ihm jetzt für
die Vorbereitung auf den Biathlon einen Trainingsplan zusammen,

der nach ihren eigenen Worten allerdings »jedem Berufsethos eines Sportwissenschaftlers widerspricht«. Lafer ist zwar Alpinskifahrer, auf den Langlaufbrettern stand er bisher jedoch noch nie. In dieser Disziplin wartet also eine besondere Herausforderung auf ihn. Schießen konnte er dafür schon. Immerhin gewann er dank seiner Treffkünste den Promi-Biathlon 2006 auf Schalke.

Die Anstrengungen des Trainings empfindet er anfangs als furchtbar. Er ist im Grunde lustlos und unmotiviert, alles tut ihm weh. Johann Lafer leidet. Trotzdem: Innerhalb von zwei Wochen schafft er das Pensum: drei Runden laufen und drei Runden schießen. Schon allein durch das Training wird er knapp fünf Kilogramm los, es geht ihm relativ gut. Er hält durch und gibt nicht auf. Der Lohn seiner Mühen folgt prompt – er gewinnt den Einzelwettbewerb in Antholz.

Lafer weiß jetzt, dass er weiter im Spiel ist: Sein Körper lebt noch! Diese Erfahrung ist maßgeblich für Lafers neues Projekt: In den nächsten zwölf Monaten möchte er 15 Kilo Körperfett verlieren. Dieses Ziel will er erreichen, indem er sein Leben umstellt, regelmäßig Sport treibt und sich gezielter ernährt. Als Personal Trainer setzt er weiter auf Simone Bopp, als Ernährungsberater zieht er den renommierten Arzt und Ernährungsmediziner Dr. Detlef Pape aus Essen hinzu.

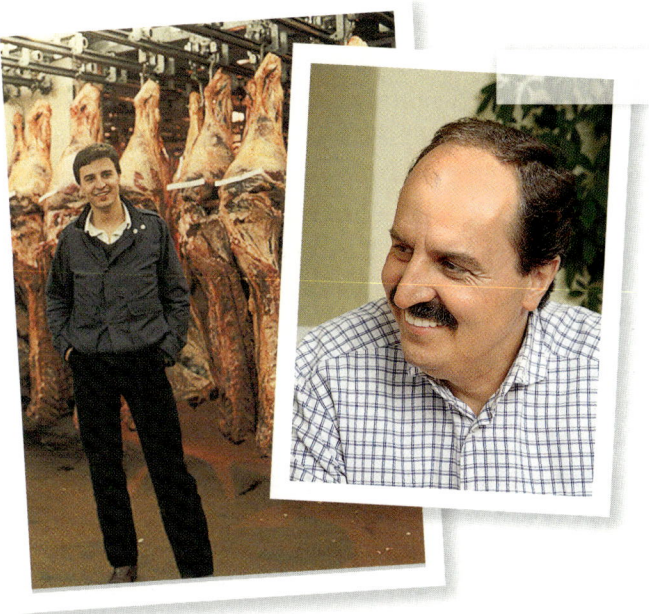

≫Erfolg hat Suchtpotenzial.
Wer einmal davon gekostet hat,
will immer mehr.≪

Mein Bauch und ich

WENN MAN ALTE FOTOS VON IHNEN SIEHT, *blickt einem ein ganz*
schlanker Mann entgegen. Auf den Fotos aus den letzten fünf bis
zehn Jahren – hier in der Stromburg hängen ja viele Erinnerungs-
fotos mit prominenten Gästen und Freunden – sieht man dann
irgendwann einen Bruch, und Sie kommen deutlich stattlicher
daher. Bei allem Respekt, wann haben Sie sich verabschiedet von
Ihrer Schlankheit?

JOHANN LAFER: In den letzten 25 Jahren habe ich von Kleidergröße 48 bis auf Größe 56 zugenommen. Dabei handelte es sich um einen schleichenden Prozess, der irgendwann in meinen Alltag eingekehrt ist. Mit der Zeit, als sich die körperliche Veränderung nicht mehr übersehen ließ, habe ich dann angefangen, mir alle möglichen Ausreden zurechtzulegen. Natürlich habe ich gemerkt, dass ich zugenommen hatte. Aber ich hatte es mir schöngeredet und irgendwann gar nicht mehr darüber nachgedacht. Das ist gewissermaßen wie bei einem Alkoholiker oder Raucher, der sich immer irgendwelche Vorwände ausdenkt. So kann er guten Gewissens weiter seiner Sucht nachgehen. Irgendwann aber beginnt man, mit gewissem Neid andere Menschen anzusehen und zu denken, das wäre ein Traum, auch so auszusehen. Das quält, und dann geht es mit guten Vorsätzen los, die man natürlich nie hält, denn heute geht das nicht – aber dafür vielleicht morgen. Man kann das Bequemlichkeit nennen oder Faulheit.

Da sind Sie aber nur in einer Hinsicht bequem. Sie haben sich in den letzten 20 Jahren so viel erarbeitet, wofür andere Menschen fünf bis zehn Leben bräuchten.

JOHANN LAFER: Ich habe so eine Art inneren Plan, dem ich folge. Er sagt mir, was ich als Nächstes machen muss. Es ist, als ob ich auf Autopilot funktioniere: Ich mache einfach. Und mein Körper hat ja auch immer mitgemacht. Natürlich schlich sich da manchmal der Gedanke ein, ob es wirklich noch geht. Man schaut in den Spiegel und sieht müde aus und fühlt sich schlapp. Dann kommt das Signal: Es passt schon, um meinen Körper kümmere ich mich dann später. Dabei steckt man längst in einer Spirale, die sich immer schneller dreht, bis man irgendwann merkt: Jetzt ist es fünf Minuten vor zwölf. Auf einmal ist einem ganz klar, dass etwas geschehen muss. Zum Schluss hatte ich das Gefühl, dass es kein Ventil mehr für mich gab. Da kam immer mehr rein – wie bei einem Trichter, der immer weiter befüllt wird und schließlich überläuft. Ich sah keine Möglichkeiten mehr, noch irgendetwas aufzunehmen und fühlte mich zugleich ohnmächtig, da ich einfach keinen Ausweg aus diesem Dilemma fand.

Sie spielen auf Ende des Jahres 2007 an. Mussten Sie zu diesem Zeitpunkt schon gesundheitliche Einschränkungen in Kauf nehmen?

JOHANN LAFER: Bei den Check-ups, die ich Jahr für Jahr bei meinem Freund Prof. Klaus-Henning Usadel gemacht habe, ging ich jedes Mal mit schlechteren Werten nach Hause. Dann merkt man, dass der Gürtel mit 105 cm nicht mehr reicht. Zu Hause hat man Schränke voll mit Klamotten und denkt, jetzt muss ich meine Hosen wieder weiter machen lassen. Es wimmelt von vielen kleinen alltäglichen Erlebnissen, die einen mit der Nase auf das eigentliche Problem stoßen, aber man verdrängt es immer wieder. Es gibt da zum Beispiel einen Mann in Berlin, der mir häufig tolle Anzüge besorgt. Nachdem ich im Laufe meiner Lebensumstellung mithilfe von Herrn Dr. Pape und Frau Bopp die ersten Kilos losgeworden war, konnte ich ihm sagen, dass ich nicht mehr Größe 56 brauche, sondern wieder in 54 passe. Das war ein Glückstag für mich! Sonst lief es ja immer umgekehrt. Daran erkennt man, dass man sich die ganze Zeit wie ein Mensch verhalten hatte, der sich nicht mehr im Griff hat. Das Schlimmste war wohl der Gedanke: Falls ich jetzt krank werde, nehme ich eben dann ab und werde so schlanker. Man versucht sich also schon einen Aus-

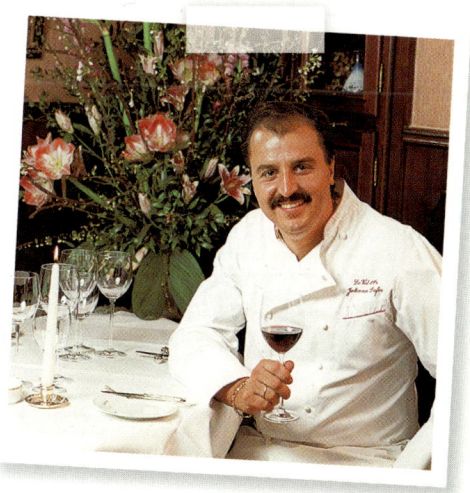

weg aus dem Dilemma mit dem Übergewicht aufzuzeigen, kommt dabei aber auf immer entlegenere Lösungen und belügt sich letztlich selber. Man versucht sich im Grunde vor sich selber für die eigene Ohnmacht zu rechtfertigen.

Sie haben Arbeitszeiten und ein Pensum, die es nicht gerade einfach machen, mehr auf sich zu achten und für sich zu tun.

JOHANN LAFER: Ein guter Koch zu sein, ist schon für sich ein anspruchsvoller Beruf. Als Selbstständige haben wir zudem in einer wirtschaftlich schwierigen Zeit die Verantwortung für einen gewaltigen Umsatz und etwa 70 Mitarbeiter übernommen. Das allein ist schon eine enorme Anforderung.

Dann ist da auch das Umfeld: Erfolg oder auch Visionen machen eben nicht nur Freunde, und es gab immer wieder Angriffe, die wir verarbeiten mussten. Dann stehe ich in der Öffentlichkeit, und wir haben eine große Verantwortung, nicht nur vor dem Publikum, sondern auch für die Menschen, mit denen wir zusammenarbeiten. Für all das zahle ich meinen Preis: Ich habe einen Wochenplan, der ist so voll, das machen andere den ganzen Monat nicht. Nur ein Beispiel aus meinem realen »Wahnsinn«: Meinen Geburtstag feiere ich zwar, aber dann habe ich noch nicht einmal Zeit, meine Geschenke auszupacken und zu genießen.

Natürlich habe ich diese Geister selbst gerufen, und ich mache wirklich niemanden für meine Belastungen verantwortlich. Letztlich gleicht dieser Lebensstil wahrscheinlich dem vieler Menschen, die einen starken Ehrgeiz haben und etwas im Leben erreichen wollen. Nur muss ein solch hoher Anspruch an sich selbst – das habe ich selber schmerzlich erfahren müssen – eben auch körperlich und seelisch gemeistert werden. Doch, so merkwürdig sich das vielleicht anhört: Kein Mensch, der nahe am Burnout *(siehe Seite 84)* ist, kommt wirklich freiwillig in diese Situation. Deshalb ärgern mich Bemerkungen wie »selbst schuld, hätte er eben weniger gemacht«. So einfach ist das nicht.

Wie sahen denn Ihre Abnehm-
versuche in der Vergangenheit
aus?
JOHANN LAFER: Ich wollte schon
längst etwas ändern. Allerdings
verschob ich dieses Projekt eben
immer von der einen Woche zur
anderen. Wie das eben so ist: Es
gibt immer etwas, das wichtiger
zu sein scheint. Oder ich plante,
im kommenden Urlaub eine Diät
zu machen. »Da kann ich mich
ja rausnehmen«, dachte ich, »und
einfach mal nichts essen.« Dann
war ich wie jedes Jahr eine Woche
beim Skifahren, aber nun stellte
sich folgendes Problem: Meine Fa-

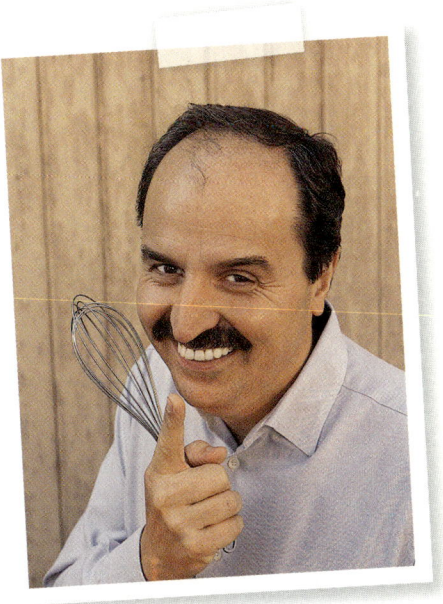

milie, die mich sonst in allem unterstützt, konnte und wollte nicht
mit ansehen, dass ich im Urlaub wie ein Asket lebe. Ich habe mich
jedoch stur gestellt und gesagt: »Esst ruhig, ich verzichte.« Ver-
rückt! Und es funktionierte natürlich nicht *(siehe dazu Seite 108)*.
So stellte ich fest, dass ich nicht einfach von heute auf morgen auf
abnehmen und auf gesund leben schalten konnte. Diesen Moment
erlebte ich als wahnsinnige Ernüchterung. Ich hatte die Situation
nicht mehr im Griff. Doch es lag nicht nur an mir. Schon aus ge-
sellschaftlichen oder beruflichen Gründen ist so eine plötzliche
Lebensstiländerung schwer einzuführen. Zum einen habe ich einen Beruf gewählt, der aus Genuss und Fülle besteht. Zudem bin
ich ein Genussbotschafter, ja verkörpere gewissermaßen den Genuss. Ein Teil meines Erfolges besteht mit Sicherheit darin, dass
mich die Menschen in dieser Hinsicht als absolut authentisch erleben: Der Lafer macht das, was er auch verkörpert. Nur brachte
mich gerade dieser Umstand in einen furchtbaren Zwiespalt und

auch in eine gewisse Not: Es musste doch auch für mich in dieser Rolle, die ich liebe und die ich weiter ausfüllen will, einen Weg geben, dass ich mich trotzdem wieder in meiner Haut wohlfühle und gesundheitlich nicht gegen die Wand fahre.

Das Gewicht bringt also auch die Psyche in Bedrängnis?
JOHANN LAFER: Dass die Balance von Körper, Geist und Seele bei mir nicht mehr stimmte, habe ich schon länger gespürt. Mit dem Bauch hatte ich mich mehr oder weniger abgefunden. Doch dann bekam ich starke Ohrenschmerzen und hatte plötzlich furchtbare Angst. Ein Hörsturz war das Letzte, was ich brauchen konnte, und ich dachte: »Mensch Johann, das geht nicht mehr weiter so.« Noch auf dem Weg in die Uni-Klinik nach Frankfurt zu Klaus-Henning war ich davon überzeugt, dass er einen Tinnitus bei mir feststellen würde. Allein die Vorstellung war der reinste Horror. Die Untersuchung ergab dann aber glücklicherweise, dass die Schmerzen reine Stress-Symptome waren. Allerdings sagte er mir klipp und klar: »So kannst du nicht weitermachen. Du musst dringend etwas tun.« Ich verstand aber leider etwas ganz anderes: Er hatte mir soeben bescheinigt, dass es gar nicht so schlimm um mich stand. Ich konnte also weitermachen wie bisher.

Wie es mir tatsächlich ging, hat kaum jemand bemerkt. Auch eine Eigenschaft, die mich mit Stolz erfüllt: Ich kann mich unglaublich zusammennehmen und bin dabei der größte Schauspieler. Nach außen vermittle ich so Gelassenheit und Souveränität und zeige keine Schwäche.

Was bekommt man dafür, wenn man sich so schindet?
JOHANN LAFER: Anerkennung! Das Materielle kommt erst viel später, auch wenn es natürlich beruhigt, finanziell abgesichert zu sein und sich keine Sorgen machen zu müssen. Trotzdem: Zufriedene Gäste, eine harmonische Atmosphäre im Restaurant, ein glücklicher Unterhaltungschef oder strahlende Kinder wiegen alle Mühen

auf. Insofern ist Arbeit für mich immer verbunden mit Erfüllung und Glücksgefühlen.

Vielleicht ist das das Problem, dass andere Beschäftigungen, Sportarten oder entspannende Hobbys ganz uninteressant werden. Sie haben trotz ernst zu nehmender Signale Ihres Körpers weitergearbeitet. Wie hoch war der Preis für die Anerkennung?

JOHANN LAFER: Er wurde von Jahr zu Jahr höher. Ich habe meinen Körper ja in gewisser Weise von mir abgespalten, als ich merkte, dass ich keinen Einfluss mehr auf ihn hatte. Einen irrsinnigen Glücksmoment hatte ich in all den Jahren zwischendurch. Da war ich 1984 in Kalifornien beim Radfahren und habe dabei von 90 kg auf 85 kg abgenommen. War ich stolz! Ich glaube, damals habe ich mich das letzte Mal in meinem Körper wohlgefühlt. Danach ging es ständig abwärts, also vom Gewicht her aufwärts. Eines meiner negativsten Erlebnisse hatte ich dann 2007 – im Sommerurlaub in Malaysia. Da gab es viel Fisch und Salate, aber ich habe versucht, so wenig wie möglich zu essen. So musste es doch gehen, dachte ich. Als ich vor dem Abflug wieder in Kuala Lumpur in einem Hotel mit Waage war, zeigte die über 100 kg an. Ich war entsetzt! Meine Stimmung war im Keller, die Urlaubserholung vorbei und die Motivation für die kommenden Arbeitsmonate wie weggeblasen.

Wieder zu Hause habe ich unsere Waage aus dem Badezimmer in den Keller verbannt. Man tut wirklich alles, nur, um nicht mit der Wahrheit konfrontiert zu werden. Das geht so auf die Stimmung, und für jemanden wie mich, der sich nach außen hin immer im Griff hat, war das eine enorme Belastungsprobe. Doch brachte ich die Stimme in meinem Kopf nicht zum Verstummen, die mich ständig weiterquälte mit: »Du musst es endlich schaffen!« Es ging aber nicht. Und das, obwohl ich doch sonst so viel auf die Beine stelle. Doch an der Aufgabe, an mir etwas zu ändern, drohte ich zu scheitern. Dieser innere Zwang tat mir fast weh, weshalb ich

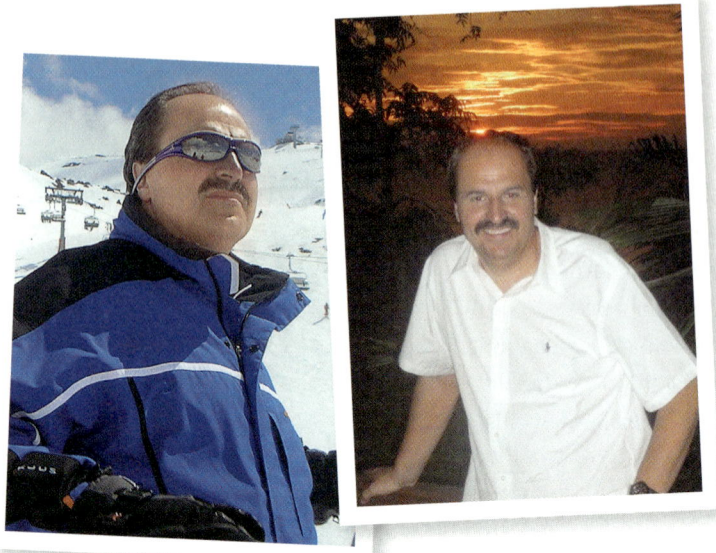

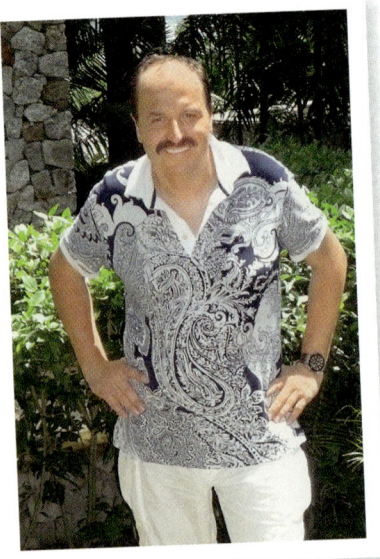

» Der Verzicht im Urlaub hatte sich nicht gelohnt. Der Blick auf die Waage war wie ein Schock. «

Urlaubsfotos: *Skiurlaub im Winter 2006, Malaysia im Sommer 2008 (oben rechts) und 2007 (unten).*

weiter nach Wegen suchte, um aus dieser Spirale der Selbstver-
leugnung herauszukommen.

Dabei haben Sie in Ihrem Leben immer wieder Sport getrieben.
JOHANN LAFER: Als Junge spielte ich Fußball. Das war bei uns
auf dem Land neben dem Skifahren im Winter der einzige Sport.
Als ich ins Arbeitsleben einstieg, war ich nur noch sporadisch auf
dem Sportplatz. Dafür begann ich, mir Sportartikel anzuschaffen:
Ich kaufte mir Tennisschuhe, ging aber nicht Tennis spielen. Dann
bin ich Rennrad gefahren, allerdings nicht regelmäßig. Es machte
mir einfach zu wenig Spaß. Nur das Helikopterfliegen verschafft
mir echte Zufriedenheit. Zum einen habe ich mir damit bewiesen,
dass ich meine Höhenangst überwinden kann: Das war gut für
mein Selbstwertgefühl. Zum anderen macht das Fliegen den Kopf
frei, weil man so konzentriert sein muss, dass für andere Gedanken kein Platz ist. So gesehen ist das Fliegen aber natürlich mehr
eine Ablenkung und weniger ein Sport. Nein, ich erwartete mir
von einem körperlichen Training viel mehr: Ich wollte mit mir zufrieden sein und mich in meinem Körper spüren.

Zu einem guten Körperbild gehört auch eine gesunde Ernährung.
Als Spitzenkoch, der nur mit den besten Zutaten arbeitet, müssten
Sie sich doch perfekt ernähren.
JOHANN LAFER: Die Dinge, mit denen man sich täglich umgibt,
sind einem vertraut und man schätzt sie. Und trotzdem bringt man
ihnen nicht immer die Wertschätzung entgegen, die ihnen gebührt.
Stattdessen entwickelt man gerade unter Stress sonderbare Essge-
lüste. Natürlich verwundert das bei einem jungen Koch, der in der
Haute Cuisine Fuß fassen will. Doch sollte man nicht vergessen,
dass diese Produkte, mit denen wir jeden Tag genussvolle Kreati-
onen erschaffen, für uns auch immer mit Arbeit verbunden sind.
Beim Essen will man sich aber entspannen und nicht ständig an
die Mühe und den Stress erinnert werden. Wenn es bei uns nach

der Arbeit die Wahl zwischen Hummer oder Schnitzel gab, dann griffen wir Köche alle zum Schnitzel. So erklärt sich mir auch, dass ich mich einige Zeit ziemlich ungesund ernährt habe. Das war mein Entspannungsprogramm: Als ich in Berlin im *Schweizerhof* beschäftigt war, steuerte ich nach der Arbeit immer ein Fast-Food-Restaurant an. Das war damals als Kontrapunkt zu unserem anspruchsvollen Beruf chic. Diese Art der Selbstbedienung – dass man sich da alles aufladen konnte, was man mochte, hatte etwas ungemein Beruhigendes – und wurde richtig zur Sucht. Später, als ich viel unterwegs war, ließ ich keine Tankstelle aus und deckte mich mit Gummibärchen und Schokolade ein.

Wie hat denn Ihre Familie auf Ihre körperliche Veränderung reagiert?

JOHANN LAFER: Für die einen ist mein Bauch ein positives Zeichen, nach dem Motto: Das ist ein gestandener Mann, der hat etwas geschafft im Leben. Außerdem heißt es ja, ein guter Koch muss einen Bauch haben. Auch von meiner Mutter höre ich immer wieder: »Mensch Bub, du siehst gut aus. Ich bin stolz auf dich, du hast genug zu essen.« Dabei wäre es mir viel lieber, wenn sie sagen würde: »Da schau her, siehst du gut aus, sportlich und fit.« Nicht zuletzt ist so ein Bauch sicher auch ein guter Schutz, um unangenehme Gefühle abzuwehren. Man steckt besser ein und hält vielleicht auch mehr aus. Ich weiß aber auch, dass der

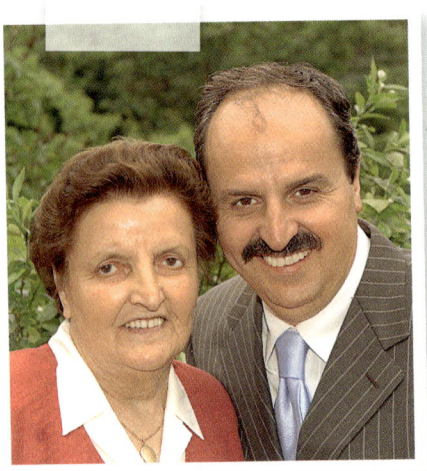

Familienbande:
Johann Lafer mit seiner Mutter.

44

Bauch selbst etwas Böses ist, weil das Bauchfett viele Krankheiten auslösen kann. Aber im Grunde hätte mich kein anderer und auch nicht das Wissen um die Gesundheitsschädlichkeit von zu vielen Kilos am Bauch dazu bewegen können, etwas an mir zu ändern.

Nach Ihrem 50. Geburtstag haben Sie es noch einmal versucht, aktiv etwas für sich zu tun. Sie beschlossen, sich mehr um sich und Ihren Körper zu kümmern?

JOHANN LAFER: Ja, ich will mehr Lebensqualität. Nur deshalb möchte ich meinen Bauch loswerden und nur deshalb habe ich mich auf dieses Projekt eingelassen. Ich will allen, denen es genauso geht, zeigen, dass es funktioniert, auch wenn man sich in Sachen abnehmen und wieder fitter werden schon längst abgeschrieben hat. Dabei steht das Abnehmen für mich nur an zweiter Stelle. Natürlich ist es ein angenehmer Nebeneffekt, wenn man sich in seinen Anzügen wieder wohlfühlt. In erster Linie ging es mir bei der ganzen Sache aber darum, wieder ich selbst zu werden. Ich nehme ab, um mit mir wieder in Einklang zu kommen. Um wieder zu sich zu kommen, gibt es ja verschiedene Wege. Neulich habe ich von einem Mann erfahren, der sich entschieden hatte, Mönch zu werden und im Kloster seine Erfüllung zu finden. Das ist großartig. Er hat sein Leben wieder in die Hand genommen. Für mich war mein Körper eine stetige Erinnerung daran, dass ich nicht mehr ich war. Also kann es mir beim Abnehmen auch nicht nur darum gehen, wieder in Größe 52 zu passen. Der Wunsch danach, wieder in Form zu kommen, hat für mich auch einen seelisch-geistigen Aspekt. Ich will wieder mehr in Kontakt mit mir selbst kommen.

Sie versuchen über das Abnehmen seelisch in Balance zu kommen. Hape Kerkeling ist dafür nach Santiago de Compostela marschiert.

JOHANN LAFER: Für mich ist die Veränderung meines Lebensstils, also dass ich lerne, endlich wieder etwas für mich zu tun, mein persönlicher Jakobsweg. Das ist bei meinem Beruf nicht so einfach: Ich kann mir in meiner Lebenssituation nicht einfach mal eine Auszeit nehmen: Immerhin habe ich eine Familie, ein Restaurant und ein Hotel mit einem Team von etwa 70 Mitarbeitern, für die wir verantwortlich sind, sowie eine Vielzahl von unternehmerischen Aufgaben. Und ich kann es mir nicht leisten ungenau zu sein, weder im Restaurant noch vor der Kamera. Ich muss also meine Balance in einem Tagesablauf, der eben nicht normal ist, wiederfinden. Denn mein Pensum wird sich nicht ändern, auch wenn ich mich für einige Zeit ausklinke. Das war auch ein Grund für das Projekt: Lafer nimmt ab, Lafer isst anders, Lafer treibt Sport.

… und macht ansonsten genauso weiter wie zuvor?

JOHANN LAFER: Ja, das ist mein Leben, und das habe ich mir selbst so geschaffen. Der Preis, den ich dafür zahle, ist, dass ich nur wenige persönliche Freiräume habe. Dann passiert es, dass unsere Kinder mir beim Frühstück sagen: »Du hast nie Zeit für uns.« Ich weiß, dass ich auf der einen Seite etwas Gutes auf die Beine stelle, auf der andere Seite enttäusche ich auch. So bin ich ständig hin- und hergerissen. Schließlich bin ich ein Mensch, der am liebsten allen gerecht werden möchte. Also muss ich als Erstes lernen herauszufinden, was ich besser machen kann, wo ich echte Glücksgefühle finde, wo das Leben Spaß macht, der Laden gut läuft und die Kinder glücklich sind.

DIE SACHE
MIT DER DISZIPLIN

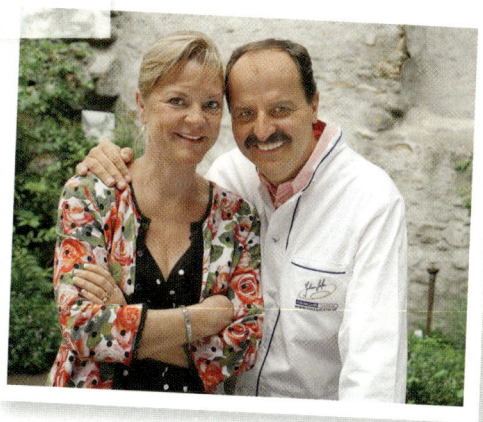

Frau Lafer, ist es das erste Mal, dass Ihr Mann versucht, wieder in Form zu kommen?
SILVIA LAFER: Eigentlich nicht. Er hatte schon seit Jahren nach einem Ansatz gesucht, wie er etwas für sich und seinen Körper machen könnte, und hat auch sehr genau überlegt, was in seinem Alltag durchführbar war. Letztlich war jedoch genau das die Bremse. Es ging ja nicht nur darum, irgendetwas zu tun, also zum Beispiel Rad zu fahren oder Tennis zu spielen. Das hat er immer mal wieder zwischendurch oder auch im Urlaub versucht. Das Hauptproblem war jedoch immer, wie er diese Zusatztermine in seine ohnehin enge Planung integrieren konnte. Und da stand er sich nicht selten selbst im Weg. Wir haben in der Vergangenheit immer versucht, ihm viel abzunehmen, aber deshalb nutzte er diese Zeit noch lange nicht für sich und um Pausen zu machen. Er hat seinen Körper einfach vergessen.

Wie sehen Sie den Erfolg seiner Ernährungsumstellung?
SILVIA LAFER: Tatsächlich ist er sehr stolz auf seine Disziplin beim Essen. Und das bedeutet wirklich viel. Denn wenn mein Mann früher Stress hatte, dann konnte es vorkommen, dass er aus Nervosität einfach so einen Topf Sauce auslöffelte. Mit den Ernährungsschwerpunkten von Dr. Pape schafft er es gut, nur zu essen, was ihm auch bekommt, und vor allem diese Heißhungerattacken auszubremsen. Diesbezüglich scheint er wirklich auf der sicheren

Seite zu sein. Auch das regelmäßige Laufen tut ihm gut, und ich denke, es hilft ihm dabei zu entspannen und zu sich zu kommen.

Glauben Sie, dass Ihr Mann sein Ziel, 15 Kilo abzunehmen, erreichen wird?

SILVIA LAFER: Ich denke schon. Schließlich weiß ich, dass er für einen solchen Erfolg und die Anerkennung, die ihm daraus erwächst, bereit ist, alles zu geben. Mein Mann ist äußerst diszipliniert und kann sehr hart zu sich sein. Was mich sehr bei diesem Programm beruhigt, ist das professionelle Coaching durch die Trainerin und die medizinische Betreuung durch Dr. Pape. So weiß ich, dass er auf der sicheren Seite ist.

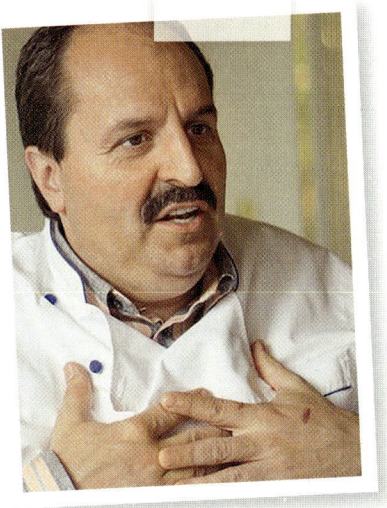

>> Ich bin kein Übermensch, auch wenn ich sehr diszipliniert mir selbst gegenüber bin. <<

Hält Lafer durch?

JEDER MENSCH, der zu viele Kilos mit sich rumträgt, hat Gründe, warum er nicht abnehmen kann. Eines der am häufigsten genannten Hindernisse ist der Faktor Zeit. Auch Johann Lafer setzte seine Prioritäten viele Jahre lang so, dass er die eigene Fitness und das körperliche Wohlbefinden weit zurückstellte. Seit er das Training aufgenommen und seine Ernährung in Richtung Insulin-Trennkost umgestellt hat, muss er nun noch ein paar Termine mehr bewältigen. Eine Planungsaufgabe für Stephanie Förster *(siehe Seite 52/53)*. Seit ihrer Ausbildung ist sie dem Hause Lafer verbunden und seit 2001 Johann Lafers persönliche Assistentin.

Im Juni 2008 ist Johann Lafer bereits sechs Kilo leichter. Seine Blutwerte haben sich enorm verbessert, und Dr. Pape ist mit den Fortschritten aus medizinischer Sicht sehr zufrieden. Noch gibt es allerdings zwei Themen, die brachliegen: Das eine ist die Entspannung und damit der Schlaf – Lafer schläft seit Jahren zu wenig,

49

und Schlafmangel führt nicht nur zu einem uneffizienten Stressausgleich, sondern ist zugleich ein Dickmacher par excellence – das andere ist ein nach wie vor überbordender Terminkalender. Und das Gesundheitsprogramm von Johann Lafer birgt tatsächlich auch eine Gefahr: Jetzt geht es ihm besser. Er fühlt sich fit und erliegt dadurch der Versuchung, sich noch mehr aufzubürden. Abnehmen heißt also nicht nur, sich von Körpermasse zu verabschieden. Es verändert sich noch einiges mehr!

Sie ernähren sich inzwischen, sooft es geht, nach dem Schlank-im-Schlaf-Prinzip von Dr. Pape. Schlafen Sie aber auch tatsächlich genug?

JOHANN LAFER: Ich versuche, von ein Uhr nachts bis morgens um sieben Uhr zu schlafen. Das ist nicht besonders viel, lässt sich bei meinem Beruf aber kaum anders machen. Ob ich morgens wach und fit bin, kann ich nicht einmal sagen. Ich habe mir in all den Jahren dieses Schlaf- und Wachmuster angewöhnt. Mein Körper kennt es nicht anders. Natürlich weiß ich, dass mir mehr Schlaf guttun würde. Im Urlaub versuche ich das nachzuholen. Herr Dr. Pape riet mir zwar, es mit einem Nachmittagsschläfchen zu versuchen. Das war aber nichts für mich. Danach war ich völlig matt und bin den Rest des Tages kaum mehr auf die Beine gekommen. Mein Wunsch wäre wirklich, morgens länger ausschlafen zu können und insgesamt sieben bis acht Stunden Schlaf zu haben.

Sie schaffen es nun, Ihr Bewegungs- und Ernährungsprogramm durchzuziehen. Wie wirken sich denn diese Änderungen auf Ihr Umfeld aus?

JOHANN LAFER: Dass die ganze Geschichte nicht einfach wird, war mir von Anfang an klar: Ich habe mich lange mit Horst Lichter unterhalten, der bei *Johannes B. Kerner* offiziell dem Rauchen abgeschworen hatte – und nach einigen Stunden wieder anfing. Sich von einer Sucht zu befreien, ist offensichtlich nicht leicht. Ich fragte den Horst, warum er es denn nicht mehr ausgehalten hat. Er sagte mir, dass er seit dem Moment, in dem er sein Leben ändern wollte, nur noch Feinde hatte. »Die Stewardess im Flieger habe ich niedergemacht, meine Freunde habe ich niedergemacht, ich war nur noch bösartig«, sagte er. Also hat er wieder angefangen zu rauchen. Nach dem Motto: Lieber weiter ungesund leben, als zum Unmenschen werden. Da wurde mir klar, was beim Abnehmen noch auf mich zukommen kann. Vielleicht weiß man das vorher schon instinktiv und will genau diesen Stress vermeiden, den eine Änderung mit sich bringt. Die anderen kennen einen ja nett und freundlich und dafür mit Zigarette oder Bauch. Dann dreht man an der Schraube, und heraus kommt ein Mensch, der sich lange Zeit verborgen gehalten hat. Tatsächlich verändert man sich ja nicht nur äußerlich, sondern auch innerlich. Aber trotz meiner Gewichtsabnahme bin ich für mein Umfeld wohl genießbar. Es ist also nicht so, dass die anderen sich beschweren nach dem Motto: »Lass den bloß wieder was essen, sonst halt ich es mit ihm nicht mehr aus.« Trotzdem kann ich heute mit etwas leben, das mir vorher wirklich Probleme machte: Ich weiß inzwischen, dass ich es nicht allen recht machen kann und muss. Und ich komme damit klar, dass ich mit diesem Verhalten manche Menschen vor den Kopf stoße. Ich hinterlasse eben nicht mehr immer einen Supereindruck und bin auch nicht mehr um jeden Preis Jedermanns Liebling. Früher hätten mich solche »Verhaltensfehler« tagelang begleitet.

Schaffen Sie es wirklich, sich immer wieder zu disziplinieren und genau das zu essen, was vorgeschrieben ist?
JOHANN LAFER: Nein. Aber ich habe in den letzten Monaten etwas sehr Wichtiges gelernt: Mit der Brechstange geht gar nichts. Dabei bin ich ein Mensch, der alles auf einmal machen möchte – und tatsächlich auch viele Dinge gleichzeitig erledigen und im Blick behalten kann. Ich sage mir einfach: Auch wenn ich in den nächs-

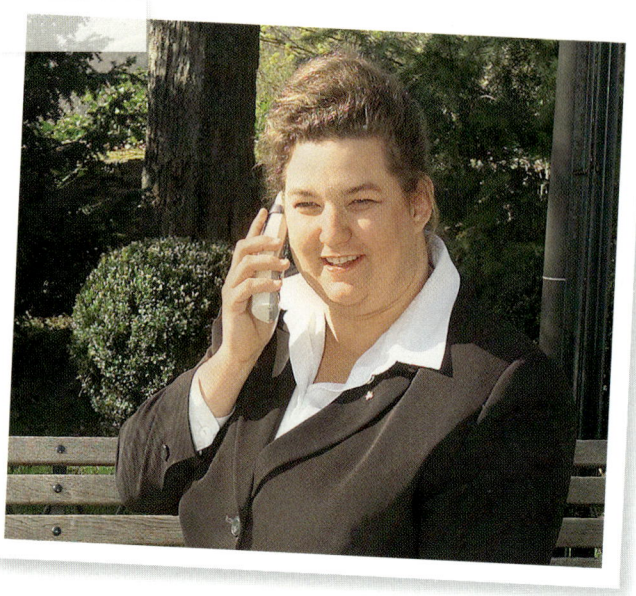

JOHANN LAFERS TERMINKALENDER

Frau Förster, wie darf man sich den Alltag Ihres Chefs vorstellen?

STEPHANIE FÖRSTER: Herr Lafer hat eine 7-Tage-Woche mit 16-Stunden-Tagen. Das Besondere ist, dass er ständig maximale Flexibilität beweisen muss. Bei uns gibt es keine Wochen nach dem Schema »Montag Fernsehen, Dienstag Stromburg, Mittwoch Kochschule …«. Stattdessen heißt es: Mit dem Sous-Chef Details wegen der Speisenplanung abzusprechen, dann kurz nach Hamburg zur Aufzeichnung seiner TV-Sendungen, zurück auf die Stromburg, um Gespräche wahrzunehmen, weitere Termine zu fixieren und um sich ums Unternehmen zu kümmern. Am Freitag findet dann vielleicht ein Gala-Diner im Rosensaal statt, danach fliegt er mit dem Helikopter zu einem Event auf die Seebühne in Bregenz oder zur Verleihung eines Fernsehpreises, und Sonntag wäre es dann schön, wenn er wieder hier auf der Stromburg wäre. Manche Gäste kommen nicht ausschließlich, um zu genießen, sondern auch, um ihn zu sehen. Das sind Verpflichtungen, die Herrn Lafer wichtig sind und die er gerne wahrnimmt. Und nicht zuletzt: Etwa 35 Tage im Jahr steht Herr Lafer persönlich im *Table d'Or* seinen Kochschülern Rede und Antwort. Und wir haben auch noch unseren *Heli-Gourmet*: Das erledigen in der Regel zwar unsere Piloten, doch sehr gerne fliegt er seine Gäste auch persönlich zum Heli-Picknick ins Rheintal, zu Konzert- oder Sport-Events oder auf hervorragende Weingüter zu Degustationen.

Wann hat Herr Lafer denn frei?

STEPHANIE FÖRSTER: Montags und dienstags ist das *Val d'Or* geschlossen. Dann nimmt sich Herr Lafer Zeit für Jennifer und Jonathan, seine Kinder, die ihn sonst nur wenig sehen. Allerdings muss er in dieser Zeit dennoch häufig Termine wahrnehmen. Zweimal im Jahr fährt die Familie in Urlaub: im Winter nach Österreich zum Skifahren, im Sommer nach Malaysia in das Resort Pangkor Laut. Aber auch dann meldet er sich täglich, um zu hören, wie es läuft und ob alles in Ordnung ist. Johann Lafers Arbeitsalltag ist der eines Spitzenmanagers: Er steht mit seiner Frau einem mittelständischen Unternehmen vor und arbeitet als feste Größe für das Fernsehen. Die laufenden Kosten, Löhne und Gehälter sind immens. Zeit ist Geld – im wahrsten Sinne des Wortes. Umso mehr erstaunt mich, dass sich Herr Lafer seit Anfang des Jahres konsequent Zeit für sein Training nimmt und es auswärts genauso fest einbucht wie etwa die Arbeit in der Küche, ein Interview oder ein Meeting.

ten 14 Tagen mehrere TV-Sendungen mache und dabei selbstverständlich die verschiedensten Gerichte probieren werde, dann ist das in Ordnung! Es ist mein Beruf. Ich muss also kein schlechtes Gewissen haben. Auch wenn das eigentlich mit dem Konzept von Dr. Pape nicht geht: mit fünf Stunden Pause zwischen den Mahlzeiten und abends nur Eiweißkost *(siehe Seite 118–120)*. Aber Herr Dr. Pape hat mir geraten, auf den Zeitfaktor zu setzen: Je länger ich dranbleibe, desto sicherer nehme ich ab, auch wenn ich mich nicht jeden Tag an die Insulin-Trennkost halten kann.

Mit dem Laufen ist es ähnlich. Mittlerweile stehe ich motiviert auf, laufe mit Frau Bopp durch die Weinberge und sage mir: »Johann, du schaffst es, bleib ganz entspannt.« Ich horche dabei in meinen Körper hinein. Das ist ein ganz neues, gutes Gefühl. Ich kann auch ohne meinen Gewichtspanzer, der mir oft dabei geholfen hat, Negatives abzuwehren, gewisse Glücksgefühle erreichen. Das ist eine ganz interessante Wende. Am Anfang habe ich ja noch gedacht, ich bringe meine Fitness-Trainerin um, wenn sie mich eine Minute laufen oder gehen ließ. Jetzt laufe ich schon 40 Minuten am Stück und fühle mich gut dabei, genieße die Natur, das Wetter, die Luft, höre die Vögel zwitschern und sehe den Himmel und den Weg vor mir mit ganz neuen Augen.

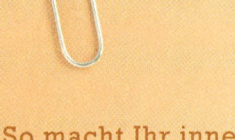

So macht Ihr innerer Schweinehund mit!

Lust und Genuss, das sind die Worte, die Ihr innerer Schweinehund gerne hört *(siehe Seite 110)*. Wenn Sie ihm genug davon gönnen, dann wird er Sie mit seinen Sabotagetricks in Ruhe lassen. Aber nur, solange Sie nicht anfangen, ihn wieder für Ihr Verhalten verantwortlich zu machen! Dann sorgt er dafür, dass Sie sofort in Ihre alten Verhaltensmuster zurückfallen. Probieren Sie also lieber die Rezepte ab Seite 147 aus!

Klappt es mit der Motivation jetzt schon ganz von selbst?

JOHANN LAFER: Ja und nein. Grundsätzlich glaube ich, dass es eine Frage des Willens ist, wenn man etwas erreichen will im Leben. Das gilt auch für solche Ziele wie sein Leben zu ändern oder abzunehmen. Gepaart mit Konsequenz ist der Wille die beste Voraussetzung, um zum Erfolg zu kommen. Trotzdem habe ich das Gefühl, in mancher Hinsicht gar keinen Zugriff auf meinen Willen zu haben. Zum Beispiel beim Sport: Grundsätzlich weiß ich, dass er mir guttut, und trotzdem fällt es mir immer mal wieder schwer, mich zu motivieren. In diesem Zusammenhang habe ich zwei Vorträge von Prof. Manfred Spitzer über Motivation und Gehirn gehört, die mich nachhaltig beeindruckten. Jetzt wollte ich wissen, wie ein Mensch es schaffen kann, sich diese seelische Freiheit und das körperliche Wohlgefühl, das sich beim Training einstellt, so zu erhalten, dass es zum Antrieb wird *(siehe Seite 97–99).*

Jedes Mal, wenn ich loslaufe, muss ich mich schwer überwinden und hege dabei immer noch die tiefe Überzeugung, dass das Laufen durch die Weinberge eigentlich gar nichts bringt – obwohl mein Gehirn ja weiß, dass das nicht stimmt. Ich warte auf den Moment, dass ich das Gefühl, das ich nach dem Sporttreiben habe, wirklich verinnerliche und mir nicht mehr nur einreden muss, dass ich das Richtige tue. Ich möchte mein inneres Ich am liebsten so organisieren, dass Geist und Seele im Einklang sind oder zumindest an einem Strang ziehen.

Was verdanken Sie Ihren Betreuern, Simone Bopp und Dr. Detlef Pape?
JOHANN LAFER: Mit ihrer toughen Art und viel Fingerspitzengefühl ist es Frau Bopp gelungen, jemanden zu motivieren, der eigentlich völlig lustlos war. Zu Beginn des Trainings musste ich zudem zwei große Rückschläge wegstecken. Eine Sehne war durch die Kniebeugen kaputtgegangen. Ironischerweise war ich darüber richtig froh: Ich dachte, jetzt muss ich nicht mehr laufen, betonte aber Frau Bopp gegenüber, wie sehr ich doch trainieren wollte. Das war wieder so ein Selbstbetrug. Nun, sie hat es natürlich gemerkt und nicht lockergelassen. Das ist sehr, sehr wichtig für mich.

Wenn ich nachts heimkomme, bin ich in der Regel völlig erledigt und will in Ruhe gelassen werden. In der Früh muss ich dann aber trotzdem raus, weil die Fitness-Trainerin vor der Tür steht. Meine Laune ist also erst mal im Keller und die erste Viertelstunde eine echte Katastrophe. Doch dann kommt es, und ich merke, dass ich plötzlich Spaß habe, dass mein Körper lebt und dass sich ein Glücksgefühl einstellt. Ich habe gelernt, dass dieses Bewegen eine Kunst ist. Frau Bopp meint zwar, ich könne es mittlerweile auch gut alleine schaffen. Aber ich kenne mich: Ich brauche einfach jemanden, der mich motiviert und mitnimmt. Das gilt auch für Herrn Dr. Pape, von dessen Betreuung ich sehr profitiere und der mich gut in Sachen Ernährung und Stressbewältigung berät.

Was hat Ihnen das Fitness- und Ernährungsprogramm neben der Gewichtsabnahme außerdem gebracht?
JOHANN LAFER: Heute kann ich »Nein« sagen oder noch besser: »Das will ich nicht.« Dazu habe ich früher lange gebraucht und dann lieber »Ja« gesagt, obwohl es viel zu viel wurde. Ich weiß heute, dass, wenn eine Tür zufällt, eine andere aufgeht. Das klingt banal, für mich ist es aber ein großer Entwicklungsschritt in Richtung Gelassenheit. Schließlich habe ich einen großen Hang zum Perfektionismus und die Liebe zum Detail, und ich bin ein Mensch, der immer 1000 Prozent aus sich herausholen will. Das lässt sich nicht einfach so ausbremsen, damit bin ich schließlich aufgewachsen. Und dann gibt es noch einen anderen Charakterzug an mir. Das ist der Wunsch, geschätzt und gemocht zu werden. Aus meinen Kindheitserfahrungen hat sich so eine regelrechte Sucht nach Anerkennung ausgeprägt.

Um an diese Anerkennung zu kommen, habe ich anderen mein letztes Hemd gegeben und bin dabei auf der Strecke geblieben. Ich habe geackert und geackert und habe nicht gemerkt, wie ich mich dabei verlor. Irgendwann ging es nur noch darum, zu funktionieren: »Johann, du musst das machen, du musst da durch!«

Also gehe ich in die Maske, und meine Erschöpfung verschwindet hinter einer Schicht Make-up. Heute stehe ich zu mir, so, wie ich bin – mit meinen Stärken, aber auch meinen Schwächen. Ich will es eben immer besser machen als andere und bin von Haus aus ein ungeduldiger Mensch, der zu viel auf einmal will. Trotzdem schaffe ich es, Prioritäten zu setzen, von denen ich früher nur geträumt habe. Nach einer langen Nacht in Hamburg stehe ich früh auf, gehe ins Fitnessstudio im Hotel oder laufe morgens an der Alster. Das war früher undenkbar, und ich hätte sicher 1000 Ausreden gefunden. Wenn man mit sich zufrieden ist, kann man sich diesem Erfolgsdruck widersetzen und seine Energien bewahren.

Für einen Genussbotschafter eine unverzichtbare Eigenschaft…
JOHANN LAFER: Sicher, und zugleich eine der schwierigsten Aufgaben für einen Menschen, der so leistungsbereit ist wie ich. Aber ich lerne und entwickle mich weiter – nicht zuletzt durch die neue Achtsamkeit für meinen Körper und meinen Energiehaushalt. Ich bin jemand, der auch mit den einfachsten Dingen glücklich ist. Ich brauche nicht dauernd Kaviar vom Schwarzen Meer. Die wahren Werte liegen doch woanders: Heute kann ich, wenn ich laufe, mit Freude die Natur um mich erleben. Diese Einfachheit ist das größte Gut, das wir haben. Sie ist die Basis für echten Erfolg im Leben.

Das Gespräch führte Anna Cavelius.

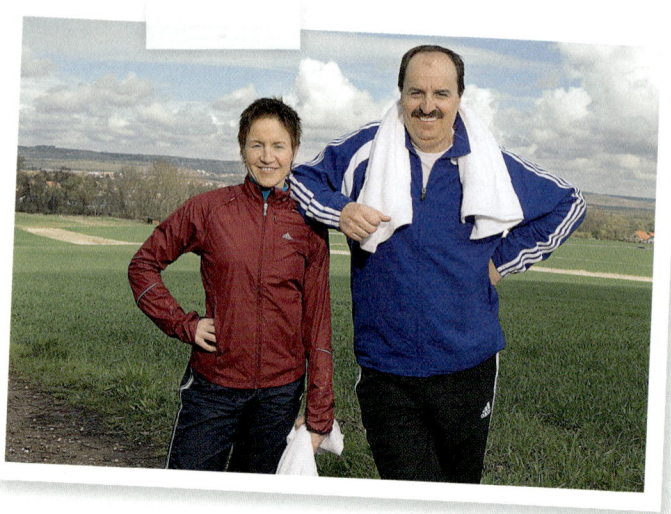

Simone Bopp *betreut Johann Lafer seit Anfang 2008 als Personal Trainer.*

SICH SELBST ERKENNEN UND ANNEHMEN

Frau Bopp, Sie sind Johann Lafers Personal Trainerin: Als Sie Herrn Lafer kennen lernten, in welchem Zustand befand er sich?
SIMONE BOPP: Er war ausgebrannt und nicht fit. Ich kannte ihn ja nur aus dem Fernsehen und bekam bei seinem Anblick erst mal einen Schreck. Immerhin hat Herr Lafer ja ab und zu Sport getrieben und in seiner Jugend wohl ganz gut Fußball gespielt. Dann stand die Karriere im Mittelpunkt, und irgendwann wusste er einfach nicht mehr, dass er sich gerne bewegt. Und er liebt die Natur, was ich bei unseren Läufen immer wieder feststelle. Sie gibt ihm viel Kraft. Ich musste den Sportler allerdings aus ihm rauskitzeln. Was ihm bei allem sehr zugutekommt, ist seine enorme Willenskraft.

Ich betreue viele Menschen mit Burnout-Problematik: Wer ausgebrannt ist, spürt sich häufig kaum noch – schläft nicht mehr, ärgert sich nicht mehr, hat kein Körperempfinden mehr. Er funktioniert nur noch und steuert unweigerlich auf eine Depression zu. Herr Lafer hat das Ruder gerade noch herumgerissen. Dass da noch etwas Gefühl für sich selbst in ihm wohnte, spricht für seine Vitalität und Sensibilität.

Wie arbeitet ein Personal Trainer mit seinen Klienten?
SIMONE BOPP: Er begleitet Menschen sportlich und erzieht sie sozusagen zum Sport. Damit erhöhen sich auch die Erfolgschancen etwa hinsichtlich einer dauerhaften Gewichtsreduktion erheblich. Im besten Fall läuft es so gut, dass ich ab einem bestimmten Punkt entbehrlich bin und meine Klienten alleine weitermachen können. Ich melde mich jedoch in schöner Regelmäßigkeit, um bereitzustehen, wenn der innere Schweinehund wieder übermächtig wird und die Lust am Training nachlässt. Ein guter Personal Trainer sollte über eine sportwissenschaftliche Ausbildung verfügen und im besten Falle auch mit einem Arzt zusammenarbeiten.

Wie haben Sie mit Herrn Lafer gearbeitet?
SIMONE BOPP: Zunächst habe ich einen Trainingsplan erstellt, der aus drei Teilen besteht: Grundlagenausdauer, Kraftaufbau und Entspannung. Dazu setzen wir auf Laufen (draußen) oder Ergometertraining (drinnen). Das »Radfahren im Raum« liebte Herr Lafer anfangs gar nicht. Das Laufen in der freien Natur dagegen sehr.

Mit dem Ergebnis bin ich sehr zufrieden. Nach vier Monaten Training nahm er kontinuierlich an Muskelmasse zu und Fett ab: Er ist kerngesund. Die regelmäßige Bewegung hilft ihm, wieder in seinen Körper zurückzufinden und an seine Kraft zu kommen. Der Sport tut ihm gut und verschafft ihm innere Ruhe.

Welche Rolle spielt das Training beim Stressabbau?
SIMONE BOPP: Wir trainieren in aller Ruhe, um eine Nische in Herrn Lafers unglaublich stressigem Alltag zu schaffen. Mein Ziel war es von Anfang an, dass es ihm gut geht. Herr Lafer ist ein großer Geber und selbst ein eher bescheidener Mensch. Sein Anspruch an sich selbst ist unglaublich hoch. Er ist ein Visionär und treibt sich und andere voran. Dabei hat er es nie nötig, mit seinen Erfolgen zu protzen.

Auf Dauer schafft diese Diskrepanz zwischen Geben und Nehmen aber ein energetisches Missverhältnis: Zu Beginn des Trainings war Herr Lafer noch so verspannt, dass er nicht durch die Nase atmen konnte. Im April, Mai hatten wir dann einen Durchbruch, was die Entspannung anbelangte. Jetzt konnte er sich nach dem Sport und der Gymnastik hinlegen, ruhig werden und sich auf meine Übungsanweisungen konzentrieren. Er kam wieder zu Atem und schaffte es, seine Gedanken auszublenden. Der Sport löst den eisigen Griff um die Seele. Wenn man es richtig macht, hat man damit die einmalige Chance, wieder zu sich selbst zu finden.

Für Herrn Lafer, der ein sehr gläubiger Mensch ist, hat gerade die Bewegung in der freien Natur noch eine andere, spirituelle Dimension. Hier findet er zu sich, erlebt sich als dankbar und demütig der Schöpfung gegenüber.

Was möchten Sie Herrn Lafer und allen Menschen, die seinem Weg zu sich selbst folgen möchten, mitgeben?
SIMONE BOPP: Herrn Lafer wünsche ich, dass er es weiterhin erreicht, sich Nischen zu schaffen. Allen anderen sage ich aus meiner 20-jährigen Erfahrung als Trainer: Jeder Mensch ist, wie er ist, und genau in diesem Rahmen kann jeder etwas an sich ändern. Erwarten Sie nicht zu viel von sich selbst. Sehen Sie sich so, wie Sie sind, und nehmen Sie sich so an.

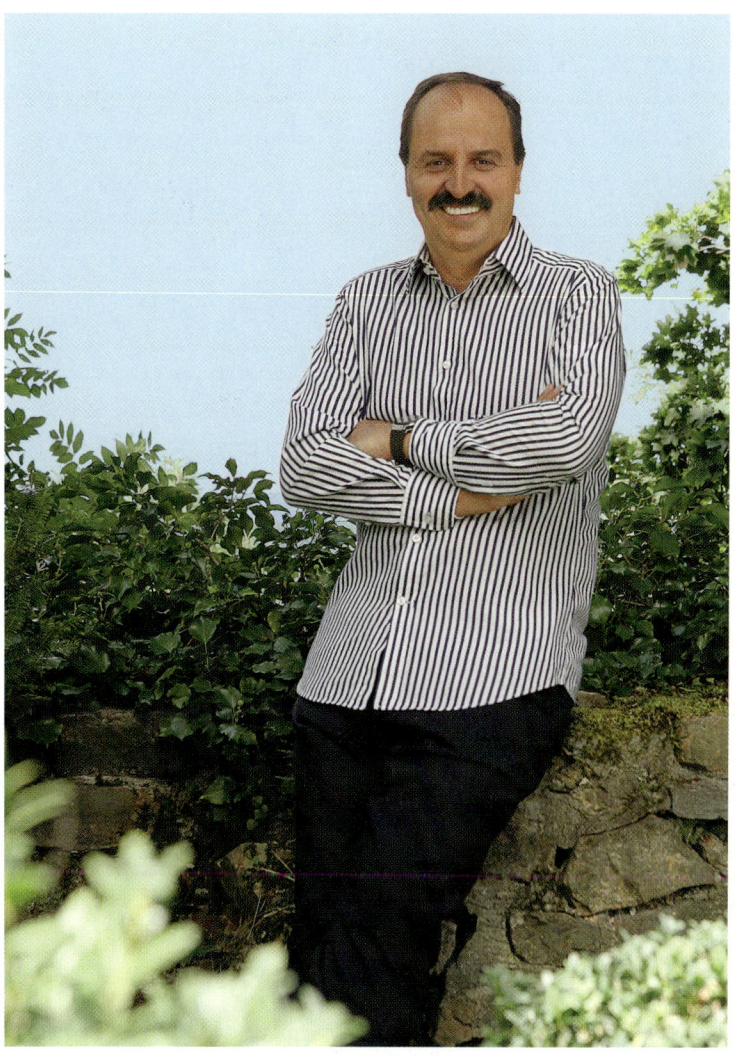

» Wer auf Dauer die
Quantität der Qualität
vorzieht und dieses beim Essen lebt,
tut sich nichts Gutes. «

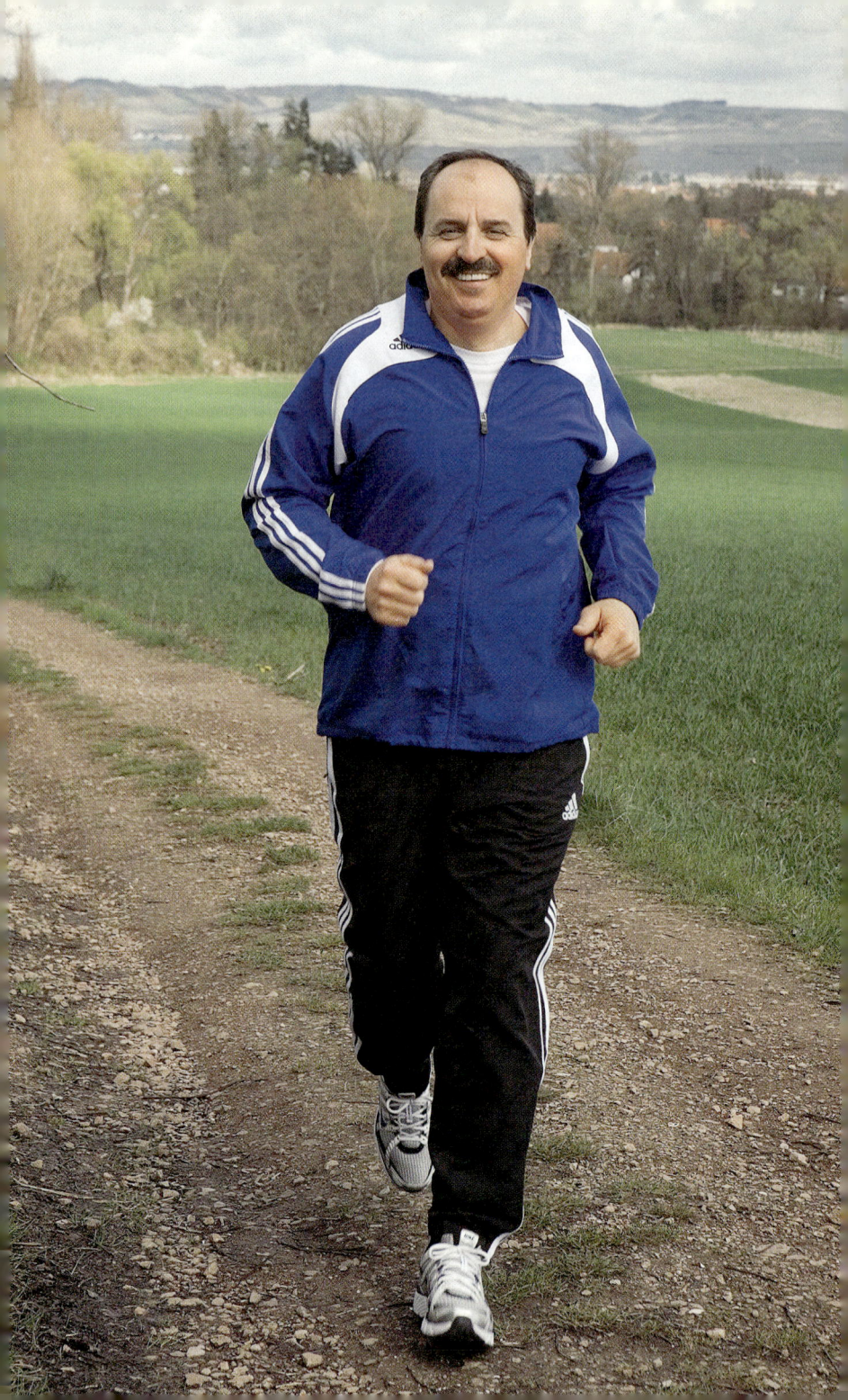

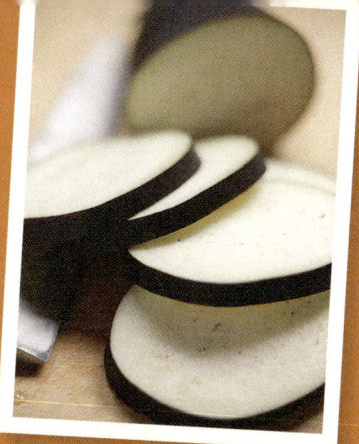

» Wenn man erst mal angefangen hat, läuft es eigentlich von selbst!«

Lafers Programm

Mein Entschluss stand fest: Ich wollte meinen Lebensstil so ändern, dass ich körperlich und gesundheitlich wieder in den grünen Bereich komme. Dazu gehörten ein Gesundheits-Check beim Arzt, ein Fitnessprogramm und eine Ernährungsumstellung. Im Zentrum stand das Schlank-im-Schlaf-Konzept von Dr. Pape.

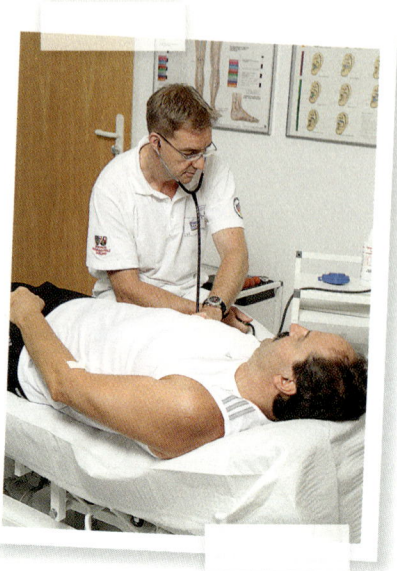

>> Sobald man die schlechten Test- ergebnisse sieht, setzt der Verdrän- gungsreflex ein. <<

Der Countdown läuft

Um zu beweisen, dass er trotz totaler Erschöpfung noch zu körperlichen (Höchst)leistungen fähig ist, setzt sich Johann Lafer unter
Druck. Er meldet sich Anfang 2008 zum Promi-Biathlon in Antholz
an. Sein bewährtes Rezept, sich ein Ziel immer möglichst hoch zu
stecken, um so den maximalen Erfolgskick zu haben, ist diesmal
riskant. Ist er überhaupt in der Lage, eine derart hohe Kurzzeit-
belastung bei dem Wettbewerb durchzustehen? Und schafft er die
Trainingsanforderungen, die ihn nach langer Sportabstinenz von
null auf 100 bringen sollen? Die Personal Trainerin Simone Bopp
lässt ihre Klienten vor Aufnahme des Sportprogramms erst einmal gründlich durchchecken. Dr. Jens Stening ist Sportmediziner
in Bad Kreuznach und arbeitet schon lange mit der Sportwissenschaftlerin zusammen. Er nimmt Johann Lafer gründlich unter die
Lupe und wird ihm das »Go« für den Biathlon geben. Allerdings

CHECK-UP BEI DR. JENS STENING

Als sich Herr Lafer am 31. Dezember 2007 bei Ihnen zur Erstuntersuchung vorstellte, welchen Eindruck hatten Sie von ihm?

DR. STENING: In unserem ersten Gespräch erklärte Herr Lafer, dass er seit Längerem unter Lustlosigkeit, Müdigkeit und Abgeschlagenheit leide. Außerdem schläft er nur maximal sechs Stunden pro Nacht. Unter psychischer Anspannung spürt er zeitweilig Brustenge und retrosternale Schmerzen (Schmerzen hinter dem Brustbein). Darüber hinaus liegen Schulter-Nackenbeschwerden sowie Schulterschmerzen seit einer Skiverletzung im April 2005 vor. Seine Leistungsfähigkeit bewertete Herr Lafer mit den Schulnoten mangelhaft, seinen Gesundheitszustand mit ausreichend.

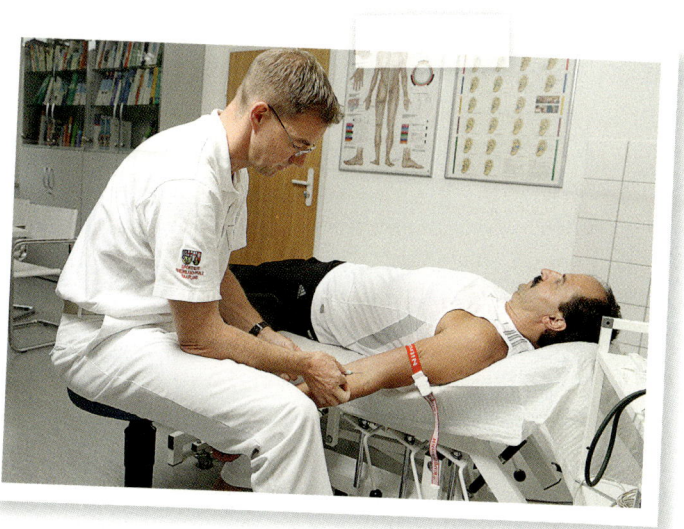

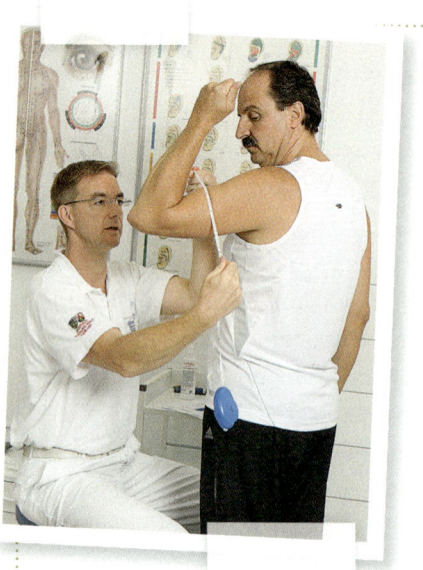

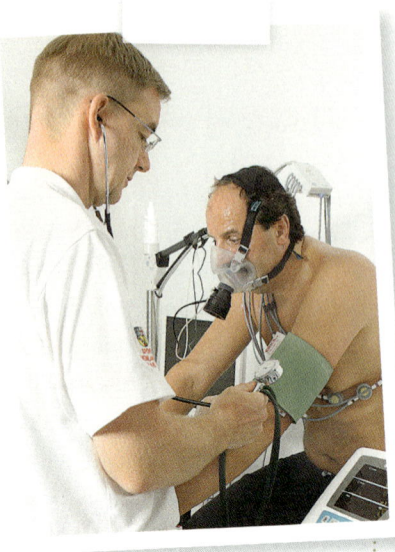

Welche Untersuchungen haben Sie bei Herrn Lafer zunächst durchgeführt?

DR. STENING: Eine sportmedizinische Anamnese und klinische Untersuchung mit Blutabnahme. So lassen sich bereits familiäre und verhaltensbedingte Risikofaktoren erkennen (Übergewicht, Fettstoffwechselstörung, Arthrose, Arthritis, Herzerkrankungen oder Nikotin- bzw. Alkoholkonsum, Bewegungs- und Ernährungsverhalten). Die Blutfettwerte inklusive HDL-Cholesterin, LDL-Cholesterin, Blutzucker, HbA1c (Diabetesdiagnostik) und muskelspezifischer Enzyme und Stoffwechselprodukte machen Normabweichungen sichtbar.

Nach anthropometrischer Vermessung, also der Analyse der Körperzusammensetzung, und einer Fotodokumentation sollen Ruhe-EKG und Belastungs-EKG eventuell bestehende koronare Durchblutungsstörungen, Herzrhythmusstörungen oder zu hohen Blutdruck sichtbar machen. Eine Spiroergometrie (Atemgasanalyse

66

unter Belastung) mit Laktatdiagnostik (Laktat ist ein Stoffwech-selzwischenprodukt) ermöglicht ausgefeilte Trainingsempfehlun-gen.

Wie beurteilten Sie den Gesundheitszustand von Johann Lafer zu Beginn?

DR. STENING: Orthopädisch lag bei Herrn Lafer eine Fehlhaltung im Übergangsbereich der Brust- und Halswirbelsäule mit Bewe-gungseinschränkung vor, die offenbar Schulter- und Nackenbe-schwerden bereitet. Die Schwäche des Rumpfmuskelkorsetts sollte unter Anleitung der Personal Trainerin mit Kräftigungsübungen ausgeglichen werden. Frau Bopp würde Herrn Lafer dazu spezi-elle Übungen zeigen und mit ihm einüben, die er später selbst-ständig ausführen kann. Hilfe zur Selbsthilfe sozusagen, denn stets ist die Eigenkompetenz des Patienten und Sportlers zu för-dern!

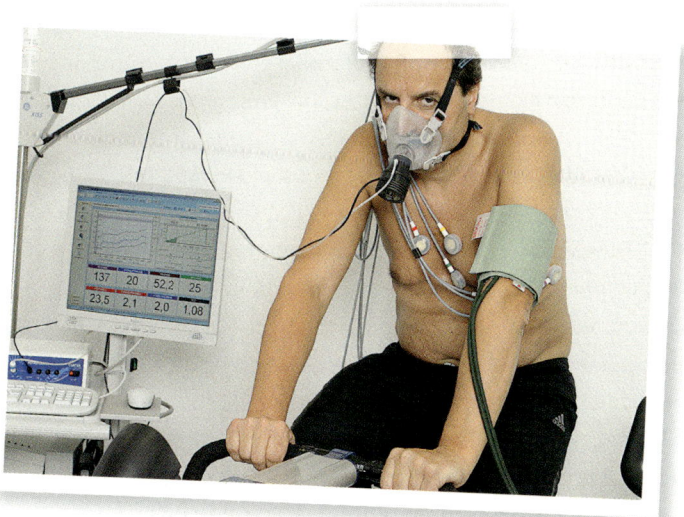

In der Muskelfunktionsdiagnostik zeigte sich eine deutliche Verkürzung im Bereich der Hüftbeuger, Kniegelenkstrecker und -beuger sowie der Wadenmuskulatur. Ein Fortschreiten der belastungsabhängigen Achillessehnenbeschwerden sollte durch Stretchingübungen verhindert werden.

Die anthropometrische Vermessung ergab eine Adipositas mit einem BMI von 32 kg/m². Der Körperfettanteil war mit 25 Prozent erhöht. Auch das Verhältnis des Taillenumfangs zum Hüftumfang zeigte einen ungünstigen Wert von 0,95 bei einem Bauchumfang von 109 cm. Nach den laborchemischen Untersuchungen waren sämtliche ernährungsrelevanten Werte erhöht: Harnsäure, Blutfette, Leberwerte, Triglyzeride und Cholesterin, insbesondere das »schlechte« LDL-Cholesterin, wurden als »herzschädliche« Risikofaktoren ermittelt. Die spiroergometrische Untersuchung auf dem Radergometer *(siehe Bilder auf den Seiten 66 und 67)* ergab eine maximale relative Sauerstoffaufnahmekapazität von 28 ml/min/kg, und das relative maximale gewichtsbezogene Leistungsvermögen von 1,9 W/kg wies auf eine unterdurchschnittliche Ausdauerleistung hin. Herr Lafer begann nach dieser Untersuchung mit einem präventiv-medizinischen Trainingsprogramm.

Wie ist es Herrn Lafer ergangen, seitdem er aktiv seinen Lebensstil umgestellt hat?
DR. STENING: Herr Lafer zog von Beginn an das Laufen vor. Besser geeignet gewesen wären aber Radfahren, Ergometertraining, Schwimmen oder Aquajogging, weil nicht das ganze Körpergewicht getragen werden muss. Beim Trainingsstart ist oft das Muskelkorsett weder aktiv noch passiv an die neue Belastung angepasst.

So hat bei Herrn Lafer ein ungünstiges Bewegungsmuster beim Laufen zu einer Reizung der Achillessehne geführt. Ursache dafür waren seine verkürzten Muskelgruppen und das hohe Körpergewicht. Sportorthopädische Behandlungen und zusätzliche Dehnungsübungen haben hier zu einer deutlichen Verbesserung geführt.

Ende Juni 2008 zeigten Belastungstest und die Laktatleistungskurve einen klaren Fortschritt bei der Ausdauerleistung.

Störende Schulter-Nackenbeschwerden waren verschwunden. Durch eine Gewichtsabnahme von 7,5 kg bestand keine Adipositas mehr, sondern nur ein Übergewicht mit BMI von 29,8 kg/m².

Der Körperfettanteil war auf 20 Prozent zurückgegangen, ebenso der Bauchumfang um 8 cm auf jetzt 101 cm. Viele der erhöhten Laborwerte hatten sich normalisiert. Grenzwertig waren jetzt lediglich noch das Gesamtcholesterin und das LDL-Cholesterin. Ein halbes Trainingsjahr hatte so bereits beachtliche positive Entwicklungen beim Gesundheits- und Leistungszustand bewirkt.

» Wenn man schwarz auf weiß sieht, dass die Blutwerte nicht stimmen, ist das schon ein Schock... «

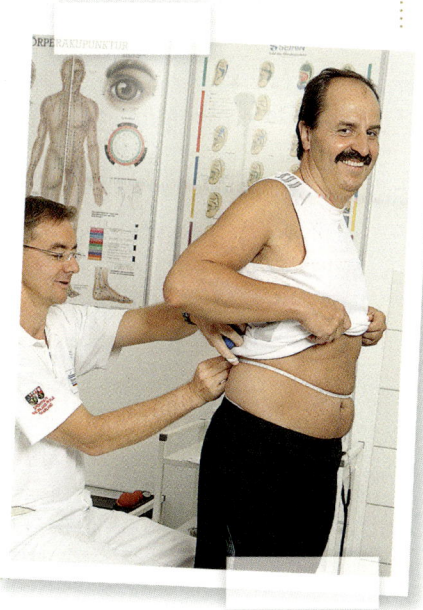

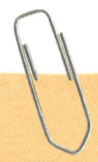

Metabolisches Syndrom

Mit diesem Begriff bezeichnen Ärzte eine Epidemie unserer Zeit: Jeder vierte Erwachsene in den westlichen Industrienationen leidet darunter. Die organischen Zusammenhänge sind zwar komplex, Vorbeugung und Behandlung aber eigentlich ganz einfach: Gewichtsreduktion durch Ernährungsumstellung und mehr Bewegung.

Was metabolisch riskant ist:

- hohe Blutfettwerte (Triglyzeride): über 150 mg/dl
- niedriges HDL-Cholesterin: unter 40 mg/dl (Männer); unter 45 mg/dl (Frauen)
- bauchbetontes Übergewicht:
  Bauchumfang über 94 cm (Männer) bzw. über 80 cm (Frauen)
- hoher Blutdruck: über 140/85 mm/Hg
- Nüchtern-Blutzucker: über 5,5 mmol/L bzw. 100 mg/dl
- Diabetes mellitus (Typ 2-Diabetes)

nicht ohne die Ermahnung, künftig mehr für sich zu tun und das Rad nicht zu überdrehen.

Es besteht kein Zweifel, Johann Lafer leidet zu diesem Zeitpunkt an einer der verbreitetsten Volkskrankheiten, dem metabolischen Syndrom *(siehe Kasten oben)*. Doch Gefahr erkannt, Gefahr gebannt: Der Weg zum Arzt war der erste Schritt in die richtige Richtung, nun gilt es, den Schalter umzulegen und alle weiteren Schritte einzuleiten. Denn es ist möglich, die Blutwerte wieder in den grünen Bereich zu bekommen. Dazu heißt es abnehmen mittels eines vernünftigen Ernährungskonzepts in Kombination mit regelmäßiger körperlicher Bewegung.

Leider reichen bei vielen Menschen die schlechten Untersuchungsergebnisse selten, um eine Verhaltensänderung einzuleiten, dabei
bringen schon 10 Kilo weniger an Gewicht ein deutliches Plus an
Gesundheit *(siehe Seite 89)*.

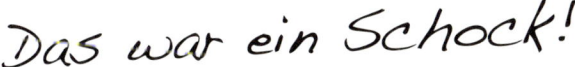

Das war ein Schock!

Dezember 2007

Triglyzeride	164 mg/dl
HDL-Cholesterin	65 mg/dl
Gesamtcholesterin	291 mg/dl
Harnsäure	7,7 mg/dl
GPT (ALAT)	53 µ/l
G-Glutamyl-Transpeptidase	54 µ/l
BMI	32 kg/m^2
Bauchumfang	109 cm

Gewicht (Höchststand): **106 kg**

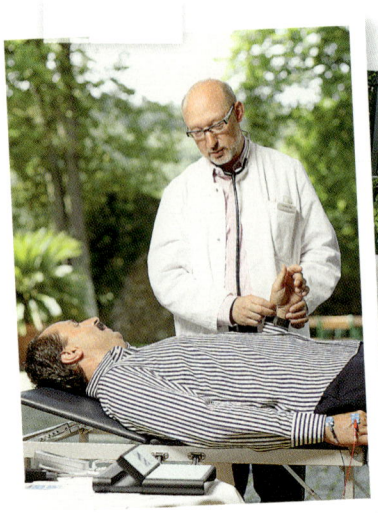
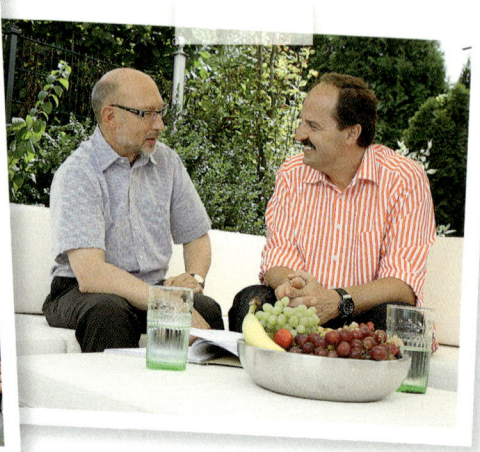

Lafer tut das Richtige

Die ersten Weichenstellungen sind erfolgt. Johann Lafer weiß, wo er steht, und stellt sich nach jahrelangem Hin und Her seinem Gewichtsproblem. Er hat sich professioneller Hilfe versichert, um eventuellen Rückfällen in alte Verhaltensmuster vorzubeugen. Nach der Biathlon-Strapaze nimmt er ein normales Training auf, das die Personal Trainerin, Simone Bopp, auf seine Bedürfnisse abgestimmt hat, und bleibt dabei – mal mehr, mal weniger gut gelaunt. In Sachen Ernährung und Stressmanagement übernimmt Dr. Detlef Pape, die Betreuung des prominenten Patienten. Er klärt mit Lafer zunächst Grundsätzliches: Als Erstes geht es darum, was Lafer neben dem Bewegungsprogramm, das zugleich auch dem Ausgleich und der Entspannung dienen soll, in Sachen Ernährung besser machen kann. Das ist bei einem Meisterkoch, der schon aus professionellen Gründen ständig aktiven Umgang mit Köstlichkeiten und Leckereien pflegt, keine wirklich einfache Aufgabe.

Zudem weiß Dr. Pape aufgrund seiner langjährigen Erfahrung in der Adipositas-Beratung, dass es für einen Menschen, der sich mit zu vielen Kilos abplagt, nicht nur darum geht, Schritt für Schritt gesündere Ernährungsgewohnheiten zu entwickeln. Schließlich scheitern die meisten Diäten und Abnehmprogramme schon im Ansatz, weil sie eine häufige Ursache der Gewichtszunahme außen vor lassen: Die meisten Menschen nehmen zu, weil sie seelische Bedürfnisse mit Essen stillen und bei Stress Essen zur Spannungsabfuhr benutzen.

WARUM MENSCHEN ZU VIEL ESSEN

Menschen, die es nicht schaffen, sich von ihren überflüssigen Pfunden zu befreien, sind keineswegs undisziplinierter oder dümmer als Schlanke. Viele leiden bereits seit Geburt unter falschen Stoffwechselprogrammen, etwa zu hohem Insulinspiegel oder verstärktem Appetit auf Fette (sogenannte vorgeburtliche Programmierung), die ihren freien Willen beim Essen und Trinken außer Kraft setzt. Daher tun sie einfach nur gerne und oft das, was ihnen am meisten Freude bereitet und was ihnen insbesondere bei Überbelastung und nach unangenehmen Situationen Zufriedenheit verschafft: essen und trinken. Und das tun sie auch nach der Sättigung weiter ungebremst, denn die Sättigungshormone im Gehirn – Leptin und dort auch Insulin – funktionieren bei ihnen nicht. Deshalb nehmen sie nicht nur mehr zu sich, als ihr Körper benötigt, sondern in aller Regel und dummerweise ausgerechnet die Nährstoffkombinationen, die sie noch schneller dick machen.

Essen als Ersatzhandlung

Essen ist nicht selten auch ein Ersatz für Lebensfreude, die sich im Arbeits- und/oder Beziehungs- respektive Familienalltag nicht einstellen will. Tagsüber wird deshalb oft gegen den Stress angefuttert. Essen und trinken kann so durchaus auch die Harmonie in einer Beziehung ersetzen. Die bleibt oft auf der Strecke, wenn zu viel Kraft in den Job fließt.

Die Folgen machen immer unglücklich. Denn kein Mensch ist gerne dick! Auch wenn Männer, wie Studien zeigen, zu einem oft unrealistischen Optimismus neigen, was ihre Körperfülle anbelangt. Da wird der Bauch dann mit dem Wort »stattlich« schöngeredet, oder es werden medizinische Untersuchungen zitiert, in denen die Dicken zum Beispiel bei manchen Herzerkrankungen besser davonkommen als die armen Dünnen. Gerade bei dieser Art der Argumentation muss man sich allerdings fragen, wie weit Verdrängung tatsächlich funktioniert. Schließlich gibt es wissenschaftlich eine ganz eindeutige Faktenlage hinsichtlich der Krankheitsfolgen von chronischem (bauchbetontem) Übergewicht und einer höheren Sterberate. Hier zeigt sich, wie tief verwurzelt das Essverhalten in unserem Gefühlsleben ist und weshalb wir mit dem bloßen Verstand und gutem Willen nicht viel weiterkommen. Heerscharen diätwilliger und -erfahrener Frauen können ein Lied davon singen – und vom anschließenden Jojo-Effekt.

> *»Der Bauch ist ja irgendwie auch ein Qualitätsbeweis meiner Küche.«*

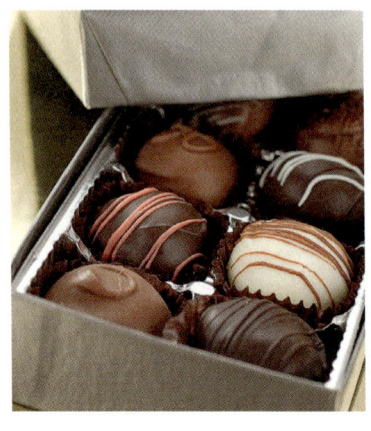

Was gut schmeckt, tut auch gut

Essen und trinken als Form der Selbstbelohnung gräbt sich tief in unser Gehirn ein. Und es ist gar nicht so einfach, dieses wieder umzuprogrammieren. Die einzige Lösung: Das Bedürfnis nach Genuss muss mit dem Bedürfnis nach Maßhalten in Beziehung gesetzt werden. Schließlich gehört Genuss ebenso zur Lebenskunst wie die Fähigkeit, bei dem, was wir täglich essen und trinken, die richtigen Grenzen zu setzen. Dabei kann die ganz einfach umsetzbare Insulin-Trennkost (Schlank-im-Schlaf-Prinzip) eine unschätzbare Hilfe leisten. Wer es dann noch schafft, sich jeden Tag Bewegung zu gönnen, ist auf dem richtigen Weg zu mehr Gesundheit und Lebenszufriedenheit. Wie das funktionieren kann, macht Johann Lafer vor.

DER FAKTOR ALTER

Neben den psychischen Faktoren sorgt noch ein anderer Prozess dafür, dass wir langsam aber sicher mit den Jahren zulegen. Seit den 1960er-Jahren lässt sich nachweisen, dass die Deutschen im Durchschnitt jedes Jahr ½ Kilogramm Körpergewicht zunehmen. Der durchschnittliche BMI stieg von 21 kg/m² im Jahr 1960 auf 26 kg/m² im Jahr 2005. Das betrifft nun keineswegs nur diejenigen, die generell zu viel und das Falsche essen und trinken, sondern auch viele Normalgewichtige, die sich aufgrund ihrer beruflichen Situation zu wenig bewegen. Dazu gehören vor allem die Menschen, die tagsüber viel am Schreibtisch oder im Auto sitzen.

Der erzwungene Bewegungsmangel allein lässt schon bei Mittzwanzigern, die nicht durch regelmäßige körperliche Aktivität gegensteuern, die Muskeln erschlaffen. Je weniger Muskelmasse der Mensch jedoch besitzt, desto weniger Kalorien verbrennt er. Ab dem 30. Lebensjahr, spätestens ab dem 40., nimmt durch den natürlichen Alterungsprozess auch die Muskelmasse weiter ab – und das bis zu einem Prozent pro Jahr bei Frauen und bis zu 0,5 Prozent bei Männern. Wer nun nicht gegensteuert – durch eine ausgewogene planvolle Ernährung, idealerweise kombiniert mit Sport –, verstärkt unweigerlich den Rückbau der eigenen Muskelmasse und nimmt immer schneller zu.

DER FAKTOR VERERBUNG

Es gibt nur wenige Menschen, die essen und trinken können, was sie wollen, ohne erheblich zuzunehmen. Tatsächlich zeigen Studien, dass schlanke Eltern in aller Regel auch schlanke Kinder haben. Übergewichtige Väter und Mütter dagegen zeugen und erziehen zu 70 Prozent auch dickere Kinder. Körperbau, Fettverteilung und Stoffwechselaktivität werden vererbt, so viel ist gewiss. Und trotzdem ist Übergewicht kein Schicksal. Denn allein 50 Prozent der überschüssigen Kilos gehen auf das Konto von Essen und Trinken, ein Drittel ist eine Folge von zu wenig Bewegung, und nur das Übrige machen die Gene.

Sie können allerdings das Zünglein an der Waage sein. Denn ererbt ist eine zentrale Funktion des Stoffwechsels, die dafür sorgt, dass wir schlank bleiben, abnehmen oder eben dick werden: die

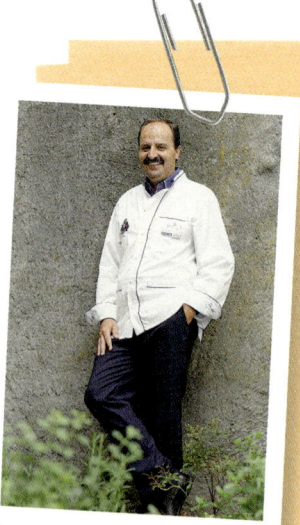

Verschiedene Stoffwechseltypen

Johann Lafer ist der klassische Nomade: Groß gewachsen und ein Ausdauermuskeltyp. Solange er als Hobbyfußballer und als junger Koch Sport trieb, war er gut in Form und schlank. Später wurde ihm sein Arbeitsumfeld einerseits zum Sprungbrett einer großen Karriere, in Sachen Gewicht und Gesundheit jedoch regelrecht zum Verhängnis. Der Nomade wurde ausgerechnet Patissier, obwohl gerade dieser Stoffwechseltyp dazu neigt, Kohlenhydrate schnell in Fett umzuwandeln und – vor allem bei Männern – mit Vorliebe im Bauch zu speichern. Nomadentypen werden dick durch zu wenig Bewegung und eine zu kohlenhydratreiche Kost – auch durch Obst (das ja Trauben- und Fruchtzucker enthält) – und süße, fetthaltige Zwischenmahlzeiten.

Der Ackerbauer, der grundsätzlich angepasst ist an Kraftbewegungen, verträgt das Dauersitzen im Büro genauso wenig wie der Nomade. Aber er wird nicht durch Kohlenhydrate dick, sondern durch eine zu fetthaltige Ernährungsweise *(siehe Seite 104–106).*

Reaktion des Körpers auf bestimmte Nährstoffe und ob man eher ein Typ ist, der gut oder schlecht Fett speichert.

NOMADE ODER ACKERBAUER?

Innerhalb der Stoffwechselgenetik unterscheiden wir zwischen den sogenannten Jägern bzw. Nomaden, die sich über etwa 25 000 Generationen vor allem von tierischer Nahrung (Proteinen) und Pflanzenkost (Ballaststoffen) ernährten und bei der Jagd viel Ausdauer beweisen mussten – und den sogenannten Ackerbauern. Dieser jüngere Urtypus, der vor etwa 10 000 Jahren auf der Bildfläche erschien, hatte gelernt, durch Sammeln und Säen Getreide anzubauen und dieses so aufzubewahren, dass es auch in Notzeiten immer etwas zu essen gab. Der Stoffwechsel der Ackerbauern passte sich an das Nahrungsangebot aus vermehrten Kohlenhydraten an. Der typische Ackerbauer verfügt zudem über eine gute Kraftmuskulatur, die ihm bei der schweren Feldarbeit zugutekam.

Urmuster – bis heute wirksam

Ein Mensch mit dem Stoffwechsel eines Nomaden kann dagegen – damals wie heute – mit den stärkehaltigen Kohlenhydraten wenig anfangen. Im Gegenteil, sie schaden ihm sogar: So steigen Blutzucker und der Insulinspiegel nach einer Mahlzeit mit Kohlenhydraten sprunghaft an. Überschüssige Kohlenhydrate werden nicht einfach verbrannt, sondern lagern sich als Fett im Körper an. Man kann davon ausgehen, dass bis heute mehr als ein Drittel der Bevölkerung die Gene des Jägers und Nomaden in sich tragen. Für sie ist das heutige Nahrungsmittelangebot mit seinen ständig verfügbaren, zuckerreichen und industriell bearbeiteten Lebensmitteln fatal. Zwar hat sich das Volumen des Gehirns im Lauf der Menschheitsgeschichte verdreifacht, doch unser Stoffwechsel, jenes komplizierte System, das Tag und Nacht unser Dasein steuert, ist ein eher altmodisches Modell und weder auf das Nahrungsüberangebot in Supermärkten noch auf Bewegungsmangel eingestellt.

Welcher Stoffwechseltyp bin ich?

Sind sie ein Nomade oder ein Ackerbauer? Das zu wissen hilft Ihnen entscheidend beim Abnehmen. Vor allem bei Übergewicht (BMI > 30) ist die Ermittlung bestimmter Werte durch Ihren Hausarzt wichtig *(siehe Seite 65–69)*. Übrigens: Mit jedem Pfund Fett, das Sie verlieren, kommen Sie dem Normbereich wieder näher.

Auswertung: Überwiegen die »Ja-«-Antworten, gehören Sie zu den stoffwechselgefährdeten Nomaden, bei mehr »Nein-«Antworten zu den Ackerbauern.

1. Haben Sie ein bis zwei Stunden nach einer Kohlenhydratmahlzeit (Obst, Süßes, Weißmehlprodukte) Hungergefühle? — Ja (1 Pkt) — Nein

2. Leiden Sie unter Wassereinlagerungen an den Händen oder Füßen? (ohne Krampfadern, Herzschwäche oder Nierenerkrankung) — Ja (1 Pkt) — Nein

3. Traten in der Familie Herzinfarkt, Schlaganfall, Bluthochdruck und/oder Diabetes auf? (Eltern, Onkel und Tanten, Geschwister) — Ja (1 Pkt) — Nein

4. Liegt Ihr BMI bei (> 25) — Ja (1 Pkt) — Nein
   (> 30) — Ja (2 Pkt) — Nein

5. Bauchumfang (Männer > 94 cm, Frauen > 80 cm) — Ja (1 Pkt) — Nein
   Bauchumfang (Männer > 102 cm, Frauen > 88 cm) — Ja (2 Pkt) — Nein

Laborwerte

6. Nüchternblutzucker (> 100 mg/dl bzw. > 25,2 mmol/l) — Ja (1 Pkt) — Nein

7. Triglyzeride (> 150 mg/dl bzw. > 1,7 mmol/l) — Ja (1 Pkt) — Nein

8. HDL-Cholesterin (< 46 mg/dl bzw. 1,2 mmol) — Ja (1 Pkt) — Nein

9. Gesamtcholesterin (> 200 mg/dl bzw. > 5 mmol/l) — Ja (1 Pkt) — Nein

10. Blutdruck (>140/90 mm/Hg) — Ja (1 Pkt) — Nein

11. Ruhepuls über 80 Schläge/Minute — Ja (1 Pkt) — Nein

Nehmen Sie regelmäßig folgende Medikamente?

12. Diabetes-Tabletten — Ja (1 Pkt) — Nein

13. Blutdruck-Tabletten — Ja (1 Pkt) — Nein

14. Fettsenker-Tabletten — Ja (1 Pkt) — Nein

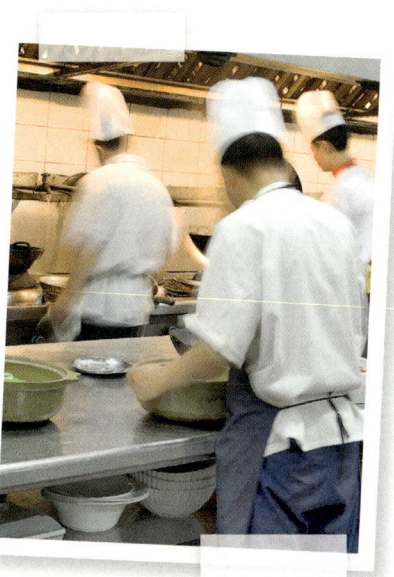

>> Ich weiß jetzt
wieder, wie es sich
anfühlt, glücklich,
ausgeglichen und
bei mir zu sein. <<

Dickmacher Stress

Der Zusammenhang von Stress und Gewichtszunahme ist heute
wissenschaftlich hinlänglich belegt. In den Industrieländern gilt
Dauerstress laut WHO als eine der häufigsten Krankheitsursa-
chen. Dabei bedeutet Stress im Grunde nichts anderes als die biologische Reaktion des Körpers auf eine Gefahr und steckt seit
Urzeiten in unseren Genen. Durch die Ausschüttung von Stresshormonen etwa in Risiko- oder Konfliktsituationen geraten wir
in höchste Alarmbereitschaft. Das ermöglicht im Zweifelsfall eine
schnelle Reaktion und die Rettung unserer Haut. »Fight or flight« –
»Angriff oder Flucht« nennt man dieses Muster. Unseren jagen-
den und umherziehenden Urahnen kam das bei ihrer anstren-
genden Nahrungssuche zupass, allerdings auch in Situationen, in
denen es eben um das nackte Überleben ging. Stress ist so be-
trachtet eine natürliche positive Reaktion des Körpers, die uns zu

Höchstleistungen in geistiger wie körperlicher Hinsicht befähigen kann.

Für Johann Lafer war neben der Spezialisierung auf die Zubereitung von Süßspeisen und Desserts, der Patisserie, auch das stressreiche Umfeld in diesem Beruf fatal. In kaum einer Profession wird so unter Druck, höchst konzentriert und unglaublich exakt gearbeitet wie als Koch in dieser Spezialeinheit der Haute Cuisine. Später kamen für Lafer noch andere Verpflichtungen dazu, wie Kooperationen, die Event-Gastronomie und seine Fernsehkarriere, die für einen so leistungswilligen und leistungsfähigen Menschen grundsätzlich machbar sind, ihn aber auf lange Sicht auch an seine Grenzen brachten.

Positiver und negativer Stress

Bei positivem Stress (Eustress) werden die Stresshormone nach kurzer Zeit heruntergefahren, und der Mensch kommt zur Ruhe. Die aktivierte Energie wird in diesem Fall genutzt, um ein Problem konstruktiv zu lösen, eine belastende Situation zu entschärfen, eine Verhandlung zu führen, eine sportliche Leistung zu schaffen, den Chef zu beruhigen oder einem Säbelzahntiger davonzulaufen. Eustress hat nichts mit Überforderung, sondern eher mit Herausforderung zu tun.

Bei negativem Stress (Distress) wird ebenfalls Energie freigesetzt, aber deren Abfuhr blockiert. Das heißt, die ausgelöste Hormonkaskade kann nicht durch eine Energieentladung abgebaut werden. Distress ist immer ein Zeichen für Überforderung. Wird unser Organismus daran gehindert, schnell und effektiv mit belastenden Situationen umzugehen, läuft das Stresshormonsystem weiter auf Hochtouren. Die Folge: Wir sind nervös und angespannt, kommen nicht zur Ruhe. Schläft ein Mensch dann noch zu wenig, bleibt die Konzentration des Stresshormons Cortisol im Blut ständig erhöht. Die Folgen: Auf Dauer steigt der Blutzuckerspiegel an, die Gewichtszunahme ist vorprogrammiert, und das Immunsystem wird geschädigt, da der Körper sich nicht ausreichend regenerieren kann.

WAS IM KÖRPER PASSIERT

Jedes Mal, wenn ein Mensch eine anstrengende Situation erlebt, wird sein Stresshormonsystem aktiviert: Frühes Anzeichen einer Stressreaktion ist die erhöhte Freisetzung eines Peptids namens Corticotropin-freisetzendes Hormon (CRH) durch das limbische System. Das ist der Hirnbereich, der unsere Gefühle und damit einen Großteil unserer Entscheidungen steuert. Wird das CRH durch negative Gefühle angeregt, weil man sich beispielsweise unter Druck gesetzt oder eingeengt fühlt, beginnt die Nebennierenrinde das Stresshormon Cortisol auszuschütten. Sobald dieser Botenstoff in den Blutkreislauf gelangt, ist der Organismus darauf vorbereitet, hellwach zu sein und sich rasch auf die neue Situation einzustellen.

Außerdem wird Acetylcholin freigesetzt. Dieser Stoff regt umgehend die Ausschüttung der Stresshormone Adrenalin und Noradrenalin an. Diese »Notfall-Hormone« versetzen den Körper in erhöhte Alarmbereitschaft. Puls und Blutdruck steigen an, die Sinne sind geschärft, die Muskulatur wird besser durchblutet und die Atemkapazität erweitert. Zudem mobilisiert das Adrenalin in Muskeln und Leber gespeicherte (Depot-)Energie, also Zucker, und bringt die Fettsäureausschwemmung in Gang, sodass jetzt alle Reserven zur Verfügung stehen. Nun hat der Mensch die besten Voraussetzungen für Angriff oder Flucht. Alle Nerven- und Sinneszellen leisten ein Dauerfeuer an Übertragungsimpulsen durch Ausschüttung von sogenannten Transmitterstoffen besonders im Gehirn. Dies sind kleine schwimmende Eiweißpeptidhormone. Die wichtigsten sind Dopamin, Serotonin und eben auch Adrenalin und Noradrenalin. Die Nervenzellen bauen sie auf und bevorraten sie in Speichern. Im besten Fall sollte sich die gestaute Energie jetzt positiv entladen, etwa in körperlicher Bewegung oder einer Entspannungsreaktion.

Hört der Stress nicht auf (unangenehme oder überfordernde Arbeit), und kann der Abbau der Stresshormone nicht durch körperliche Aktivität erfolgen, verbraucht das Dauerfeuer der Nervenimpulse die Transmitterspeicher. Das Gehirn tut alles, um das System wieder ins Gleichgewicht zu bringen, und kann wahre Heißhungerattacken auslösen. Auf dem Wunschzettel stehen erst herzhaftes Eiweiß und danach Kohlenhydrate! Wurst und Käse und danach Gummibärchen und Schokolade.

Der Grund ist, dass die Bausteine der verbrauchten Neurotransmitter Eiweißmoleküle aus der Nahrung sind (Aminosäuren). So wird L-Tryptophan zum Glückshormon Serotonin und Tyrosin zum Belohnungsbotenstoff Dopamin. Traubenzucker (Glukose) regt dann die Bauchspeicheldrüse zur Produktion von Insulin an, und dieses Hormon erhöht wiederum den Tryptophan-Transport im Gehirn. So ist der Organismus durch den Verzehr von Eiweiß und anschließend Zucker oder Stärke ganz schnell in der Lage, die Serotoninmenge zu erhöhen. Die Stimmung steigt, und der Mensch fühlt sich kurzzeitig wieder fit. Das Problem: Diese Nährstoffzusammensetzung provoziert die höchsten Insulinspiegel und macht als Anti-Stress-Helfer richtig dick. Insulin füllt und verschließt die Fettzellen für über fünf Stunden. Warum, lesen Sie auf Seite 114 und 118–120.

DIE STRESSSPIRALE

Gerade bei Menschen mit einem hohen Arbeitspensum ist Stress eine Alltagsnormalität, die sich nicht so ohne weiteres ändern lässt. Wichtig ist deshalb, in einer solchen Lebenssituation angemessen mit den Belastungen umzugehen und immer wieder für Entschleunigung zu sorgen. Letzteres ist jedoch genau der Knackpunkt, warum viele erfolgreiche leistungsbereite Menschen unweigerlich einem Burnout (totaler Verbrauch der positiven Stresshormone) entgegensteuern: Während das Gehirn auf Hochtouren

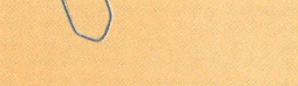

läuft, um Termine, Entscheidungen und ständig wech-
selnde Anforderungen zu
koordinieren, bleibt der
Körper die ganze Zeit vergleichsweise passiv. Das bedeutet, dass wir einerseits auf
»Fight or Flight« gepolt sind,
aber mehr oder minder be-
wegungslos am Telefon, am
Computer, im Auto oder im
Flieger verharren. Der körper-
eigene Gehirncomputer be-
findet sich also in ständiger
Alarmsituation, nur werden die
bereitgestellten Energien, Blutzucker und Blutfette nicht ver-

Soforthilfe bei Stress

Gerade für den Nomaden gilt: Verschaffen Sie sich Bewegung, und zwar
möglichst sofort nach der Stresssituation.
Das geht auch im Büro. Laufen Sie
einige Treppen oder auch auf der Stelle,
hüpfen Sie, boxen Sie in die Luft. Sie
werden sehen, dass Sie den Kopf wieder
schnell klar bekommen. Zur Kurzentlas-
tung nach dem Stressereignis können
Sie auch eine Runde um den Block
spazieren oder nach einem stressigen
Tag eine halbe Stunde zügig spazieren
gehen oder laufen.

brannt. Das ebenfalls wirksame Testosteron stimuliert zahlreiche
Rezeptoren an den Bauchfettzellen und füllt sie mächtig auf – ein
Stress-Essbauch entsteht.

Auch hinsichtlich der Stressbereitschaft lässt sich die Typolo-
gie von Nomaden und Ackerbauern anwenden. So weist der typische Nomade eine extrem hohe Stressbereitschaft (Jagd) auf, wodurch er zu fast übermenschlichen Leistungen fähig ist. Er reagiert
am besten durch Aktivität und Bewegung auf Stresssituationen.
Johann Lafer kann sich auch hier wiedererkennen. Er ist nicht nur
hinsichtlich des Stoffwechsel- und Ernährungstypus ein Nomade,
sondern auch, was seine Stressbereitschaft anbelangt. Der typische
Ackerbauer dagegen hat den Vorteil, dass beim Stressessen von
Süßem das fettmästende Insulin nicht so hoch ansteigt – sein Muskel wird schlapp durch tierische Fette aus Wurst, Schweinebraten,
Frikadelle, Käse, Sahne usw.

WENN STRESS KRANK MACHT

Ein Leben unter Dauerstress kann über Jahre sogar einigermaßen gut gehen. Allerdings kommt es schleichend zu schädlichen Veränderungen. Durch den chronischen Stress ohne Energieverbrauch herrscht im Körper ein ständiger Überschuss an Stresshormonen. Das führt zu Verstimmung, Gereiztheit und Ungeduld. Hinzu kommt das Gefühl ständigen Unausgeruhtseins und der Erschöpfung, da die Konzentration der Stresshormone im Blut nicht absinkt. Schlafstörungen stellen sich ein. Nun ist das Gehirn seiner einzigen Möglichkeit beraubt, sich zu regenerieren, was nur bei niedrigem Cortisol-Spiegel in der Nacht möglich ist. In der Folge kommt es zu Unkonzentriertheit und Merkfähigkeitsstörungen. Auf Dauer entstehen im Körper zellschädigende freie Radikale, die die Funktionen des Gehirns, der Gefäße und des Energiesystems (Mitochondrien) beeinträchtigen. In den Zellen selbst kommt es zu molekularen Veränderungen, die Entzündungen auslösen und Abbauvorgänge im Körper verstärken. Heute weiß man, dass anhaltender Stress die Chromosomenenden, die sogenannten

Das Burnout-Syndrom

Mit dem Begriff Burnout wird eine besonders ausgeprägte Erschöpfung bezeichnet. Dabei handelt es sich um einen Prozess, der in verschiedenen Phasen verläuft. Es gibt allerdings keinen typischen Verlauf. Was wohl auf viele Betroffene zutrifft und ihre enorme Leistungsbereitschaft widerspiegelt, ist der Satz: »Wer ausgebrannt ist, muss einmal gebrannt haben.« Überzogene Erwartungen an sich selbst, Überlastungen und auch Frustration können erschöpfen. Ein Burnout hat viele Gesichter: Erschöpfung und Niedergeschlagenheit, Schlafstörungen, Schwindelgefühle, Kopfschmerzen und/oder Magenbeschwerden. Die Betroffenen haben das Gefühl, keinen Einfluss mehr auf ihre Umwelt zu haben, und ziehen sich selbst von Partnern und Freunden zurück. Der wichtigste erste Schritt ist, die Überlastung als negativen Lebenszustand zu erkennen. Erst die Erkenntnis, den Bogen überspannt zu haben, macht einen Abbau und Neustart möglich. Dieses fällt Erfolgsmenschen aber besonders schwer. Manchmal führen erst schwere körperliche Erschöpfungssymptome zur Einsicht.

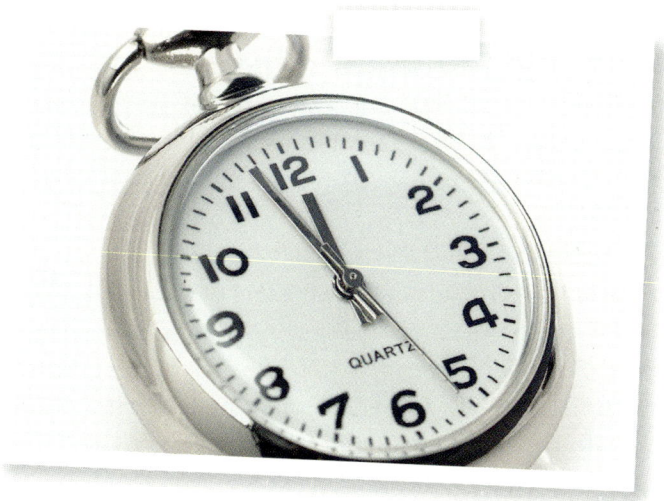

Telomere schädigt, was den Alterungsprozess beschleunigt. Menschen unter chronischem Stress sind deshalb anfälliger für Erkrankungen des Herz-Kreislauf- und des Immunsystems.

SO MACHT DAUERSTRESS DICK

Dauerstress hat eine Menge unangenehmer Folgen. Besonders heimtückisch, weil schleichend, ist die unweigerliche Gewichtszunahme. Allein die Kombination ungünstiger Ernährungsweise mit Bewegungsarmut im Alltag ist fatal. Kommt als Dauerbegleiter noch Stress dazu, potenziert sich die Wirkung gewissermaßen. Auf diese Weise wird systematisch dafür gesorgt, dass das unter gesunden Rahmenbedingungen gut austarierte Stoffwechselgleichgewicht völlig aus den Fugen gerät. Es passiert Folgendes:

Normalerweise sind die Muskeln dafür zuständig, die mit der Nahrung aufgenommene Energie oder das Speicherfett im Körper zu verbrauchen. Wenn wir nun die meiste Zeit des Tages sitzen oder stehen, nehmen die Muskeln zu Beginn einer Stressphase noch Zucker und Fette auf. Ihre Speicherkapazität ist jedoch eingeschränkt, da sie entweder noch gut gefüllt oder grundsätzlich kaum darauf getrimmt sind, Kalorien zu verbrauchen. So kommt es auf Dauer durch das ständige Überangebot an Nährstoffen zu einer Überhitzung der Energiekraftwerke in den Muskelzellen (Mitochondrien). Es entsteht oxidativer Stress: Freie Radikale stören die Zellen, es kommt zum Leistungsknick.

Wie sich der Körper zu schützen versucht

Um sich vor diesem Zerstörungsakt zu retten, blockieren die Muskelzellen ihre Schließmechanismen zur Nährstoffaufnahme und machen dicht. Der Körper versucht, sich zu schützen. Dazu muss man wissen, dass das Hormon Insulin normalerweise dafür zuständig ist, die Nährstoffe auf alle Körperzellen zu verteilen. So

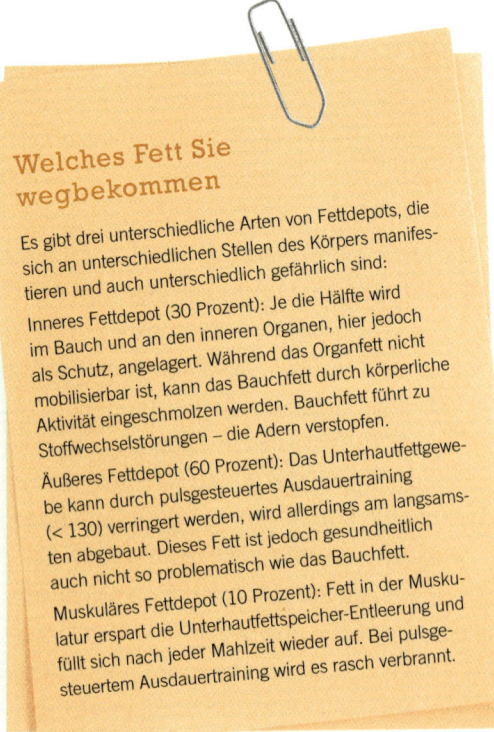

Welches Fett Sie wegbekommen

Es gibt drei unterschiedliche Arten von Fettdepots, die sich an unterschiedlichen Stellen des Körpers manifestieren und auch unterschiedlich gefährlich sind:

Inneres Fettdepot (30 Prozent): Je die Hälfte wird im Bauch und an den inneren Organen, hier jedoch als Schutz, angelagert. Während das Organfett nicht mobilisierbar ist, kann das Bauchfett durch körperliche Aktivität eingeschmolzen werden. Bauchfett führt zu Stoffwechselstörungen – die Adern verstopfen.

Äußeres Fettdepot (60 Prozent): Das Unterhautfettgewebe kann durch pulsgesteuertes Ausdauertraining (< 130) verringert werden, wird allerdings am langsamsten abgebaut. Dieses Fett ist jedoch gesundheitlich auch nicht so problematisch wie das Bauchfett.

Muskuläres Fettdepot (10 Prozent): Fett in der Muskulatur erspart die Unterhautfettspeicher-Entleerung und füllt sich nach jeder Mahlzeit wieder auf. Bei pulsgesteuertem Ausdauertraining wird es rasch verbrannt.

sinkt der Blutzuckerspiegel (Glukose) nach einer Mahlzeit wieder auf sein normales Maß. Dazu besitzen Muskel-, Leber- und Fettzellen auf ihrer Außenschicht (Membran) sogenannte Rezeptoren. Diese kann man sich vorstellen wie Schlösser, die nur durch einen bestimmten Schlüssel geöffnet werden können. Dieser Schlüssel wiederum ist das in der Bauchspeicheldrüse hergestellte Insulin. So gelangen Zucker (aus Kohlenhydraten), Aminosäuren (aus Eiweiß) und Fettsäuren (aus Fetten) aus der Nahrung in die Zelle, um dort zur Energiegewinnung für körperliche Aktivitäten oder als Baustoff für neue Zellen verwendet werden zu können.

Bei Dauerstress passiert Folgendes: Die Muskelzellen fahren ihre Rezeptoren ein, und bei den nächsten Mahlzeiten kommt es zu einem Zuckerrückstau im Blut. Wenn die Zuckermoleküle nun weiter im Blut kreisen und nicht in die Muskelzellen eingebracht werden können, nennt man es Insulinresistenz. Zur Beseitigung des Staus versucht der Körper nun, mit Gewalt die Nährstoffe in die Zelle zu bringen. Die Bauchspeicheldrüse erhöht dazu die Insulinproduktion um ein Vielfaches, um wenigstens einen Teil des Zuckers im Blut in die Muskelzellen zu zwingen. Was dann nicht mehr hineingeht, wird zusammen mit den Fettsäuren im Fettgewebe gespeichert, das hochempfindlich auf die Insulinfüllung reagiert. Was dann entsteht, ist nichts anderes als eine Fettmast bei Dauerstress.

Dick, dicker, am dicksten

Doch nicht nur das Fettgewebe bläht sich unter Stress auf. Da unser Körper seit Urzeiten auf Sparen eingerichtet ist, haben unsere Fettzellen eine für den Urmenschen praktische, für den modernen Menschen hingegen verhängnisvolle Eigenschaft: Sie können sich bis auf das 200-fache vergrößern. Sind sie voll, werden einfach neue gebildet. Tatsächlich ist das Fettgewebe das zweitgrößte Körperorgan des Menschen. Heute weiß man außerdem, dass es keineswegs nur als Depot für überschüssige Kalorien dient, son-

dern selbst stoffwechsel- und hormonaktiv ist und über Botenstoffe mit dem Gehirn kommuniziert. Je mehr Fettgewebe sich
in einem Körper ansammelt, desto höher die Konzentration an
krank machenden Hormonen und Entzündungsstoffen (Interleu-
kine, Tumornekrosefaktor Alpha, Leptin, Östrogen, Gerinnungs-
faktor PAI 1).

Doch noch ein weiteres lebenswichtiges Organ beginnt, bei zu
viel Körperfett Schaden zu nehmen. Die im Blut zirkulierenden
Energiesubstrate aus Zucker und Fett, die in den Muskeln ja keinen Abnehmer mehr finden, beginnen die Leber, unsere chemi-
sche Fabrik im Bauch, zu schädigen. Die Leber ist grundsätzlich
in der Lage, relativ viel Fett und Zucker aufzunehmen, sie in Fettsäuren (Triglyzeride) umzubauen und als Tröpfchen einzulagern;
durch ein Übermaß an Zucker, Fett und Insulin im Blut kommt es
zu einer starken Leberverfettung mit einem Aufnahmestau, Triglyzeride und Gesamtcholesterin im Blut erhöhen sich, das gefäß-
schützende HDL-Cholesterin sinkt – die Adern verfetten.

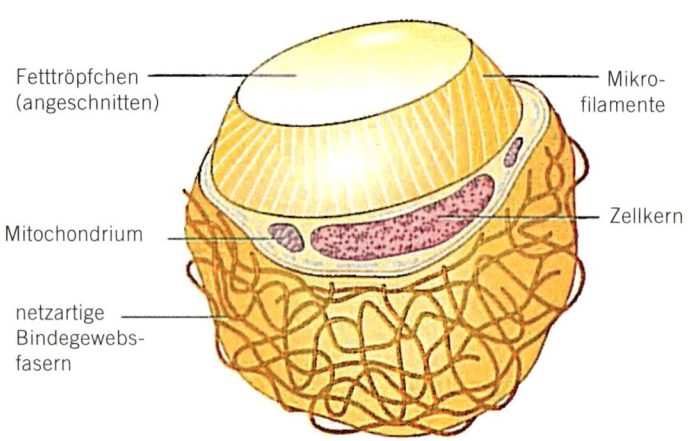

Fetttröpfchen (angeschnitten)

Mikro-filamente

Mitochondrium

Zellkern

netzartige Bindegewebs-fasern

Das netzartige, elastische Bindegewebe *der Fettzelle sorgt dafür, dass sie sich um das 200-fache vergrößern kann.*

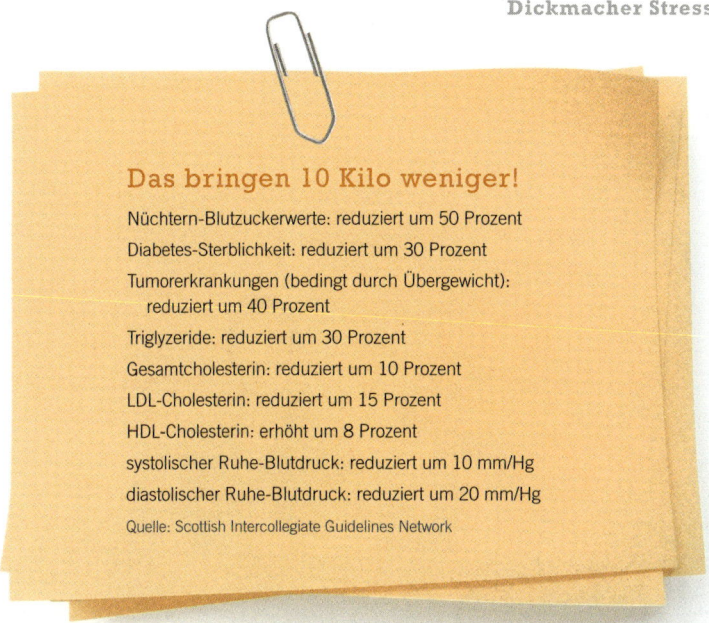

Das bringen 10 Kilo weniger!

Nüchtern-Blutzuckerwerte: reduziert um 50 Prozent

Diabetes-Sterblichkeit: reduziert um 30 Prozent

Tumorerkrankungen (bedingt durch Übergewicht):
    reduziert um 40 Prozent

Triglyzeride: reduziert um 30 Prozent

Gesamtcholesterin: reduziert um 10 Prozent

LDL-Cholesterin: reduziert um 15 Prozent

HDL-Cholesterin: erhöht um 8 Prozent

systolischer Ruhe-Blutdruck: reduziert um 10 mm/Hg

diastolischer Ruhe-Blutdruck: reduziert um 20 mm/Hg

Quelle: Scottish Intercollegiate Guidelines Network

Durch den steigenden Insulin-Stress wird die Leber dazu angeregt, unter Hochdruck zu arbeiten. Das führt im schlimmsten Fall – und wenn nicht durch eine Ernährungsumstellung und Aktivität gegengesteuert wird – zur Fettleberentzündung und zur weiteren Insulinresistenz. Das bedeutet, dass die Leber keine Nährstoffe mehr aufnehmen kann, da sonst der gleiche Zellschaden droht wie beim Muskel. Der Überlaufspeicher ist in diesem Fall das Bauchfett. Schließlich können die Bauchfettzellen das Fett auch nicht mehr halten. Das blockierende Insulin gibt nach kurzer Zeit die Bauchfettzellen wieder frei, und die Fettsäuren ergießen sich ins Blut. Diese in Nomadenzeiten günstige Energiebereitstellung für das Zurücklegen langer Strecken auch im Hungerzustand wird dem Sitzmenschen zum Verhängnis. Gefäßverschlüsse sind die Ursache für Herzinfarkt, Schlaganfall und die Schaufensterkrankheit, eine schmerzhafte Verstopfung der Beinvenen.

Wer abnehmen will, muss nicht hungern, wenn er weiß, wie der Körper und sein Stoffwechsel funktionieren. Die Insulin-

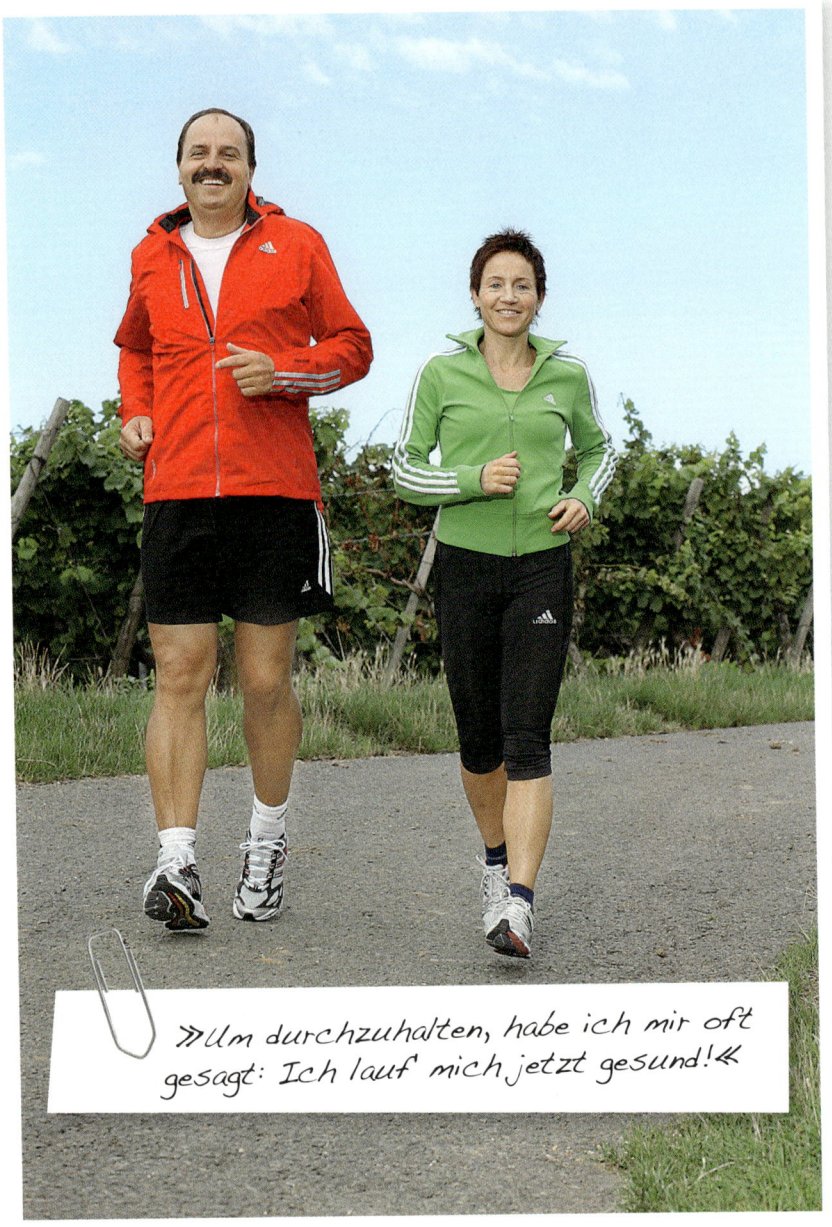

»Um durchzuhalten, habe ich mir oft gesagt: Ich lauf mich jetzt gesund!«

Trennkost, mit der auch Johann Lafer erfolgreich abgenommen hat, ist genau auf diese Mechanismen abgestimmt und daher auch so wirkungsvoll. Der zweite Grund dafür ist sicher auch, dass niemand bei dieser typgerechten Ernährungsweise hungern muss.

Es geht voran!

Im Juni hat Johann Lafer sechs Kilo abgenommen und sein Bauchumfang hat sich um 9 cm reduziert. Auch seine Blutwerte haben sich verbessert:

Blutfettwert (Triglyzeride)	63 mg/dl
HDL-Cholesterin	74 mg/dl
Gesamtcholesterin	269 mg/dl

Gewicht: **100 kg**

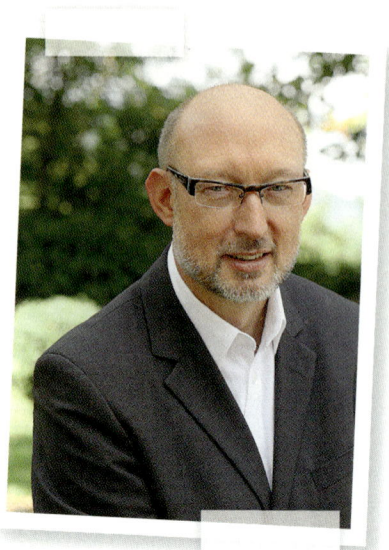

»Das Ernährungs-
konzept von Dr.
Pape für den
Nomadentyp
leuchtete mir
sofort ein.«

Bevor es losgeht

Das Problem am Dicksein ist, dass man längst die Kontrolle über seinen Körper verloren hat. Johann Lafer beschreibt das sehr authentisch, wenn er von seinen gescheiterten Diätversuchen erzählte. Er spürte schon lange, dass es ihm nicht gutging. Dabei ist der Bauch nur das Symptom, das unübersehbar ist.

Aus meiner ärztlichen Praxis weiß ich auch, dass Angst ein denkbar schlechter Motivator ist, um endlich sein Leben zu ändern. Wir Menschen neigen dazu, zu verdrängen, solange die Gefahr nicht unmittelbar vor der Tür steht. Gerade deshalb ist es mir wichtig, zu zeigen, wie riskant Übergewicht ist. Das Ass hat jeder von Ihnen im Ärmel – genauso wie Johann Lafer: Eine Änderung der Ernährungsgewohnheiten und mehr Aktivität, verbunden mit mehr Entlastung und ausreichend Schlaf, helfen die gefährliche Schraube zu lockern – und Ihrer Stoffwechselgenetik ein Schnippchen zu schlagen. Denn: Kein Mensch muss wegen Fehlernährung, zu wenig Bewegung und zu viel Stress krank werden. Vergessen Sie dazu alle Hungerkuren und Diäten. Johann Lafer macht es vor: mit Geduld, einer alltagstauglichen Ernährungsweise und Bewegung.

VON ÄPFELN UND BIRNEN

Als klassischer Nomadentyp nahm Johann Lafer vor allem um den Bauch herum zu. In der Medizin spricht man bei dieser Fettverteilung von der Apfelform. Sie gilt als gesundheitlich riskanter als die Fettpolster an Oberschenkeln und Gesäß (Birnenform). In der Regel ist für diese Art der Fettverteilung das Geschlecht verantwortlich. So sorgen bei Männern die Botenstoffe Insulin, Cortisol und Testosteron für eine Gewichtszunahme am Bauch (Apfeltyp), Leptin und Östrogen bei Frauen zu Fettpolstern an Po und Oberschenkeln. Besonders Menschen vom Stoffwechseltyp des Nomaden neigen zum Fettverteilungsmuster vom Apfeltyp. Dessen Fettzellen lassen sich durch Insulin nur für ein bis zwei Stunden blockieren. Da ihr Fett ursprünglich gerade in Hungerzeiten

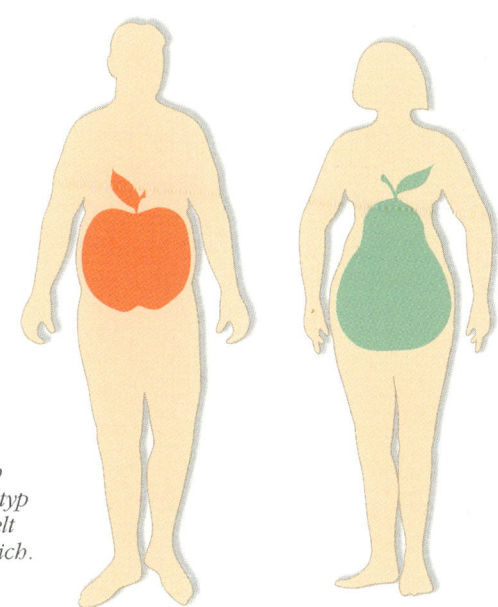

Illustration: *Wenn sich das Fett wie beim Apfeltyp im Bauchraum sammelt ist es besonders gefährlich.*

der Ausdauerbewegung bei Jagd, Kampf oder Flucht diente, ist es leicht mobilisierbar. Das heißt, Bauchtypen nehmen bei einer veränderten Ernährungsweise und mehr Bewegung gut ab.

Die typische Fettverteilung bei der Frau hat ebenfalls einen sinnvollen biologischen Hintergrund: Ihre Fettreserven dienen als Schwangerschafts- und Stillreserven, die sich ihrer Aufgabe entsprechend nur über viele Monate aufbrauchen dürfen. Deshalb ist das im Unterhautgewebe gelagerte Fett nicht so leicht mobilisierbar, aber im Gegensatz zu dem Depotfett im Bauchraum nicht so gesundheitsschädlich. Diese Fettzellen nehmen enorme Mengen Fett und Zucker aus der Blutbahn auf und werden dann vom Insulin sehr lange blockiert – über fünf Stunden. Birnentypen, die mit der Zeit auch im Bauchraum Fett speichern und so zum Mischtyp werden, unterliegen demselben Gesundheitsrisiko wie Apfeltypen. Dies ist bei vielen Frauen nach den Wechseljahren der Fall. Selbstverständlich profitieren auch Birnen- sowie Mischtypen von einer typgerechten Ernährungsweise!

Bevor Sie nun voller Optimismus Ihre Ernährungsweise umstellen und Sport treiben, sollten Sie sich einen genauen Überblick über Ihren Status quo verschaffen. Dazu benötigen Sie zwei verschiedene Messergebnisse:

- Ihren Bauchumfang
- Ihren BMI

Diese Werte dienen nicht nur der Kontrolle über Ihre Fortschritte in den nächsten Monaten, sondern auch als Grundlage für das Ernährungsprogramm.

DEN BAUCHUMFANG MESSEN

Übergewicht ist messbar. Allerdings haben sich mit der Adipositas-Forschung auch die Methoden verändert. Aussagefähiger als das Normalgewicht (Größe minus 100) ist der Taillen- bzw. Bauchumfang. Um ihn zu ermitteln, brauchen Sie nichts weiter als ein Maßband.

• Messen Sie Ihren Bauchumfang im Stehen und mit freiem Oberkörper.

• Legen Sie das Maßband in der Mitte zwischen dem unteren Rippenbogen und dem Beckenkamm an der dicksten Stelle der oberen Bauchhälfte an. Orientieren Sie sich nicht am Bauchnabel, der liegt bei manchen Menschen etwas weiter unten. Ein dicker Unterbauch besonders bei Frauen beruht auf Unterhautfettgewebe.

• Atmen Sie leicht aus, und lesen Sie erst dann den Bauchumfang auf dem Maßband ab.

Die Messung des Bauchumfanges gilt als einfachste und genauste Methode, um festzustellen, ob Ihr Übergewicht eventuell riskant ist. Bei Männern liegt die Sicherheitsgrenze bei 94 cm, bei Frauen bei 80 cm. Diese Maße gelten für jeden – egal, ob klein oder groß –, da sich der Umfang allein aus dem an den inneren Organen und in den Dünndarmschlingen angelagerten Bauchfett errechnet.

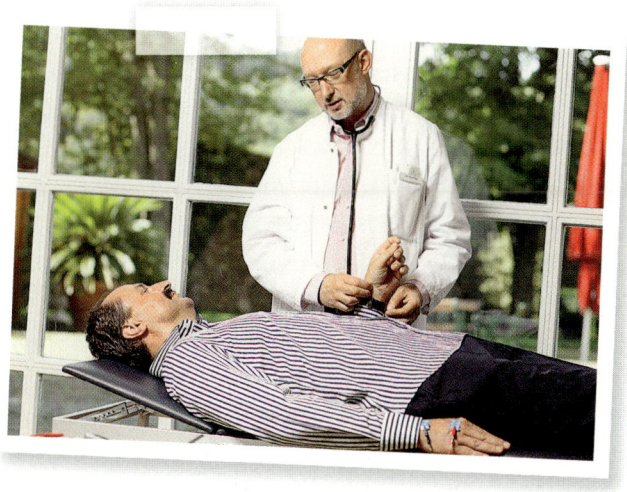

Durch die Bioimpedanzanalyse *wurde bei Johann Lafer eine fettfreie Körpermasse von 74 kg und eine Fettmasse von 31,9 kg ermittelt, bei einem Gesamtgewicht von 105,9 kg.*

Frauen zwischen 15 und 49 Jahren mit einem regelmäßigen Menstruationszyklus sollten für ein genaues Messergebnis in ihrer ersten Zyklushälfte messen. Gerade vor dem Eisprung leiden viele Frauen an Flüssigkeitseinlagerungen im Körper.

SO MESSEN SIE IHREN BMI

Mit einem Taschenrechner und folgender Formel können Sie Ihren BMI ganz leicht berechnen:

BMI = **Körpergewicht** (in kg) geteilt durch **Körpergröße** (in m) im **Quadrat**
Beispiel 1: Ein Mann wiegt 80 kg und ist 1,80 m groß
BMI = 80 : 1,80 x 1,80 = 24,69 BMI
Beispiel 2: Eine Frau wiegt 70 kg und ist 1,70 m groß
BMI = 70 : 1,70 x 1,70 = 24,22 BMI

Der BMI ist allerdings nur ein sehr grobes Orientierungsmaß, weil er durch die Formel »Gewicht : Größe im Quadrat« nichts darüber aussagt, ob ein hoher BMI durch Muskelmasse hervorgerufen wird oder durch Fettmasse. Das spielt bei der Ernährung insofern eine Rolle, dass ein (schwerer) muskulöser Mensch täglich mehr Kohlenhydrate essen kann als ein Mensch mit viel Körperfett. Trotzdem dient Ihnen Ihr BMI als Richtschnur, wenn Sie sich mithilfe dieses Buches nach der Insulin-Trennkost ernähren möchten. Schließlich benötigen Sie den BMI, um Ihren ungefähren Bedarf an Kohlenhydraten auszurechnen *(siehe Seite 103)*.

Genauen Aufschluss über die Verteilung von Muskeln und Fett gibt nur eine Bioimpedanzmessung. Sie wird in vielen Arztpraxen (z. B. in InsuLean-Praxen, www.insulean.de) durchgeführt, aber auch in Fitnessstudios (Liegendmessung). Bei leicht übergewichtigen Menschen tut es auch eine Körperfettwaage. Sie messen allerdings nicht immer sehr genau. Versuchen Sie immer, zu denselben Bedingungen zu messen (Tageszeit, Zyklus, nüchtern usw.).

SICH ÄNDERN. WIE GEHT DAS?
VON PROF. MANFRED SPITZER

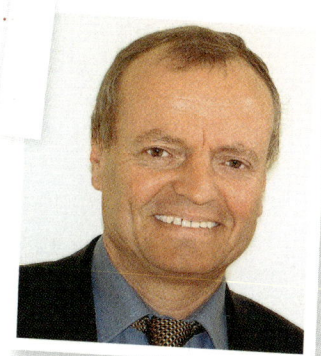

Hand aufs Herz: wer hätte nicht schon einmal versucht, sich zu ändern, weil er irgendetwas an sich nicht mag? Man wäre gerne sportlich und schlank, würde auch gerne joggen gehen und weniger Süßes essen. Aber wenn dann die Praline auf dem Teller liegt und der Regen ans Fenster klatscht, sind alle guten Vorsätze wieder dahin. Daher gleich als Erstes: Vorsätze sind zwar gut. Aber sie allein genügen nicht.

Sich ändern heißt: umlernen. Und fürs Lernen reicht die gute Einsicht weder in der Schule noch im Leben. Man kann heute viele gute Einsichten haben und sie morgen wieder vergessen haben. Was haben sie bewirkt? – Nichts!

Lernprozesse laufen in unserem Gehirn immer nach dem gleichen Muster ab: Informationen werden verarbeitet, elektrische Impulse laufen von einer Nervenzelle zur anderen, und dadurch ändern sich die Verbindungen zwischen genau diesen Nervenzellen. Sie werden stärker. Der Gebrauch unseres Gehirns hinterlässt also Spuren. Anders als beim guten Porzellan, bei dem wir nicht wollen, dass Gebrauchsspuren entstehen, ist es die Aufgabe des Gehirns, solche Gebrauchsspuren zu entwickeln. Denn entlang dieser Spuren laufen die Nervenimpulse dann vollautomatisch. So lernen wir Laufen und Sprechen, uns zu benehmen und Rechnen und vieles mehr, eben auch unsere Gewohnheiten. Sie sind letztlich nichts als Gebrauchsspuren in unserem Gehirn, Trampelpfade, von Nervenimpulsen hinterlassen, auf denen ebendiese Impulse mit Leichtigkeit dahinsausen und unser Verhalten steuern. Natürlich können wir auch von »Automatik« auf »manuelle Steuerung« umschalten. Aber das ist jedes Mal mit Aufwand verbunden, mit Willenskraft und Anstrengung.

Wie ändert man eingetretene Pfade? – Indem man neue Wege geht, immer wieder. Dies ist die wichtigste Botschaft der Gehirnforschung!

Wir wissen, dass sich unser Gehirn dauernd ändert – durch seinen Gebrauch. Wollen wir also unsere Gewohnheiten ändern, dann ist es mit einem einfachen »Kommando« nicht getan. Wir müssen die Änderung leben und sie vollziehen, so oft es geht.

Und wie geht das? – Hier ist wichtig, sich gut zu kennen: seine Schwächen und Ausflüchte, aber auch seine Vorlieben und Stärken. Wenn ich also weiß, dass ich mich im Winter sowieso nicht zum Joggen aufraffen kann, dann versuche ich es erst gar nicht, sondern gehe schwimmen. Und wenn mir das Wasser zu kalt ist, suche ich mir ein Thermalbad. Und wenn ich morgens um halb elf immer Hunger bekomme, dann gewöhne ich mir an, zum Frühstück Vollkornbrot oder Müsli zu essen. Interessanterweise wissen viele Menschen recht viel über Nahrungsmittel und ihre Verdauung; und wer ins Fitnessstudio geht, der weiß, welche Übung er mit wie viel Prozent Belastung wie oft machen muss. Über geistige Nahrung und Lernen dagegen, wie oft man mit welcher Motivation was genau machen muss, um sich zu ändern, wissen die Wenigsten gut Bescheid! Deswegen klappt das Umlernen auch oft so schlecht.

Aber warum tun wir überhaupt Dinge, die wir eigentlich nicht wollen? Gibt es in uns wirklich zwei Seelen: den inneren Schweinehund und den vernünftigen Menschen? Müssen wir dauernd ein schlechtes Gewissen haben, weil der Schweinehund so oft gewinnt? – Nein! Wieder hat uns die Gehirnforschung ein gutes Stück weitergebracht im Verständnis unserer selbst. Unser Gehirn ist gar nicht die rationale Informationsverarbeitungsmaschine, für die wir es halten. Es ist vielmehr das Ergebnis der Evolution, hat sich also über Jahrmillionen entwickelt, um eines zu sichern: unser Überleben. Und genau deshalb passt es zuweilen nicht mehr gut in unsere Zeit.

Wer etwa vor 100 000 Jahren auf dem Weg zur Wasserstelle war und reife Beeren gesehen hat, der tat gut daran, seinen Durst aufzuschieben und die Beeren zu essen. Er stellt also seine langfristigen Ziele zurück und ändert sein Verhalten kurzfristig, weil es die Umgebung gerade nahelegte. Und genau deswegen naschen wir heute auf dem Weg ins Büro! Da sind keine zwei Seelen in uns, sondern ein Programm, das uns flexibel macht, trotz langfristiger Ziele. Weil aber heute Schokolade überall vorhanden ist, kann uns dieses Programm in die Quere kommen. Oder anders: Wer früher unflexibel war, hat nicht überlebt. Und genau diese Eigenschaft kann heute bedeuten, dass wir ungesünder leben.

Was also tun? Zunächst kann man die Gelegenheiten ändern. Sich also selbst überlisten, indem man keine Schokolade zu Hause hat. Dann muss man aufstehen und rausgehen, wann immer man Heißhunger auf Schokolade hat, und hat die Chance, dass man sich beim Spaziergang zum Konditor an der frischen Luft plötzlich so gut fühlt, dass man gar keine Schokolade mehr möchte. Zum zweiten kann man kleine Belohnungen einführen, die einen immer wieder den gewünschten Trampelpfad einschlagen lassen, auch wenn er noch gar nicht gut ausgetreten ist. Nach der Joggingrunde am Morgen bereite ich mir ein ganz gepflegtes Frühstück – das macht das Läufchen vielleicht leichter! Man verschiebt damit ganz bewusst seine (Hemm-)Schwellen und seine Motive. Aber nicht, weil damit schon alles gelaufen wäre, sondern weil man es nur so schafft, sich langfristig wirklich zu ändern.

Viele Menschen schaffen dies nicht alleine. Daher gibt es Fitnesstrainer, Diätberater, persönliche Coaches, Psychotherapeuten und viele andere, die sich mit Veränderungsprozessen – entweder ganz allgemeinen oder ganz speziellen – auskennen. Sie wissen aber auch, dass ihr Wissen allein nicht ausreicht. Es sind vielmehr ihr Kontakt zur Person, ihre ganz persönliche Bindung und Wertschätzung, ihre positive Ausstrahlung und ihr Optimismus, was letztlich über den Erfolg, also die bleibende Veränderung, entscheidet. Diese Funktion kann auch ein guter Freund haben, sofern man selbst (oder der Freund) das notwendige Wissen hat. Weil wir Menschen Gemeinschaftswesen sind und weil uns allen letztlich nichts wichtiger ist als andere Menschen, ist es also gut, wenn Veränderungen sich nicht im stillen Kämmerlein, sondern in der Gemeinschaft vollziehen. Es geht dann leichter, wie nicht nur die Weight-Watchers und die Anonymen Alkoholiker wissen, sondern all die anderen auch, die in einer Gemeinschaft etwas tun, was sie weiterbringt. Sie ändern damit nicht nur sich, sondern helfen zugleich den anderen und bekommen Hilfe, wenn sie welche brauchen.

Wenn Sie sich also ändern wollen, *tun* Sie's! Gemeinsam.

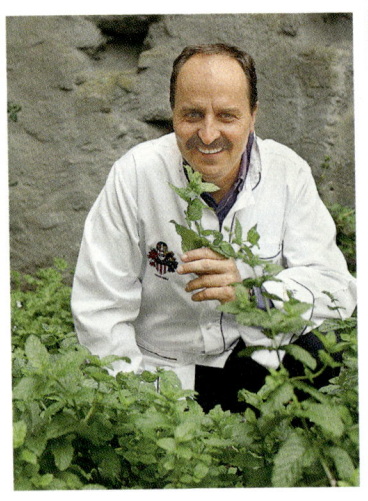
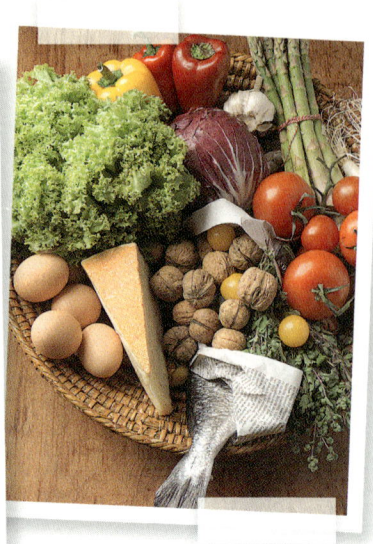

Genießen, essen und abnehmen

Die einfachste Regel, um sicher abzunehmen, lautet: gut und richtig essen und sich mehr bewegen! Das reicht aus, um nie wieder sinnlose Diäten zu machen, nie mehr in die Abteilung für Übergrößen geschickt zu werden und nie mehr Frust zu schieben, weil man seinen Körper nicht mehr im Griff hat.

Johann Lafer hat es vorgemacht und trotz eines stressreichen Alltags und der ständigen kulinarischen Verführungen geschafft – und das, ohne sich zu quälen oder zu kasteien. Packen auch Sie es an! Mit der richtigen Vorbereitung, einer langfristigen Ernährungsumstellung – die mit den Rezepten aus der Laferschen Meisterküche mehr als leichtfallen dürfte! *(ab Seite 146)* – und einem ganz entspannten Sportprogramm schaffen Sie es, Ihrem Wunschgewicht langsam aber sicher näherzukommen. So bleiben Sie gesund, haben weiter Spaß am Leben, am Essen und am Trinken und werden sich großartig fühlen.

DIE WICHTIGSTEN NÄHRSTOFFE

Unser Körper benötigt zur Erhaltung, zum Aufbau und für die Funktionsfähigkeit seiner rund 70 Billionen Körperzellen mehr als 70 sogenannte Makro- und Mikronährstoffe. Jede Zelle hat dabei ihren eigenen Stoffwechsel, für den sie eine ganze Reihe von Vital-, Energie- und Baustoffen braucht. Gut 60 Prozent ihrer Gesamtenergie benötigt eine einzelne Zelle allein für den Betrieb ihrer Pumpensysteme in der Außenhaut (Zellmembran), wodurch Nährstoffe ein- und Abfallstoffe ausgeschleust werden. Besteht Nachschubbedarf, schickt die Zelle eine entsprechende Meldung ans Gehirn, worauf dieses ein Hunger- oder ein Durstgefühl auslöst. Wird es befriedigt, fühlen wir uns satt – und wenn es geschmeckt hat, zufrieden.

Unsere Stoffwechselabläufe sind dabei eng an einen Biorhythmus gebunden, der durch Botenstoffe (Hormone) gesteuert wird.

Um unseren Körper mit Energie für alle Wachstums- und Erneuerungsprozesse zu versorgen, braucht er bestimmte Nährstoffe. Das sind erstaunlich wenige – in Anbetracht der vielfältigen Stoffwechselreaktionen: Sie heißen Kohlenhydrat, Fett und Eiweiß. Vitamine, Mineralstoffe und Spurenelemente sind zusätzliche wichtige Mittler- oder Hilfssubstanzen, damit die Energiegewinnung überhaupt ablaufen kann.

KOHLENHYDRATE: ENERGIE PUR

Sie sind die wichtigsten Energieträger. Kohlenhydrate bestehen aus Zuckermolekülen: Es gibt Einfachzucker (z. B. Trauben- und Fruchtzucker), Zweifachzucker (z. B. Milch- und Malzzucker, Rohr- und Rübenzucker, Kristall- oder Haushaltszucker) und Mehrfachzucker, die sogenannten komplexen Kohlenhydrate (z. B. in Stärke oder Ballaststoffen aus Kartoffeln, Mais oder Getreide).

Aus Kohlenhydraten bildet der Körper Glukose. Das ist der Zucker, mit dem die meisten Zellen gefüttert werden. Gehirn, Muskeln und Nerven brauchen Glukose als Brennstoff. Entsteht ein

Glukosemangel, spüren Sie die Unterzuckerung an Konzentrationsschwäche, Leistungsabfall und Müdigkeit. Das Gehirn gibt dann das Signal in Form von Appetit nach Glukose und schüttet nach erfolgter Aufnahme das Hormon Insulin aus, den »Türöffner« für die Zellen.

Wichtig zu wissen: Für die Versorgung des Gehirns und anderer Organe muss der Körper täglich zwischen 100 und 140 g Traubenzucker (Glukose) aus der Nahrung gewinnen.

Sattmacher statt Dickmacher

Doch nicht alle Kohlenhydrate wirken sich gleich auf den Blutzucker aus. Je schneller ein Kohlenhydrat zu Glukosemolekülen verdaut wird, wie das bei den ein- und zweikettigen Kohlenhydraten der Fall ist, aber eben auch bei Stärke (Ketten mit 20 000 Traubenzuckermolekülen), desto schneller und höher steigt der Blutzuckerspiegel, und Sie bekommen schon kurz nach dem Essen wieder Hunger. Für Kohlenhydrate, die nicht mechanisch (gemahlen zu Mehl) oder durch Hitze (Kochen, Backen) in ihrer natürlichen Vorkommensweise verändert sind, braucht die Leber viel länger, um sie in Glukose umzuwandeln. Das Sättigungsgefühl hält an, der Blutzuckerspiegel bleibt niedrig, und die Insulinantwort fällt entsprechend schwach aus. Enthalten sind diese ge-

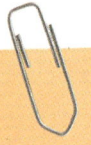

Energiebedarf: Abhängig von der Tageszeit

Als tagaktive Wesen benötigen wir Menschen zur Bewältigung unserer Alltagsaufgaben und zur Versorgung unserer Strukturen mit Energie tagsüber vor allem Kohlenhydrate. Nachts hingegen finden Reparatur- und Erneuerungsarbeiten im Körper statt, allerdings nur, wenn wir schlafen. Für diese Arbeiten, die durch das sogenannte Wachstumshormon gesteuert werden, verbrennt der Körper Fett – allerdings nur dann, wenn wir ihn abends nicht mit Kohlenhydraten füttern, sondern ihn mit ausreichend Eiweiß versorgen.

!	So viele Kohlenhydrate benötigt Ihr Körper entsprechend dem BMI jeweils zum Frühstück und Mittagessen.		
Kohlenhydrat-portion für ...	Frauen mit einem BMI bis 30	Frauen mit einem BMI über 30	
		Männer mit einem BMI bis 30	Männer mit einem BMI über 30
Kohlenhydrate	75 g	100 g	125 g

sunden Energieträger in Vollkornprodukten wie Müsli, Haferflocken, Brot aus ganzen Körnern, zum Teil in Rohkost, in Salaten, Getreide und Gemüse.

Weiterer Vorteil dieser Lebensmittel: In ihren Zellwänden stecken Ballaststoffe, die für unser Immunsystem im Darm sorgen und ihn zu verstärkter Tätigkeit anregen. Außerdem helfen sie dabei, den Cholesterinspiegel zu regulieren, das ungesunde LDL-Cholesterin aus dem Körper zu befördern und die Insulinproduktion in Schach zu halten. Reich an Ballaststoffen sind Beerenfrüchte und Kohl, Hülsenfrüchte und Trockenobst.

Mit der Insulin-Trennkost nehmen Sie jeden Tag ungefähr 1800 kcal zu sich (davon etwa 50 Prozent Kohlenhydrate, 30 Prozent Fette, 20 Prozent Eiweiß). Alle Rezepte, die Johann Lafer für dieses Buch kreiert hat, sind auf einen täglichen Kohlenhydrate-Bedarf von ungefähr 100 g pro Frühstück beziehungsweise Mittagessen berechnet. Gehen Sie nach Ihrem eigenen Bedarf, und nehmen Sie dann die Tabellen *(Seite 115–116 und Seite 121–122)* zu Hilfe.

»Ein Gramm Kohlenhydrate entspricht 4,1 Kalorien.
Tagesration: 4,4–5,5 g* pro kg Körpergewicht!«
*abhängig vom Energieverbrauch/Grundumsatz

So berechnen Sie Ihren Grundumsatz

Wenn Sie wissen möchten, wie viel Energie Sie täglich brauchen, um erfolgreich abzunehmen, müssen Sie Ihren Grundumsatz kennen. Darunter versteht man die Menge an Kalorien, die Ihr Körper für Herzschlag, Körpertemperatur, Verdauung, Atmen oder Schlafen benötigt. Der Grundumsatz ist außerdem abhängig von Ihrem Geschlecht, Ihrem Alter und Ihrem Körpergewicht. Die Formel lautet:

1 Kilokalorie pro Kilo Gewicht und Stunde plus Ihr Physical Activity Level

Mit diesem Begriff bezeichnet man den Energiebedarf für alle Alltagsbewegungen im Haushalt oder bei der Arbeit. Er beträgt bei der Frau 20 Prozent des Grundumsatzes, beim Mann 30 Prozent. Sport zählt extra!

Beispiele: Ein Mann, der 80 Kilo wiegt, hat danach einen Grundumsatz von

80 x 24 = 1920 Kalorien plus 576 = 2496 Kalorien = Tagesenergiebedarf

Eine Frau, die 70 Kilo wiegt, hat einen Grundumsatz von 70 x 24 x 0,9 (mit diesem Wert muss immer multipliziert werden, da die Frau weniger Muskelmasse hat; oder Sie ziehen 10 Prozent ab) = 1512 Kalorien plus 302,40 = 1814,40 Kalorien = Tagesenergiebedarf

Für Ihren individuellen Kalorienbedarf orientieren Sie sich an dem Zwischenergebnis (Grundumsatz). Dieses spiegelt eine Energielücke zum Gesamtbedarf, die vom Körper aus dem gespeicherten Fett gedeckt werden kann. Um abzunehmen, sollte der Mann aus dem Beispiel also knapp 2000 Kalorien täglich zu sich nehmen, die Frau gut 1500.

Abends liegt er immer unter 20 g pro Portion. Dies entspricht dem Bedarf der meisten Leser, besonders dem Ackerbauer- und Mischtyp. Für den reinen Nomadentyp können die Mittags-Kohlenhydrate bereits zu viel sein: Er sollte dann zweimal Eiweiß essen. Wenn Sie wissen wollen, wie viele Kohlenhydrate Sie pro Tag verzehren dürfen, um sicher abzunehmen, müssen Sie Ihren BMI (Body-Mass-Index) berechnen *(siehe Seite 95)*.

FETT: GESCHMACK UND KRAFTRESERVE

Fette stehen längst nicht mehr auf dem Index, wenn es um eine gesunde Küche geht. Zwar ist Fett der energiereichste Nährstoff für den Organismus und macht im Übermaß dick – egal, ob tierisch oder pflanzlich. Im Körper erfüllen die Fette allerdings so einige Aufgaben. Sie dienen als Reservespeicher für Hungerzeiten, damit uns warm ist, wenn die Temperaturen draußen sinken, sie polstern die inneren Organe und dienen als Kraftstoff für Jogging, Fahrradtouren, lange Wanderungen und jede Ausdauerleistung. Vitamin A, D, E und K sowie bestimmte Hormone können erst mithilfe von Fett für den Körper verfügbar gemacht werden. Ohne Fett können Zellen nicht ihre Schutzhülle aufbauen, und das Immunsystem wäre eines wichtigen Helfers beraubt. Aufgespalten werden die Nahrungsfette von der Gallensäure und dann über die Lymphe und das Blut an ihre Bestimmungsorte gebracht.

Gesättigt oder ungesättigt

Im chemischen Aufbau ähneln sich die Energiefette, die sogenannten Triglyzeride. Sie bestehen aus Glyzerin, dem Kohlenhydratgerüst aus drei Traubenzuckern (Glukose) und drei – sehr unterschiedlich langen – Fettsäuren (Triglyzeriden): 3 bis 22 aneinandergeknüpfte C-Atome (Kohlenstoff = Sonnenenergie). Einige dieser C-Atome besitzen an ihren vier möglichen Bindungsstellen vereinzelt noch ungebundene. Diese sogenannten ungesättigten Fettsäuren sind sehr nützlich in den Zellmembranen und als Entzündungs- und Gerinnungshemmer. Die pflanzlichen Fettsäuren im Futter unserer Nutztiere werden von diesen zu gesättigten Fettsäuren umgewandelt. Das heißt, die freien Bindungen werden zum Beispiel von Wasserstoff- und Sauerstoffatomen und -molekülen blockiert, sodass sie zu speicherfähigen Energielieferanten werden.

Ihr Nachteil ist, dass sie – oft nicht sichtbar – in vielen Nahrungsmitteln, etwa Wurst, Fleisch, Käse, Gebäck, Schokoriegel und auch in Kokos- und Palmöl versteckt sind. Vor allem die Mus-

»Ein Gramm Fett entspricht 9,3 Kilokalorien.
Tagesration: Ein Gramm pro kg Körpergewicht!«

So schmeckt Fett und macht nicht dick

Fett in Form von Ölen, aber auch Butter, Sahne und Crème fraîche ist in der Küche ein wichtiger Geschmacksträger für Gewürze und Aromen. Ideal ist die Aufnahme von Fettsäuren in einem Verhältnis von 1:2:1 (gesättigte zu einfach ungesättigten zu mehrfach ungesättigten). Das gelingt ganz leicht durch die regelmäßige Verwendung von Raps-, Oliven- und anderen hochwertigen Pflanzenölen. Setzen Sie dann noch zweimal pro Woche Fisch auf Ihren Speiseplan, wird Ihr Bedarf an schützenden Fettsäuren optimal gedeckt. Wenn Sie abnehmen möchten, sollte die Fettmenge pro Mahlzeit nicht mehr als 20–25 Gramm betragen.

keln können sie zur Energiegewinnung brauchen. Nicht benötigte Fettsäuren schiebt das Insulin als Speicherfett in die Depots an Bauch und Po. Leider wirken zu viele tierische Fettsäuren negativ auf den Fettstoffwechsel: Sie erhöhen das krank machende LDL-Cholesterin und senken das schützende HDL-Cholesterin.

Ungesättigte Fettsäuren dagegen, die die Blutfettwerte positiv beeinflussen, können und sollten wir mit der Nahrung aufnehmen, da unser Körper sie nicht selbst herstellen kann. Dazu gehören die Omega-3- und Omega-6-Fettsäuren. Erstere stecken vor allem in fetten Seefischen wie Hering, Lachs, Makrele und Thunfisch. Ihre Vorläufer finden sich auch in Raps- und Leinöl, Walnüssen und grünem Blattgemüse. Omega-6-Fettsäuren stecken im Getreidekeimling sowie in Sonnenblumen-, Soja- oder Weizenkeimöl. Oliven, Nüsse, Samen und Avocados sind reich an guten einfach ungesättigten Fettsäuren. Ein Zuviel an mehrfach ungesättigten Fettsäuren, etwa in Distelöl, ist eher nachteilig. Diese entziehen den Zellen wertvolles Vitamin E, um sich selbst vor freien Radikalen zu schützen.

EIWEISS FÜR DIE MUSKELN

Als Energiequelle und Aufbaustoff für Körpergewebe und Muskelzellen spielt Eiweiß eine maßgebliche Rolle, genauso wie für Stoffwechselvorgänge, Muskelbewegungen oder Signalübertragungen.

Auch Reparaturarbeiten in den Zellen sind nur mithilfe von Proteinen möglich. Zudem helfen Proteine bei der Bildung von Enzymen und Hormonen und unterstützen unser Abwehrsystem.

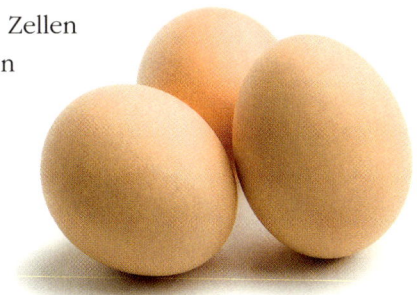

Nahrungseiweiß wird im Eiweißstoffwechsel in Aminosäuren gespalten und in körpergerechtes Eiweiß umgewandelt. Unser Körper benötigt 20 verschiedene Aminosäuren. Die *essenziellen* Aminosäuren, es sind acht, müssen wir über die Nahrung zu uns nehmen, weil der Organismus sie nicht selbst zur Verfügung stellen kann. Proteinreiche Nahrungsmittel gelten als Fettverbrenner, denn der Körper muss viel Energie aufwenden, um daraus körpereigenes Eiweiß herzustellen. Pro vier Kalorien Protein muss der Körper eine Kalorie aus der Eiweißmenge herausrücken!

Tierisches Eiweiß kann der Körper gut verwerten, da es in seiner Struktur sehr dem menschlichen Eiweiß ähnelt – aber keines enthält alle notwendigen essenziellen Aminosäuren! (Einzige Ausnahme ist das Vollei, von dem man fünf Stück essen müsste, um den Tagesbedarf zu decken.) Hafer ist eiweiß-, aber auch fettreich. Einzig die Kartoffel ist ideal, wenn man täglich 1,5 kg verspeist. Pflanzliches Eiweiß, etwa aus Sojabohnen und Hülsenfrüchten, ist noch ärmer an essenziellen Aminosäuren. Es hat den Vorteil, dass es meist fettarm ist.

»Ein Gramm Eiweiß entspricht 4,1 Kilokalorien.
Tagesration: 0,8–1,2 g pro kg Körpergewicht!«

Wichtig ist die Ausgewogenheit, denn eine Unterversorgung mit Eiweiß kann zu körperlichem und geistigem Leistungsabfall führen und muss besonders bei Gewichtsreduktionen sorgfältig ausgeglichen werden. Das ist der Grund, weshalb Ernährungsmediziner seit Jahren hochwertige bilanzierte Eiweißmahlzeiten mit einem Überschuss an essenziellen Aminosäuren und einer ordentlichen Portion Vitaminen empfehlen.

Vitamine, Mineralstoffe und Spurenelemente

Vitamine selbst besitzen keinen Energiewert, leisten aber trotzdem einen wichtigen Beitrag bei der Energiegewinnung. Sie unterstützen zahlreiche Körperfunktionen und das Immunsystem. Da wir sie nicht selber herstellen können, brauchen wir sie aus der Nahrung. Mineralstoffe sind anorganische Bestandteile der Nahrung und unentbehrlich für den Aufbau von Körpersubstanzen. Zu den

Eiweißkiller Diät

Bei den meisten Diäten geht es darum, möglichst rasch Erfolge zu sehen und wieder in den Bikini oder in die Jeans zu passen. Das geht in der Regel auch recht gut, und man kann sich ein, zwei Wochen seiner schlankeren Taille erfreuen. Leider macht uns unser Körper bei Blitzdiäten immer einen Strich durch die Rechnung und sorgt schnell dafür, dass die Fettreserven wieder aufgefüllt, wenn nicht gar noch üppiger aufgestockt werden: Da zuallererst unser Gehirn mit Glukose versorgt werden muss, holt es sich bei einer (kohlenhydratarmen) Diät Glukose aus der Leber und den Muskeln. So verlieren Sie erst einmal Körperwasser und Muskelmasse. An die Fettspeicher macht sich der hungernde Körper erst, wenn keine anderen Reserven mehr da sind. Die Fettzellen sind jetzt zwar leer, aber immer noch vorhanden. Hat der Körper den Mangel überstanden, richtet er Vorratsdepots ein, um für die nächste Hungerkur gewappnet zu sein: Da die meisten Menschen nach einer Diät wieder »normal« essen, werden die Fettzellen im Nu randvoll aufgefüllt. Durch den Jojo-Effekt nimmt überdies der allgemeine Energiebedarf des Körpers ab, denn Fettgewebe benötigt viel weniger Versorgungsenergie als Muskelgewebe. Und jedes verlorene Pfund Muskelmasse verringert den Energieverbrauch um 50 bis 100 Kilokalorien! Aus diesem Grund ist eine körpereiweißschonende Kost, bei der auch der Biorhythmus mit der abendlichen Proteinmahlzeit berücksichtigt wird, die einzige Möglichkeit, wirklich dauerhaft abzunehmen und sein Wunschgewicht zu halten.

Spurenelementen gehören Kupfer, Eisen, Selen, Fluor, Mangan, Jod, Chrom und Zink. Sie sorgen für ein gesundes Immunsystem. Bestimmte Vitamine, Mineralien, Enzyme und Pflanzenstoffe wirken antioxidativ und machen aggressive Sauerstoffverbindungen im Körper, die sogenannten freien Radikale, unschädlich. Insbesondere, um Nahrungseiweiß zu verwerten, brauchen wir als Katalysator die wertvollen Vitalstoffe. Bei einer Ernährung aus frischen und hochwertigen Lebensmitteln ist die Versorgung mit ihnen in der Regel kein Problem.

TRINKEN SIE GENUG!

Egal, ob Sie abnehmen wollen oder einfach nur Ihr Wunschgewicht halten möchten: Sorgen Sie für ausreichende Flüssigkeitszufuhr – Ihr Geist und Ihr Körper werden es Ihnen danken. So kann Ihr Körper nicht nur besser gelöste Fette abtransportieren, sondern er erhöht zugleich seinen Energieumsatz. Eine Untersuchung an der Charité in Berlin hat gezeigt, dass bei Menschen, die 0,5 Liter stilles Wasser tranken, ein um 50 Kalorien erhöhter Energieumsatz nachgewiesen werden konnte. Außerdem sättigt eine ausreichende Flüssigkeitszufuhr – zumindest kurzzeitig. Bei Heißhungerattacken hilft als erste Maßnahme ein großes Glas Wasser.

Ideal sind für einen Erwachsenen bis zu 2,5 Liter Wasser und Tee am Tag. Wer Ausdauersport betreibt, sollte sogar noch etwas mehr trinken. Ob Ihre Flüssigkeitszufuhr ausreicht, können Sie ganz leicht an der Farbe Ihres Urins erkennen. Wenn Ihr Harnstrahl mittags klar ist, sind Sie auf der sicheren Seite.

Füllen Sie sich am besten morgens eine Wasserkaraffe oder eine Thermoskanne mit Tee ab, oder stellen Sie sich zwei Flaschen Mineralwasser bereit. So haben Sie den Überblick, ob Sie auch wirklich genügend trinken. Trinken Sie auch, bevor Sie Sport treiben oder körperlich und geistig anstrengende Arbeiten verrichten – und vor allem danach, um den Flüssigkeitsverlust auszugleichen. Mineralwasser oder auch eine leicht gesalzene Gemüsebrühe kön-

nen den Mineralstoffverlust durch das Schwitzen wieder ausglei-
chen. Auch bei geistiger Anstrengung sollten Sie immer trinken,
bevor Sie durstig werden. Durst ist ein Warnsignal des Körpers
und bedeutet, dass bereits ein Flüssigkeitsmangel besteht.

Tipp: Nach dem Sport empfiehlt sich Mineralwasser. Meiden Sie
jedoch Produkte, die besonders natriumarm sind. Durch sie kann
es zur Salzverdünnung im Körper kommen, was zu Wassereinlagerungen (Ödemen) und Kopfschmerzen führt. Ideal ist eine Na-
trium-Menge von 0,3 – 0,5 g/l. Im Zweifelsfall geben sie eine Prise
Salz auf ein Glas Wasser oder in das Kaffeepulver für den Kaffee
am Morgen. So decken sie in ausreichendem Maß Ihren Tagesbedarf an dem wichtigen Mineralstoff.

Nur noch Selters statt Sekt?

Sie brauchen sich keine Sorgen zu machen: Für den Genießer, der
zum Mittag- oder Abendessen auf Wein oder Bier nicht verzichten

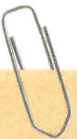

Warum Genuss so wichtig ist

Das Problem bei den meisten Diäten ist ihre Genussfeindlichkeit. Dabei ist der
Mensch auf Genuss programmiert. Das heißt, dass wir viele unserer Bedürfnisse
über Appetit auf etwas ganz Bestimmtes ausdrücken. Dieser Appetit ist Erfah-
rungssache. Wir merken uns die Wirkung von bestimmten Nahrungsmitteln – ob
sie uns beispielsweise zufrieden machen – und verbinden diese angenehme
Erfahrung mit dem Geschmack. Haben wir beispielsweise mit der Kombination
salzig und fett (Schweinebraten mit Soße) oder süß (Limonade) ein gutes Gefühl
gehabt, verlangt unser Körper ganz automatisch nach mehr, wenn wir Lust auf
eine Extraportion Wohlgefühl haben. Doch keine Sorge: Nicht alles, was gut
schmeckt, ist ungesund oder macht dick. Mit den Genussrezepten von Johann
Lafer, die Sie im Rahmen der Insulin-Trennkost zubereiten können, ist Hoch-
genuss garantiert, und Sie haben nie das Gefühl, dass Ihnen etwas fehlt. Ganz
im Gegenteil, durch die Beschäftigung mit exquisiter Küche schulen Sie Ihr
Geschmacksempfinden und »erlernen« so neue positive Genusserlebnisse.

möchte, sind 0,2 l Wein oder 0,3–0,5 l Bier pro Tag erlaubt. Der Abnehmerfolg bleibt Ihnen dennoch erhalten. Kleinere Mengen Alkohol steigern außerdem leicht die Körperwärme und schützen vor Gefäßerkrankungen – was im Fall von Rotwein nachgewiesen ist (das gilt übrigens auch für Weißwein, Bier und Weinbrand). Cava oder Fuselwhisky sind dagegen höchst zellschädigend, was sich im morgendlichen Kater danach bemerkbar macht. Allerdings hat Alkohol zwei unangenehme Eigenschaften: Er besitzt einen recht hohen Kaloriengehalt (7 kcal/g) und bremst – abends und wenn zu reichlich genossen – die nächtliche Fettverbrennung. Andererseits gehört für viele Genießer ein gutes Gläschen Wein zu einem gelungenen Essen unbedingt dazu.

Ein kleiner Wermutstropfen bleibt allerdings bestehen: Wenn Sie mehr Alkohol trinken, stoppen Sie den Fettverbrennungsprozess über Nacht. Denn die Leber ist jetzt damit beschäftigt, den Alkoh ol abzubauen, um den Körper vor einer potenziellen Vergiftung zu schützen. Außerdem wird der Abbau des Insulins (Eiweißmoleküle) in der Leber verzögert mit der bekannten Folge des blockierten Fettabbaus.

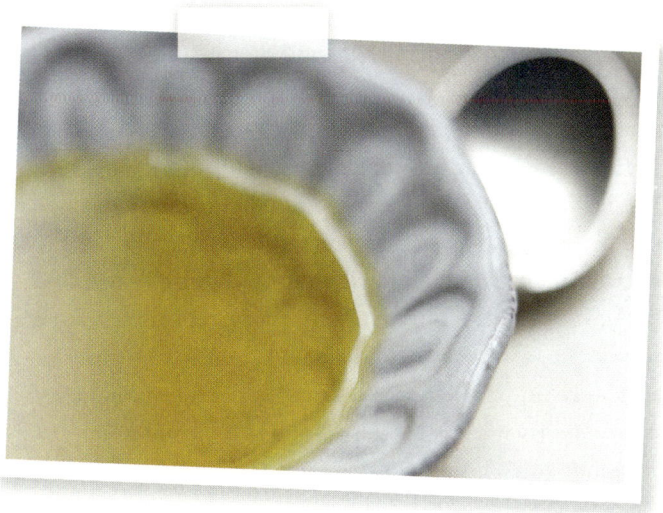

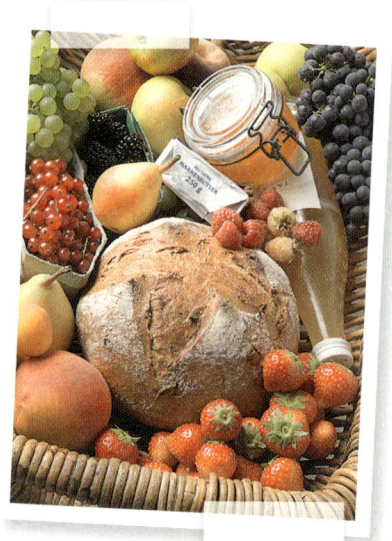

≫Jetzt weiß ich,
wie einfach
ich an meiner
>Gewichts-
schraube<
drehen kann.≪

Der Rhythmus macht's

Die Verarbeitung der Nährstoffe im Körper und die Fettspeicherung werden von dem Hormon Insulin gesteuert, das in der Bauchspeicheldrüse hergestellt wird: Alles, was Sie beim Essen und Trinken aufnehmen, gelangt nur an Ort und Stelle, wenn dieses Hormon als Türöffner bereitsteht. Hergestellt wird es am schnellsten in Reaktion auf den Blutzuckerspiegel, aber auch nach Genuss von Fett und Eiweiß. Je mehr Zucker in einer Mahlzeit steckt, desto höher steigt der Glukosespiegel im Blut an und umso stärker fällt die Insulin-Reaktion aus. Noch deutlicher ist die Insulinantwort auf Mischkostmahlzeiten aus Kohlenhydraten und tierischem Eiweiß. Kein Wunder, denn diese Mischung kannten unsere Ururahnen nicht. Und wie Sie ja wissen, befindet sich unser Stoffwechsel noch auf Steinzeitniveau. Mit Käse- und Wurstbroten ist die Bauchspeicheldrüse morgens wie abends also überfordert. Außerdem entspricht eine derartige Nahrungszusammenstellung unserem tatsächlichen

Bedarf zu diesen Tageszeiten nicht im Geringsten. Mittags dagegen geht eine solche Mischkost völlig in Ordnung, weil jetzt die Muskelzellen mit höchster Rezeptoraktivität den Eigenbedarf an Zucker, Fettsäuren und Protein aufnehmen können.

Bei der Insulin-Trennkost müssen Sie also im Grunde auf nichts verzichten. Im Gegenteil: Es ist besonders wichtig, dass Sie sich nach jeder Mahlzeit gut gesättigt fühlen. Eigentlich müssen Sie dazu nur wissen, wie viele Kohlenhydrate Sie morgens und mittags zu sich nehmen sollten und wann welche Nährstoffe in den Mahlzeiten enthalten sein sollten. So kann mithilfe der Insulin-Trennkost, bei der Kohlenhydrate und Eiweiße zu verschiedenen Tageszeiten und in unterschiedlichen Kombinationen aufgenommen werden, die Insulinausschüttung gesteuert und die Fettverbrennung auf natürliche Weise optimiert werden. Die Bauchspeicheldrüse wird geschont und erholt sich wieder, die Fettspeicherung ist gestoppt – und das, ohne zu hungern. Der Grund für den großen Erfolg dieser Ernährungsweise beim Abnehmen ist genau diese Abstimmung auf den Stoffwechselrhythmus. Sie belastet nicht und versorgt Sie mit den Stoffen, die Sie zur jeweiligen Tageszeit brauchen und die Ihr Körper leicht verwerten kann.

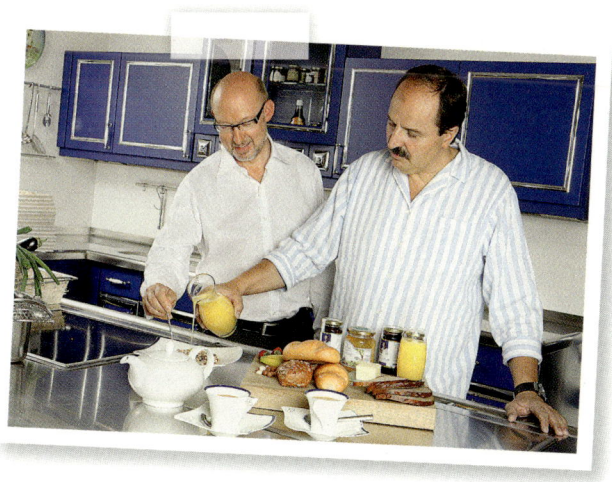

MORGENS: LASSEN SIE SICH'S SCHMECKEN!

Wer morgens auf sein Frühstück verzichtet, tut weder der Figur noch seinem Körper was Gutes: Er spart vermeintlich Kalorien – doch macht der Verzicht am Morgen genauso dick wie eine ungünstige Zusammenstellung von Nährstoffen zum Frühstück. Verantwortlich dafür ist unser Gehirn: Es hat nach der nächtlichen Fastenphase Hunger auf Kohlenhydrate. Gibt es keine zu essen, macht es sich über die Muskelzellen her. Außerdem wird Ihnen so ein Kaltstart Probleme bereiten: Sie kommen nicht in Schwung und können sich nur schwer konzentrieren. Gewöhnen Sie sich deshalb an, viele Kohlenhydrate zu frühstücken. Sie sorgen morgens für eine schwache Insulinantwort und versorgen vor allem unsere stets nach Kohlenhydraten hungernden grauen Zellen. Pro Tag benötigen sie mehr als 100 g (120–140 g) Glukose aus Kohlenhydraten. Mit einem Müsli oder einem süßen bzw. herzhaften Brotfrühstück ist der Tagesbedarf leicht gedeckt.

Verzehren Sie die Menge an Kohlenhydraten, die das Gehirn

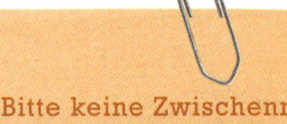

Bitte keine Zwischenmahlzeiten!

Nach einem üppigen Frühstück und ausreichend vielen Kohlenhydraten in Form von Brötchen, Croissants oder Müsli ist die Gefahr gering, dass Sie am Vormittag der Süßhunger überfällt. Das ist gut so, denn wenn Sie jetzt snacken, päppeln Sie Ihr Fettgewebe auf: Der kleine Keks, die Möhre oder der Apfel zwischendurch sorgen für einen Stau der Nährstoffe im Blut. Was trotz erhöhter Insulinausschüttung nicht in die Zellen eingebracht und dort verwertet werden kann, wandert umgehend ins Fettgewebe. Deshalb ist eine Pause von fünf Stunden bis zur nächsten Mahlzeit so wichtig: Diese Zeit benötigt der Körper für die Verdauung und die Normalisierung des Blutzuckerspiegels. Wenn Sie also um 7 Uhr frühstücken, sollten Sie zwischen 12 und 13 Uhr Ihr Mittagessen einplanen und zwischen 17 und 18 Uhr Ihr Abendessen.

Baukasten: FRÜHSTÜCK

BROT & GEBÄCK
50 g KH bzw. *65,5 g KH stecken in:

Baguettebrötchen	1 Brötchen (100 g)
Bauernbrot	2 Scheiben (100 g)
Croissant	2 Croissants (120 g)
Knäckebrot	7 Scheiben (70 g)
Laugenbrezel*	2 Brezeln (120 g)
Laugenbrötchen	2 Brötchen (120 g)
Laugenstangen	2 Stangen (120 g)
Milchbrötchen	2 Brötchen (100 g)
Mischbrot	2 ½ Scheiben (100 g)
Pumpernickel	5 Scheiben (150 g)
Roggenbrot	3 Scheiben (120 g)
Roggenbrötchen	2 Brötchen (100 g)
Rosinenbrötchen	1 Brötchen (90 g)
Vollkornbrot*	3 Scheiben (150 g)
Vollkornbrötchen	1 ½ Brötchen (120 g)
Weißbrot	5 Scheiben (100 g)
Weizentoast	5 Scheiben (100 g)
Weizenbrötchen	2 Brötchen (100 g)
Zwieback	7 Scheiben (70 g)

dazu SÜSSE AUFSTRICHE
6 g KH stecken in:

Fruchtkonfitüre	2 TL
Honig	2 TL
Nuss-Nougatcreme	2 TL
Pflaumenmus	2 TL
Rübenkraut	2 TL

dazu HERZHAFTE AUFSTRICHE
20 g Fett stecken in:

Butter	2 ½ EL
Erdnussbutter, gesalzen	2 ½ EL
Halbfettbutter	5 EL
Halbfettmargarine	5 EL
Pflanzenmargarine	2 ½ EL
vegetarischer Aufstrich	5 EL

dazu FRISCHES OBST
25 g KH bzw. *12,5 g KH stecken in:

Ananas	200 g
Äpfel	2 kleine Äpfel
Aprikosen	6 Stück
Bananen	1 mittelgroße Banane
Beeren*	250 g
Birnen	2 kleine Birnen
Grapefruits	1 Stück
Honigmelonen*	½ kleine Melone
Kiwis*	1 ½ Kiwis
Mandarinen*	2–3 Stück
Pfirsiche*	1 Stück
Weintrauben*	75 g

oder ROHKOST
2 g KH stecken in:

Tomaten	1 Stück
Salatgurken	¼ Salatgurke (100 g)
Paprika	½ Paprika
Radieschen	4 Stück

115

Baukasten: MÜSLI zum Frühstück

MÜSLIS 50 g KH bzw. *62,5 g KH stecken in:		**zum ANRÜHREN** Milchalternativen:	
Cornflakes, gesüßt*	16 EL	Ananassaft	200 ml (25 g KH)
Cornflakes, ohne Zucker	16 EL	Apfelsaft	250 ml (25 g KH)
Flockenmischung	8 EL	Grapefruitsaft	300 ml (25 g KH)
Fruchtmüsli, ungesüßt	8 EL	Multivitaminsaft	250 ml (50 g KH)
Getreideschrot	8 EL	Orangensaft	250 ml (25 g KH)
Haferflocken, kernige	8 EL	Sahne	200 ml (25 g KH)
Knuspermüsli	7 EL	Sauerkirschsaft	150 ml (25 g KH)
Mehrkornflocken	8 EL	Sojamilch, ungesüßt	250 ml (0,5 g KH)
Schokomüsli	8 EL	Traubensaft	150 ml (25 g KH)
Weizen-/Dinkelpops	16 EL	Vanillesojamilch	250 ml (20 g KH)

plus NÜSSE 10 g Fett stecken in:		**plus TROCKENOBST**	
Cashewkerne	25 Stück	Apfelringe	40 g (25 g KH)
Haselnüsse	14 Stück	Aprikosen	50 g (25 g KH)
Leinsamen	6 TL	Bananenchips	40 g (25 g KH)
Mandeln	15 Stück	Datteln	1 Stück (6 g KH)
Sonnenblumenkerne	4 TL	Feigen	1 Stück (12,5 g KH)
Walnüsse	7 Stück	Rosinen	30 g (25 g KH)
		Trockenpflaumen	1 Stück (6 g KH)

in 24 Stunden braucht. Pflanzliches Eiweiß, etwa in Form von vegetarischen Brotaufstrichen, geht morgens in Ordnung. Im Unterschied zu tierischem Eiweiß aus Eiern, Käse, Milch oder Wurst lösen pflanzliche Proteine, etwa aus Weizen- oder Haferflocken, nur eine vergleichsweise schwache Insulinantwort aus.

Ist der Magen gut gefüllt, wird der Grundumsatz angeheizt, und die Magensensoren schicken Sättigungssignale ans Gehirn.

So können Sie fit und konzentriert in den Tag starten. Drei bis vier Weißmehl- oder Vollkornbrötchen oder zwei Croissants und Obst dürfen es deshalb ruhig sein. Trinken Sie zum Frühstück wahlweise 1 Glas Fruchtsaft, 2 Tassen schwarzen oder grünen Tee, 1 Tasse schwarzen Kaffee (mit oder ohne Zucker; 2–3 TL Milch sind erlaubt).

MITTAGS: RUNDUM GENIESSEN

Zwischen 11 und 16 Uhr ist Ihr Körper voll auf Tagesaktivität eingestellt, und Ihre Muskelzellen nehmen Kohlenhydrate und Eiweiß jetzt schneller auf. Deshalb haben Sic mittags die Wahl: Wieder stehen Kohlenhydrate auf dem Programm, um Ihrem Gehirn und Ihren Muskeln weiter Futter zu geben. Zu den Kohlenhydraten können Sie jetzt auch eiweißhaltige Nahrungsmittel kombinieren. Das ist nicht nötig, sofern Sie eher ein Ackerbau-Typ sind. Und: Süßes ist nun erlaubt! Ein leichtes Dessert darf nach dem Mittagessen durchaus sein. Denn wer tagsüber aktiv ist, regt den Energieverbrauch der Muskeln an. Die Zellkraftwerke (Mitochondrien)

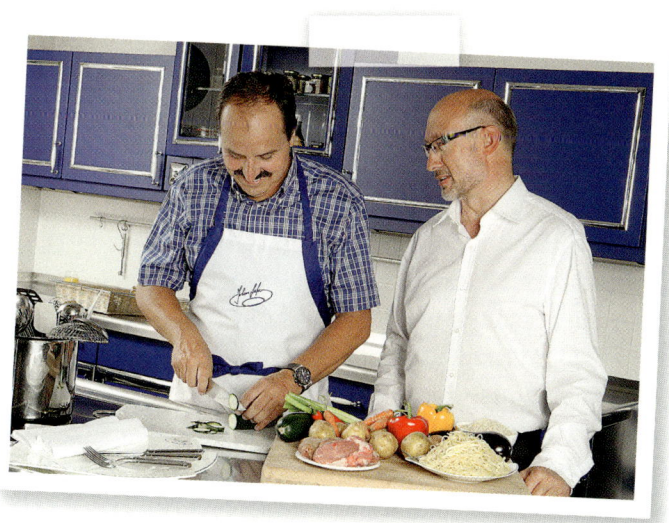

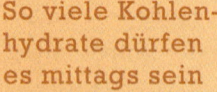

So viele Kohlenhydrate dürfen es mittags sein

Wie beim Frühstück entscheidet Ihr BMI über die Menge an Kohlenhydraten, die Sie sich mittags gönnen dürfen. Unsere Rezepte für mittags sind auf einen Bedarf von 100 g pro Portion ausgerichtet und haben einen Kaloriengehalt von 600 bis 700 Kilokalorien. Sollten Sie mehr oder weniger Kohlenhydrate benötigen, ändern Sie die Zutatenmenge entsprechend: Dazu teilen Sie einfach die im Rezept angegebene Menge der Kohlenhydrat-Zutaten durch vier. Bei einem BMI, der mit weniger als 100 g Kohlenhydrate besser abnimmt, ziehen Sie das errechnete Viertel ab. Liegt der BMI höher, geben Sie ein Viertel dazu.

verbrennen nun alte Überladungen von Zucker und Fett. Hierdurch wird die Zelle wieder empfindlich für das Insulin (»Schlüssel-Schloss-Prinzip«) und kann die Nährstoffe von Mischkost (Fett, Eiweiß und Zucker) viel besser aufnehmen.

Wenn Sie Ihren Abnehmerfolg beschleunigen möchten, oder falls Sie am Vortag über die Stränge geschlagen haben sollten, können Sie jetzt am Mittag auch die Kohlenhydrate weglassen und eine reine Eiweißmahlzeit (vegetarisch oder Fisch bzw. Fleisch mit Gemüse oder Salat) zu sich nehmen. Diese Ernährungsweise empfiehlt sich auch für den abnehmwilligen Nomadentyp, der mittags mit Eiweiß-Trennkost ebenfalls besser fährt.

ABENDS: SO BRINGEN SIE IHR FETT WEG!

Wer morgens und mittags genügend Kohlenhydrate zu sich genommen hat, braucht abends eine Portion Eiweiß, um den Weg für die nächtliche Fettverbrennung freizumachen. Essen Sie sich jetzt satt mit einer Portion Fleisch oder Fisch mit Gemüse oder Salat. So unterstützen Sie die Arbeit des Wachstumshormons (HGH), während Sie schlafen. Dadurch werden der Fettabbau, das Muskelwachstum (insbesondere nach sportlicher Aktivität) und alle Regenerationsprozesse im Körper angeregt. Die Energie dafür holt er sich aus den Fettzellen, die jetzt nicht durch einen Insulinüberschuss (ausgelöst durch eine abendliche Mischkost- oder Kohlen-

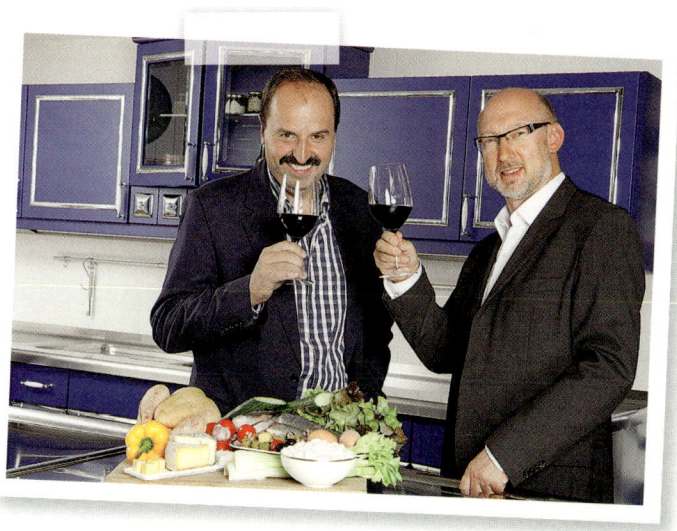

hydratemahlzeit) blockiert sind. Wer abends gerne Brotzeit macht, hat vielleicht zu Beginn noch Umstellungsprobleme. Wenn Sie gar nicht ohne auskommen, verlegen Sie sie einfach auf mittags. Dasselbe gilt für alle stärkehaltigen Beilagen, wie Reis, Nudeln, Kartoffeln, Hülsenfrüchte, Mais, Möhren und Obst. Wer darauf nicht verzichten mag, esse sie zum Frühstück oder mittags. Abends treiben sie nur den Insulinspiegel nach oben, stressen die Bauchspeicheldrüse, und der Körper bedient sich für sein nächtliches Regenerationsprogramm aus dem Darm statt aus dem Fettspeicher.

Seit Kurzem gibt es sogar Brot aus reinem pflanzlichen Protein ohne Kohlenhydrate. Dies können Sie als Backmischung bestellen (www.schlankimschlaf.com).

Das Gute am Eiweiß-Trennkost-Abendessen: Es wandert nichts Überschüssiges in die Depots. Denn Proteine werden jetzt unmittelbar nach dem Essen vom Körper verwertet oder in Wärme umgewandelt. Gemüse und Salat verwandeln sich im Körper in wertvolle und fast kalorienfreie Ballaststoffe, die der Darm für den Verdauungsprozess benötigt. Das heißt: keine kalten Hände oder

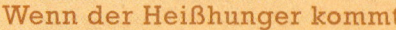

Wenn der Heißhunger kommt

Gerade zu Beginn der Umstellung auf die Insulin-Trennkost und vor allem auf das üppige Frühstück kann es gelegentlich noch zu Heißhungerattacken kommen. Halten Sie für solche Notfälle kleine Helfer im Kühlschrank oder in Ihrer Tasche bereit: So füllen Sie Ihren Magen, ohne dem Körper zu viele Nährstoffe zuzuführen, und lassen über den Geschmacksreiz die Hungerattacke abklingen. Beispiele:

- gekochte 6 – 10-Minuten-Eier: 1 Ei zwischendurch, je nach Geschmack mit oder ohne Salz
- 1–2 Scheiben magerer gekochter Schinken
- 1 Becher Hüttenkäse
- saure Gurken (Cornichons)
- 1 Becher Magerquark (200 g)
- 5 Nüsse, vor allem Mandeln oder Paranüsse
- klare Suppe: Ideal sind Bouillons aus Gemüse-, Fleisch- oder Geflügelbrühe
- Götterspeise: Wenn Sie der Süßhunger plagt, besorgen Sie sich einen Vorrat an Götterspeise unterschiedlicher Geschmacksrichtungen. Süßen Sie nur mit Süßstoff, sonst wird die Insulinpause unterbrochen und der Erfolg bleibt aus.
- 1 großes Glas stilles Wasser oder Mineralwasser

Füße wie beim Dinner-Cancelling. Essen Sie idealerweise zwischen 17 und 19 Uhr zu Abend. So gönnen Sie Ihrem Körper eine extra lange Insulinpause, und es wird mehr Wachstumshormon ausgeschüttet als bei einer späteren Mahlzeit. Nach Ihrer Nachtruhe hat Ihr Körper dann ganze Arbeit geleistet und Fettzellen entleert. Sie haben jetzt einen gesunden Appetit auf Kohlenhydrate und die stehen morgens in ausreichender Menge auf dem reich gedeckten Tisch!

KAFFEE, MILCH & CO.

Für all jene, die früh morgens nicht auf Kaffee oder Tee mit Milch verzichten wollen, hier die Regeln der Insulin-Trennkost auf einen Blick:

Kaffee, Espresso, schwarzer und grüner Tee sind schwarz oder pur zu jeder Tageszeit erlaubt, mit Zucker allerdings nur morgens und mittags. Wer seinen Kaffee oder Tee mit Milch trinkt, sollte es bei 2 TL Milch pro Tasse belassen. Kaffeespezialitäten mit viel Milch, wie Cappuccino und Latte macchiato, sind ebenfalls nur etwas fürs Mittagessen.

Der Grund: Kakao, Milch und Milchgetränke sind nach dem Verständnis des Schlank-im-Schlaf-Prinzips keine Getränke im eigentlichen Sinne, sondern flüssige Nahrungsmittel mit einem hohen Kalorienanteil (tierisches Fett, sehr viel tierisches Eiweiß, oft mit viel Zucker). Hiervon sollten Sie sich, wenn überhaupt, nur mittags ein Glas oder eine Tasse gönnen.

Wer auf den Geschmack von Milch nicht verzichten mag, kann es ja mal mit Sahnewasser probieren: Einfach 4 TL Sahne auf ein Glas Wasser – fertig!

Auf einen Blick – Nahrungsmittel

Mit diesen Nahrungsmitteln können Sie es sich morgens, mittags und abends schmecken lassen:

FRÜHSTÜCK*

Brot, Brötchen und Gebäck

herzhafte vegetarische Brotaufstriche

süße Brotaufstriche (Konfitüren, Honig, etc.)

Müsli, Getreide und Flocken

Obst, frisch und getrocknet

ABENDESSEN*

Milch, Sauermilchprodukte, Quark, Käse

Gemüse, Salate

Geflügel, Fleisch, Fisch, Eier und gelegentlich Linsen

MITTAGESSEN*

stärkehaltige Getreideprodukte (Brot, Gebäck, Getreidesorten, Grieß, Reis, Nudeln)

Kartoffeln

Gemüse (auch frische Hülsenfrüchte, wie Erbsen und Bohnen, Salate und Pilze)

Obst und Obstprodukte

Milch, Sauermilchprodukte und Quark

Käse

Geflügel, Fleisch, Fisch, Eier, Hülsenfrüchte

* Je Mahlzeit sollte die Menge an sichtbaren und unsichtbaren Fetten, also Butter, Margarine und der Lebensmittelgehalt zusammen 20 – 25 g ausmachen.

Auf einen Blick – Getränke

MORGENS

Wasser
Leitungswasser, nicht zu kalt

Mineralwasser mit Kohlensäure

Mineralwasser ohne Kohlensäure

Mineralwasser, aromatisiert

Wasser mit Ingwerscheiben

Wasser mit Zitronenscheiben

Tee
Früchtetee

grüner Tee

Kräutertee (ungesüßt oder gesüßt)

schwarzer Tee mit 1–2 TL Kaffeesahne

Kaffee
Cappuccino mit Sahne

Espresso

Kaffee mit 2 TL Milch oder
1 TL Kondensmilch
(gesüßt oder ungesüßt)

löslicher Kaffee

Fruchtsäfte
Ananassaft

Apfelsaft

Grapefruitsaft

Orangensaft

Saftschorle

Milchersatz
Sojamilch (z.B. mit Schoko-
oder Vanillegeschmack)

MITTAGS

Wasser, Tee & Kaffee
siehe morgens
Kaffee in allen Variationen

Säfte & Co.
Colagetränk (0,5 l)

Diät-Fruchtsaftgetränk

Fruchtsaft (1 Glas)

Gemüsesaft

Limonade (0,5 l)

Saftschorle

Tomatensaft

Milch & Co.
Buttermilch (200 ml)

Kefir (200 ml)

Milch (1 Glas)

Molke (200 ml)

ABENDS

Buttermilch (200 ml)

Colagetränk, light (Menge beliebig)

grüner Tee

Kaffee

Kefir (200 ml)

Kräutertee

Leitungswasser, nicht zu kalt

Limonade, light (Menge beliebig)

Milch (200 ml)

Mineralwasser mit/ohne Kohlensäure

Molke (200 ml)

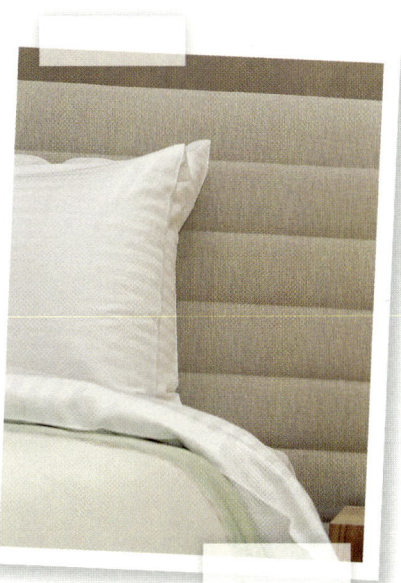

»Heute versuche ich, so oft wie möglich länger zu schlafen. Mein Job ist da aber leider ein Hindernis.«

So nehmen Sie im Schlaf ab

Ein fester, tiefer und vor allem erholsamer Schlaf ist für viele Menschen der pure Luxus. Dabei ist Schlaf ein Vitalbedürfnis und für uns Menschen genauso wichtig wie atmen, essen, trinken und körperliche Bewegung.

Die Gründe für die weitverbreitete Schlaflosigkeit sind schnell aufgezählt: Leistungsverdichtung, Zeitdruck selbst in der Freizeit, ein ungünstiges Schlafumfeld sowie »schlaffeindliche« Ernährungs- und Lebensgewohnheiten spielen hier eine Rolle. Zudem sparen besonders leistungsbereite Menschen nicht selten ganz bewusst an einer der wichtigsten körpereigenen Ressourcen – dem Schlaf. Johann Lafer beispielsweise ist in der Gastronomie tätig. Hier ist abends »Hauptsaison«: Jetzt wird gegessen, getrunken – und diese Abende können spät werden! Der daraus resultierende Schlafmangel ist sicherlich ein wesentlicher Grund dafür, dass Herr Lafer mit

Die Schlafphasen

Der menschliche Schlaf durchläuft verschiedene Stadien. Er beginnt mit der ersten leichten Schlafphase (Stadium 1) und reicht bis zur vierten Schlafphase (Stadium 4). Das ist die sogenannte Tiefschlafphase, die auch als Regenerationsphase des Körpers bezeichnet wird. Jetzt werden auch überschüssige Fettreserven abgebaut: Der Organismus produziert mehr von seinem Baustoff Eiweiß als tagsüber, Muskelzellen werden aufgebaut, und die Hypophyse schüttet fast den gesamten Tagesbedarf des Körpers an Wachstumshormonen aus. Mit deren Hilfe können sich die Körperzellen teilen und reparieren. Die Gesamtdauer des Tiefschlafs ist bei allen Menschen in etwa gleich, denn er tritt in der Regel in den ersten drei Stunden des Schlafs auf. Ein Erwachsener verbringt etwa 20 Prozent der Nacht in diesem Schlafstadium.

der Zeit immer mehr Gewicht zulegte. Die biologische Ursache dafür sind bestimmte hormonelle Vorgänge im menschlichen Körper, die nur im Schlaf stattfinden.

DIE BIOLOGISCHE UHR

Als gesichert gilt, dass gerade der Tiefschlaf wichtig für unsere Immunfunktionen und die Regenerationsprozesse im Körper ist. Auch unser Gehirn kann sich erst im Schlaf ordnen und lernen. Tatsache ist auch, dass Menschen, die genügend schlafen, nicht zunehmen und bei entsprechender Ernährungsweise sogar abnehmen. Denn wer ausreichend schläft, taktet seinen Stoffwechsel richtig. Als ideal gelten, ganz gleich ob Frühaufsteher oder Langschläfer, sieben Stunden Schlaf.

Heute weiß man, dass unsere biologische Uhr im Gehirn für unseren Schlaf-Wach-Rhythmus zuständig ist, indem sie beispielsweise die Produktion des müde machenden Botenstoffs Melatonin steuert, ebenso das für alle Aufbau- und Regenerationsprozesse so wichtige Wachstumshormon (HGH) zu Beginn der Tiefschlafphase oder von Cortisol in der Frühe. Dieser Rhythmus sorgt außerdem dafür, dass die Muskelzellen nachmittags besonders insulinempfindlich sind. Zudem ist der innere Rhythmus auch dafür verantwortlich, dass wir tagsüber etwa alle vier Stunden in ein kurzes Leistungstief sinken.

Power-Nickerchen

Schlafen Sie sich fit: Wenn Sie die Zeit eines Leistungstiefs für eine kurze Entspannungspause oder sogar ein Nickerchen nutzen können, sind Sie danach fitter als nach einer Tasse Kaffee.

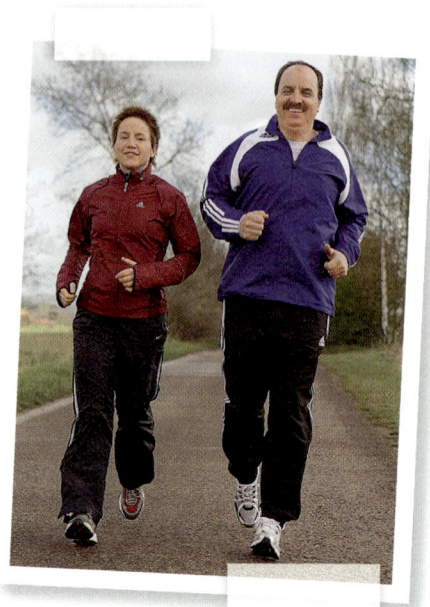

>> Hat man sich erst mal überwunden, ist es großartig! Schon nach einer Viertelstunde stellen sich Glücksgefühle ein. <<

Ausdauertraining

Wer seine überschüssigen Fettdepots loswerden will – und dabei zugleich und auf gesunde Art und Weise Verspannungen und Alltagsstress abschütteln möchte –, der ist mit einem Herz-Kreislauftraining, auch Ausdauertraining gennannt, gut beraten.

Auch Johann Lafer, vom Typ her ohnedies ein langgliedriger Ausdauersportler, begann mit einem Radfahrtraining auf dem Fahrrad-Ergometer (als Ergometer gelten alle gesteuerten Arbeitsgeräte, also auch Stepper, Rudergerät und Crosstrainer) und stieg kurze Zeit später in seine Laufschuhe, um mit Coach Simone Bopp zuerst gemächlich und mit Pausen und schon nach kurzer Zeit längere Stücke durch die Weinberge zu laufen. Es ist ganz egal, für welche Ausdauersportart Sie sich entscheiden. Jedes Ausdauertraining, sei es Nordic Walking, Radfahren, Jogging oder auch Schwimmen verbessert die körperliche Fitness, kurbelt den Stoffwechsel und damit die Fettverbrennung an, sorgt für mehr Kondition und Leistungsfähigkeit sowie eine bessere Herz-Kreislauf-Leistung.

Insbesondere beim Walking und beim Laufen werden neben der reinen Ausdauermuskulatur auch Sehnen und Bänder sowie die gesamte Skelettmuskulatur angesprochen. So werden Regenerationsarbeiten im Körper angeregt, schützender Knorpel aufgebaut und ganz nebenbei der Fettstoffwechsel beschleunigt.

DAS ANTI-STRESS-PROGRAMM

Nicht zu vergessen: Der entspannende Effekt von Laufen, Radeln & Co., insbesondere die Bewegung an der frischen Luft – und egal bei welchem Wetter –, hilft gerade gestressten Menschen, den Kopf wieder freizubekommen, und gelassenen Zeitgenossen, ihre gute Laune nicht zu verlieren. Schließlich ist das Gehirn während der Ausdauertätigkeit ausschließlich damit beschäftigt, die komplexen Bewegungen des Körpers zu koordinieren, und hat keine Zeit mehr, sich mit Konferenzen, Meetings oder unangenehmen Gedanken herumzuplagen. Fakt ist: Bei regelmäßiger Bewegung, die uns nicht allzu sehr aus der Puste kommen lässt, aber dennoch etwas zum Schwitzen bringt, wird der Stresshormonspiegel in null Komma nichts gesenkt, die Laune steigt, und manch einer bekommt erst beim Laufen oder Fahrradfahren die zündenden Ideen, auf die er den ganzen Tag vergeblich gewartet hat.

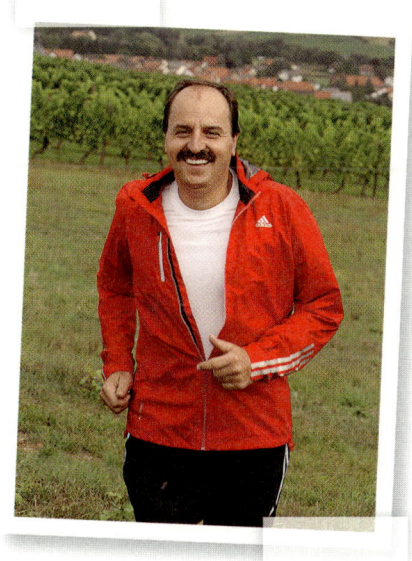

DAS EIGENE TEMPO FINDEN

Der Beginn eines sportlichen Trainings liegt immer im Bereich des sogenannten Grundlagentrainings. Das heißt, ausgehend von der Herzfrequenz wird ein möglichst langes Training bei geringer Intensität gesucht. Aber jedes Ausdauertraining muss von der Intensität her überschwellig sein (etwa 110 bis 150 Herzschläge pro Minute in Abhängigkeit von Alter und Trainingszustand). Am effektivsten wird von unserem Körper Fett verbrannt, wenn das Herz 60 bis 70 Prozent seiner maximalen Frequenz erreicht. Das lässt sich am besten mit einem Pulsmesser kontrollieren. Die Fettverbrennung beginnt gleich nach dem Start und erreicht nach etwa 12 bis 15 Minuten Training eine Plateauphase, die lange gehalten werden kann. Die Pulsuhr hilft Ihnen, Ihr passendes Trainingstempo zu finden. Über Ihre Trainingsintensität können Sie steuern, wie hoch der Anteil der Fettverbrennung während Ihres Trainings ist. Diese wiederum können Sie über ihre Herzfrequenz kontrollieren und bestimmen.

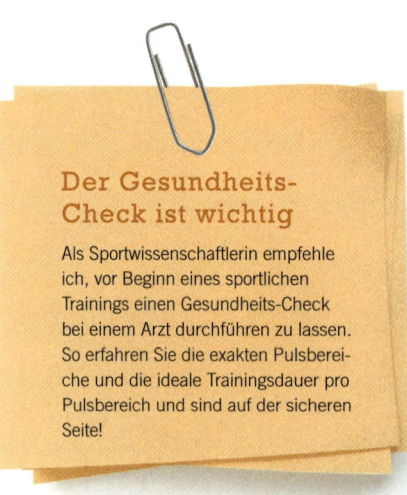

Der Gesundheits-Check ist wichtig

Als Sportwissenschaftlerin empfehle ich, vor Beginn eines sportlichen Trainings einen Gesundheits-Check bei einem Arzt durchführen zu lassen. So erfahren Sie die exakten Pulsbereiche und die ideale Trainingsdauer pro Pulsbereich und sind auf der sicheren Seite!

Ihre Trainingsherzfrequenz sollte 60 bis 80 Prozent des Maximalpulses (210 BPM = Beats per minute/Schläge pro Minute) minus Lebensalter in Jahren betragen. Hier ein Rechenbeispiel: Der Trainingsherzfrequenzbereich für Nordic Walking und beim Laufen beträgt bei einem 45-jährigen Menschen 60 bis 80 Prozent von (210 minus 45), also 99 bis 135 Schläge pro Minute.

Das Einsteiger-Training

1.–4. WOCHE	Gehen Sie mindestens 3 mal 30 Minuten pro Woche zügig spazieren, um ihren Körper an die Ausdauerbelastung zu gewöhnen. Zwischen den Ausdauereinheiten sollte mindestens ein trainingsfreier Tag liegen. An diesem Tag könnten Sie ein gemäßigtes Krafttraining machen.
5.–7. WOCHE	Nach vier Wochen sollte das zügige Spazierengehen langsam in ein schwungvolles Walking übergehen und das Tempo so hoch sein, dass Atmung und Pulsschlag zunehmen und Sie leicht ins Schwitzen geraten. Ihre Herzfrequenz sollte innerhalb des gewünschten Bereichs *(siehe Seite 128)* liegen. Falls dieser Herzfrequenzbereich nicht erreicht wird, erhöhen Sie das Tempo einfach ein wenig. Am besten erreichen Sie dies mit einem dynamischen Armeinsatz wie beim Nordic Walking.
AB DER 7. WOCHE	Nach sieben Wochen können Sie dann mit dem Lauftraining nach dem bewährten Prinzip »Laufen mit Pausen« beginnen.

7. WOCHE	2 Minuten laufen	4 Minuten gehen	5 Wiederholungen
8. WOCHE	3 Minuten laufen	3 Minuten gehen	5 Wiederholungen
9. WOCHE	5 Minuten laufen	2,5 Minuten gehen	4 Wiederholungen
10. WOCHE	7 Minuten laufen	3 Minuten gehen	3 Wiederholungen
11. WOCHE	8 Minuten laufen	2 Minuten gehen	3 Wiederholungen
12. WOCHE	9 Minuten laufen	2 Minuten gehen	2 Wiederholungen 8 Minuten laufen
13. WOCHE	9 Minuten laufen	1 Minute gehen	3 Wiederholungen
14. WOCHE	13 Minuten laufen	1 Minute gehen	2 Wiederholungen
15. WOCHE	14 Minuten laufen	1 Minute gehen	2 Wiederholungen
16. WOCHE	30 Minuten laufen		

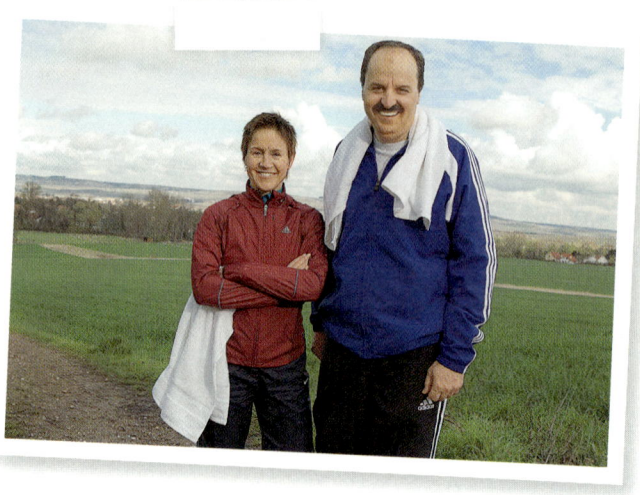

Was der Personal Trainer rät

Nehmen Sie, sobald Sie zwei Kilogramm abgespeckt haben, zwei Flaschen Wasser in die Hand und machen Sie sich bewusst, dass Sie dieses Zusatzgewicht bis vor gar nicht allzu langer Zeit mit sich herumgetragen haben. Bei vielen Menschen, die mit dem Training begonnen haben, macht es nach dieser Erfahrung noch einmal »Klick«.

Überfordern Sie sich nicht! Eine Versuchung, der vor allem Männer am Anfang erliegen. Da bleibt dann schnell der Spaß auf der Strecke, denn auch ein Erfolg will sich so nicht einstellen. Also: langsam, kleine Schritte und bei Bedarf auch einmal eine Pause.

Trainieren Sie in Ihrer unmittelbaren Umgebung, am besten im Park um die Ecke, oder führen Sie zu Hause Kraftübungen mit Eigengewicht ohne große Zusatzgerätschaften durch. So überlisten Sie Ihren inneren Schweinehund *(siehe auch Seite 54).*

Wer morgens trainiert, hat seine Bewegungseinheit schon hinter sich. Dieses Training und diese Leistung kann Ihnen keiner mehr nehmen!

Gönnen Sie sich einen Partner gegen Ihre inneren Widerstände.

Ein guter Personal Trainer holt Sie da ab, wo Sie stehen, und hilft Ihnen, wieder in Form zu kommen und sich besser zu fühlen. Vor allem bei Menschen, bei denen sich aufgrund von Stress, jahrelanger Überlastung und fehlendem Training bereits gesundheitliche Risiken aufgebaut haben, ist ein Trainer der beste Begleiter. Erkundigen Sie sich bei Fitnessstudios, Ärzten, im Internet oder im Bekanntenkreis nach geprüften Personal Trainern in Ihrer Umgebung. So ein Trainer kann Ihnen ein ganz individuell auf Ihre Bedürfnisse zugeschnittenes Trainingspaket schnüren und begleitet Sie vom Start an auf dem Weg zurück zu sich selbst.

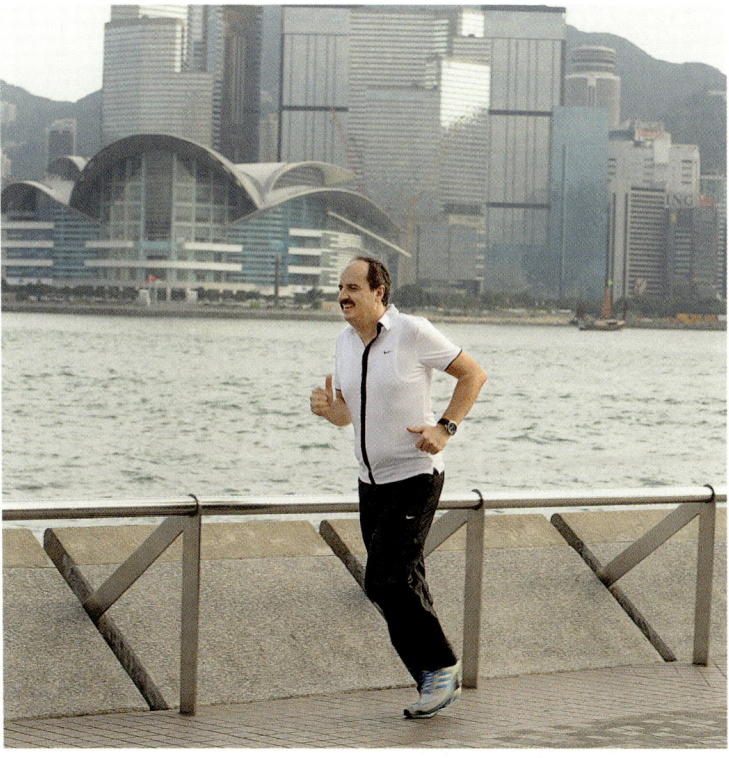

Jogging ist der ideale Sport für Menschen, die beruflich häufig unterwegs sind. Ob in Hongkong (oben) oder in Hamburg (Seite 133), Johann Lafer zieht seine Laufschuhe an und macht die Stadt zu seiner Sportarena!

131

Meine ganz persönlichen Lauferfahrungen

Am Anfang gab es Momente, da wurde der Lauftermin für mich regelrecht zur Qual. Das ging so weit, dass ich sauer auf meine Trainerin Frau Bopp wurde, die ja unerbittlich morgens klingelte, um mich zum Training abzuholen. Am liebsten wäre es mir oft gewesen, sie hätte mich einfach nur in Ruhe gelassen. Doch wenn sie mich dann auf ihre hartnäckige Art doch noch rumgekriegt und ich mich zum Training überwunden hatte, dann wurde ich reich belohnt – schon nach einer Viertelstunde stellten sich Gefühle des Glücks und der Leichtigkeit ein.

Es ist wunderschön, während des Laufens bewusst die Farben und die Stille der Natur wahrzunehmen. Für mich ist Bewegung in der Natur wie eine Meditation. Heute ist das Laufen nicht mehr Anstrengung, sondern mein einziger Entspannungstermin. Nach

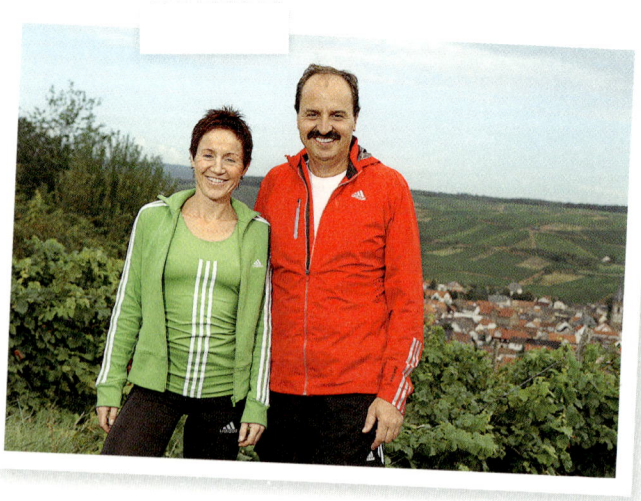

dem Laufen gehe ich so-
fort zur Tagesordnung über.
Trotzdem geht es mir heute
wesentlich besser als in der
Zeit ohne Jogging.

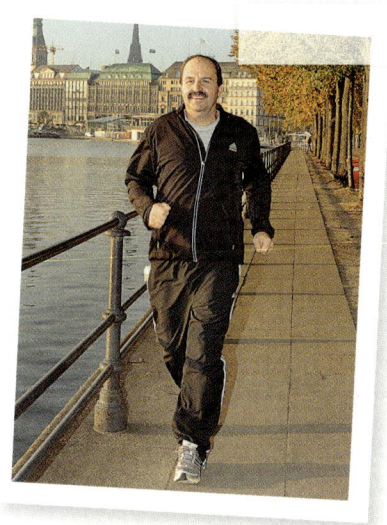

Seit ich regelmäßig Sport
treibe, bin ich insgesamt
wieder wesentlich zufrie-
dener. Ich schlafe besser,
und auch im Alltag bin ich
belastbarer. Der zusätzliche Termin mit mir selbst
hat mir also nicht noch
mehr Stress gemacht –
wie ich zunächst befürch-
tet hatte –, sondern mir Kraft geschenkt.

Heute laufe ich morgens regelmäßig, auch wenn ich unterwegs
bin – etwa in Hamburg zu Filmaufnahmen.

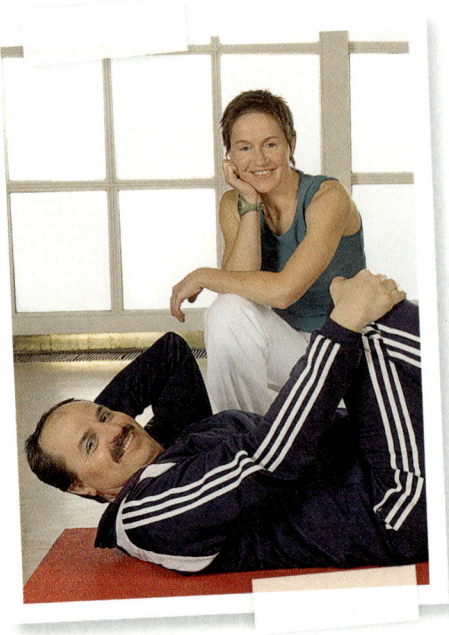

>> Gymnastik hielt
ich immer für
Seniorensport!
Von wegen:
Da steckt viel
Power drin. <<

Lafers Kraftübungen

Zur Kräftigung der Muskulatur und zur allgemeinen Mobilisation nach dem Ausdauertraining stellte Simone Bopp für Johann Lafer die folgenden elf Übungen zusammen. Diese Kraftübungen können nach einer kurzen Aufwärmeinheit trainiert werden. Johann Lafer hat diese Trainingseinheit so oft wie möglich an das Ausdauertraining angeschlossen.

Wenn Sie die hier vorgestellen Übungen regelmäßig durchführen, wird der gesamte Bewegungsapparat gestärkt. Gleichzeitig sind die Kraftübungen auch für den gezielten Aufbau von Muskulatur geeignet. Ein Mehr an Muskulatur hat einen durchaus erwünschten Nebeneffekt: Eine kräftige Muskulatur steigert auf lange Sicht den Grundumsatz und die Stoffwechselleistung Ihres Körpers, wodurch auch Ihr Energieverbrauch erhöht wird. Jedes

Profitipps fürs Krafttraining

1. Tragen Sie bequeme Sportkleidung, und üben Sie auf einer rutschfesten Unterlage oder Yogamatte.

2. Besorgen Sie sich ein Thera-Band oder ein anderes elastisches reißfestes Trainingsseil aus Gummi.

3. Lesen Sie die Übungsbeschreibungen, und sehen Sie sich die Bilder zu den Übungen genau an, bevor Sie das Krafttraining aufnehmen. Spielen Sie jede Übung zuvor einmal im Kopf durch.

4. Essen Sie nicht vor dem Krafttraining. Idealerweise liegt die letzte Mahlzeit vor dem Sport 1 ½ Stunden zurück. Das gilt ebenfalls für das Ausdauertraining.

5. Führen Sie pro Übung immer die angegebenen Sätze und Wiederholungen durch.

6. Achten Sie während der Übungen auf eine entspannte, gleichmäßige Atmung. Mit der Anspannung der Muskeln ausatmen, mit der Entspannung einatmen.

Kilogramm Muskeln verbrennt allein 50 Kalorien am Tag, und das sogar während Sie sitzen oder schlafen. Nicht zu vergessen: Krafttraining sorgt für eine straffere Körpersilhouette und einen starken Rücken – schon allein dadurch treten Sie stärker und sicherer auf.

Doch keine Sorge vor unerwünschten Muskelpaketen! Alle Übungen liegen absolut im Gesundheitsbereich – es wird ausschließlich mit dem Eigengewicht des Körpers und einmal mit einem Thera-Band oder Expander gearbeitet.

Dehnungsübungen

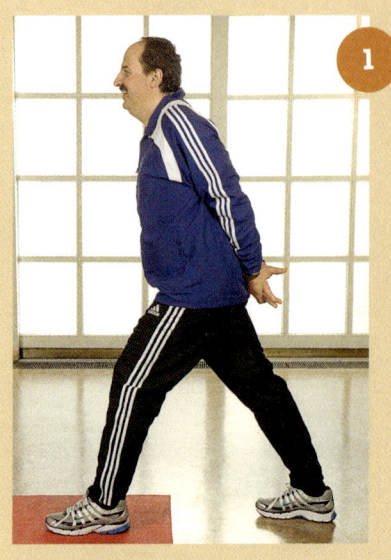

Wadendehnung

Diese Übung dient der Dehnung der Wadenmuskulatur nach dem Ausdauertraining.

1. Heben Sie das Brustbein, der Blick ist nach vorne gerichtet, der Oberkörper gerade. Machen Sie nun mit dem linken Bein einen Ausfallschritt nach vorne, und belasten Sie dabei beide Beine gleichmäßig.

2. Die Hände liegen locker verschränkt hinter dem Rücken. Halten Sie die Position sieben Atemzüge lang, und wechseln Sie dann die Seite (rechtes Bein).

Jede Seite kommt einmal dran.

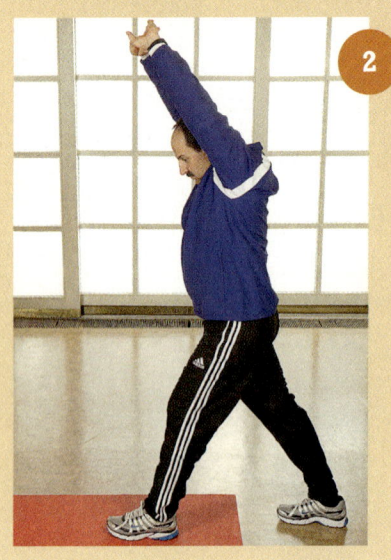

Ganzkörperdehnung

Mit dieser Übung dehnen Sie neben der Wadenmuskulatur auch die Muskulatur der Arme. Zudem stabilisiert sie den Oberkörper und fördert eine aufrechte Haltung.

1. Heben Sie das Brustbein, der Blick ist nach vorne gerichtet, der Oberkörper bleibt gerade. Machen Sie nun mit dem linken Bein einen Ausfallschritt nach vorne, und belasten Sie dabei beide Beine gleichmäßig.

2. Verschränken Sie die Hände, und führen Sie die Arme nun nach vorne und über den Kopf. Halten Sie die Position sieben Atemzüge lang, und wechseln Sie dann die Seite (rechtes Bein).

Jede Seite kommt einmal dran.

Mobilisationsübungen

Oberkörpermobilisation

Mit dieser Übung mobilisieren Sie die Schultern, den Nacken und den gesamten Rücken.

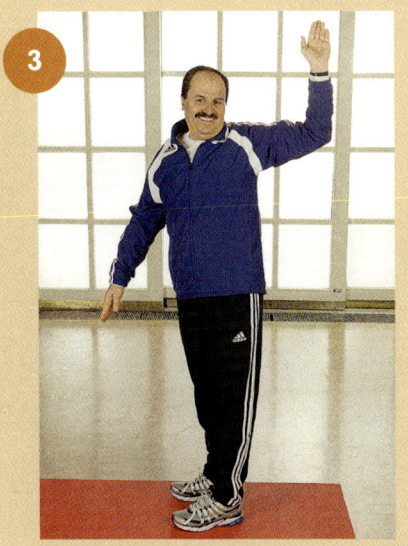

1. Stellen Sie sich aufrecht hin, die Beine knapp hüftbreit auseinander. Die Knie bleiben leicht gebeugt und sind nicht durchgestreckt. Beide Arme hängen seitlich locker herab.

2. Führen Sie nun den linken, leicht gebeugten Arm nach oben, hinten und wieder nach vorne, dann dieselbe Bewegung mit dem rechten Arm. Schauen sie dabei der jeweiligen Hand hinterher, der Oberkörper dreht sich so leicht mit.

Immer im Wechsel, jede Seite 5–7-mal.

Krokodil

Diese Übung stammt aus dem klassischen Hatha-Yoga. Sie mobilisiert den Rücken, entspannt Schultern und Nacken, öffnet den Brustkorb und fördert zugleich die tiefe Atmung.

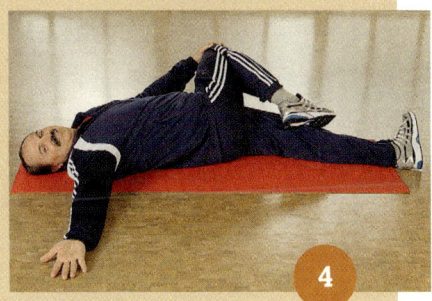

1. Begeben Sie sich in Rückenlage, und legen sie die Arme in Schulterhöhe nach außen ab. Ziehen Sie das rechte Bein mit dem linken Arm Richtung Brustkorb, sodass die Ferse das Knie des gestreckten Beines berührt.

2. Ziehen sie das angewinkelte Bein nun am Knie nach links über das gestreckte Bein Richtung Boden. Der Kopf dreht sich nach rechts, der Blick ist auf die rechte Hand gerichtet. Der rechte, ausgestreckte Arm und die rechte Schulter bleiben dabei in Bodenkontakt.

Etwa zehn tiefe Atemzüge lang halten. Dann ist die andere Seite dran.

Kräftigung der Bauchmuskulatur

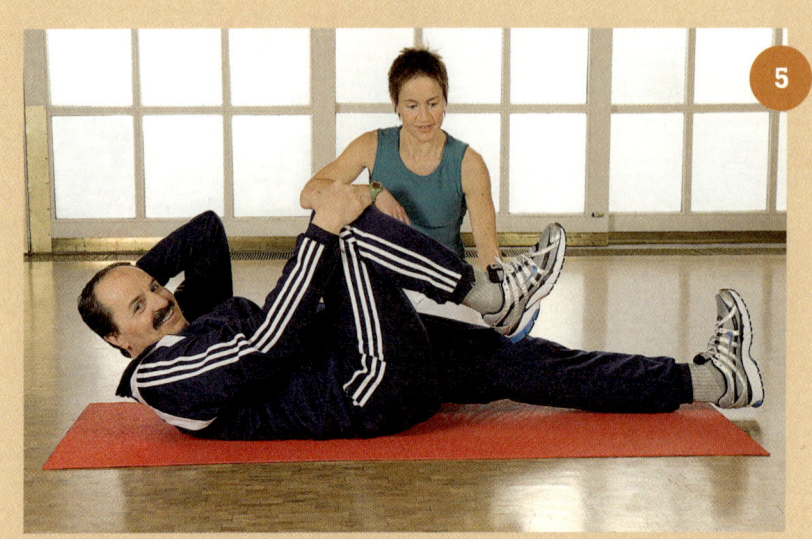

Käfer

Mit dieser Übung kräftigen Sie Ihre Bauchmuskulatur. Gleichzeitig werden die Hüftgelenke mobilisiert und die Hüftbeuger gedehnt.

1. Legen Sie sich zunächst lang auf den Rücken. Die Beine sind leicht geöffnet, die Arme liegen locker neben dem Oberkörper. Ihr Blick ist nach oben zur Decke gerichtet. Die linke Hand liegt locker im Nacken.

2. Richten Sie nun Ihren Oberkörper auf, indem Sie ihren Bauchnabel nach innen ziehen, Ihre linke Schulter löst sich dabei von der Unterlage. Die Kraft kommt allein aus der Bauchmuskulatur. Atmen Sie bei der Kontraktion der Bauchmuskeln aus. Heben Sie gleichzeitig das rechte Bein, und ziehen Sie mit dem rechten Arm das Knie heran.

3. Mit dem Einatmen gehen Sie wieder in die Ausgangsposition (1) zurück und wechseln die Seite.

Jede Seite 10-mal.

Kräftigung für Rücken und Beine

Schulterbrücke (Level 1)

Die Übung kräftigt die Beine und den Rücken. Sie öffnet den Brustkorb und fördert die tiefe Atmung.

1. Setzen Sie in Rückenlage beide Füße flach, hüftbreit und parallel zueinander auf den Boden, sodass die Fersen genau unterhalb der Kniekehlen sind. Drücken Sie nun Ihr Gesäß und Ihr Becken Richtung Decke. Ihr Körper bildet jetzt von den Schultern bis zu den Knien eine schiefe Ebene. Schultern und Arme liegen flach auf dem Boden.

2. Drücken Sie sich nun bewusst mit den Händen und Armen, aber auch mit

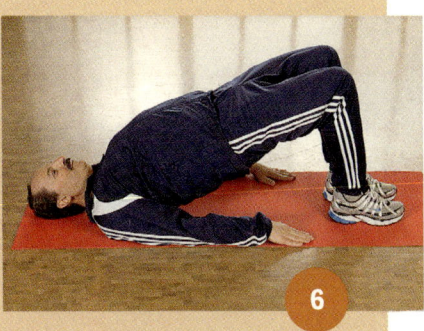

den Füßen, in den Boden. Schieben Sie das Brustbein dabei in Richtung Kinn.

Halten Sie diese Position zehn entspannte Atemzüge lang.

Schulterbrücke (Level 2)

Bei der Schulterbrücke mit Einbeinstand wird der Krafteinsatz noch einmal deutlich erhöht.

1. Setzen Sie die Beine in Rückenlage wieder so auf, dass die Füße hüftbreit und parallel zueinander dicht vor dem Becken stehen. Heben Sie langsam das Becken, bis Ihr Körper von den Schultern bis zu den Knien erneut eine schiefe Ebene bildet.

2. Strecken Sie nun das rechte Bein und die Zehenspitzen in Verlängerung dieser Ebene aus. Halten Sie die Position fünf bis zehn Atemzüge lang. Anschließend stellen Sie das ausgestreckte Bein wieder ab, bevor Sie

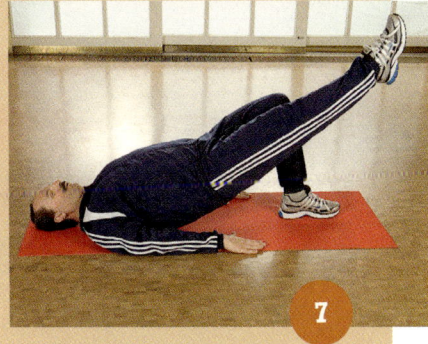

auch den Rücken ablegen. Nun ist das linke Bein dran.

Halten Sie jede Seite einmal fünf bis zehn entspannte Atemzüge lang.

139

Kräftigung für Brust, Schultern und Arme

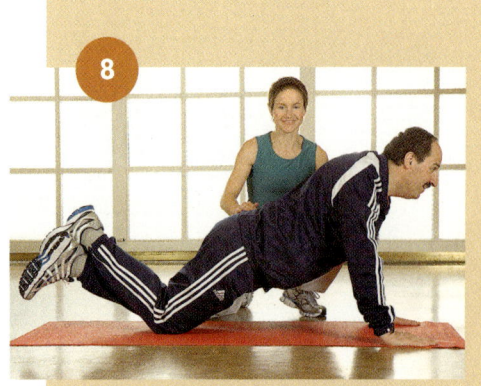

8

Ausgangsposition: Achten Sie darauf, dass Ihr Gewicht auf den Oberschenkeln ruht – nicht auf den Kniegelenken.

Halber Liegestütz

Der halbe Liegestütz ist die Vorübung für den klassischen Liegestütz (bei dem nur die Fußspitzen und die Handflächen aufliegen und der gesamte Körper brettgerade und vollständig gestreckt ist). Sie kräftigen damit die Armstreckmuskulatur sowie die Brust- und Schultermuskulatur.

1. Sie befinden sich im Vierfüßlerstand: die Füße locker überkreuzen und nun mit den Händen nach vorne wandern, bis Kopf, Nacken, Rumpf und Oberschenkel eine Gerade bilden. Die Hände liegen etwas mehr als schulterbreit geöffnet knapp unterhalb der Schulterachse, die Fingerspitzen zeigen nach vorne, die Arme sind leicht gebeugt.

2. Beugen Sie nun mit dem Einatmen die Arme und lassen den geraden Rumpf bis unmittelbar vor dem Boden absinken. Während der gesamten Übung bilden Kopf und Nacken mit dem Rücken eine gerade Linie. Das Kinn leicht zur Brust ziehen, den Brustkorb aufrichten. Dann drücken Sie Ihren Rumpf mit dem Ausatmen wieder hoch, ohne die Ellbogen ganz durchzustrecken.

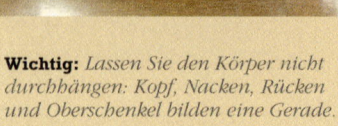

Wichtig: Lassen Sie den Körper nicht durchhängen: Kopf, Nacken, Rücken und Oberschenkel bilden eine Gerade.

Führen Sie zu Beginn 3-mal 5 – 12 Wiederholungen durch.

Ganzkörperkräftigung

Unterarmstütz

Eine hervorragende Kräftigungs-
übung für den ganzen Körper und die
Ausgangsübung für eine ganze Reihe
anderer Stabilisationsübungen.

1. Begeben Sie sich aus der Bauchla-
ge in den Unterarmstütz. Schulter und
Ellbogen bilden dabei eine senkrechte
Achse. Kopf, Nacken und Wirbelsäule
bilden eine Linie. Die Blickrichtung
zeigt nach unten.

2. Stemmen Sie jetzt die Zehen in den
Boden, und heben Sie beim Ausatmen
Knie, Becken und Rumpf in einer Linie
vom Boden ab. Ziehen Sie den Bauch
ein, und halten Sie die Körperspan-
nung zehn Atemzüge lang.

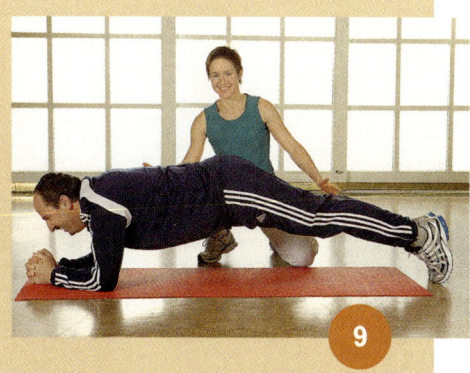

**Wiederholen Sie die Übung 3-mal,
und pausieren Sie so lange, bis sich
Puls und Atem beruhigt haben.**

Seitstütz

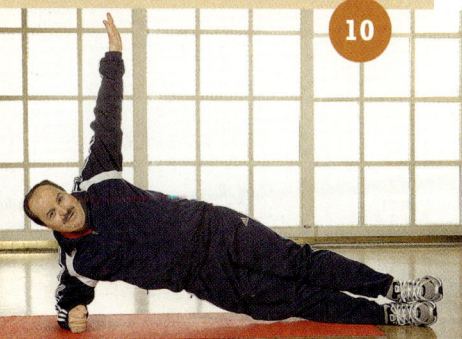

Die Ganzkörperübung wird aus dem
Unterarmstütz heraus aufgebaut. Dabei wird die Schultermuskulatur und
die seitliche Rumpfmuskulatur am
stärksten beansprucht und gekräftigt.

1. Aus dem Unterarmstütz den
Körper gestreckt zur Seite drehen,
den Gegenarm nach oben Richtung
Decke strecken und wenn möglich zur
erhobenen Hand blicken. Achten Sie
darauf, dass Ihre Füße übereinander
liegen und dass der obere Rücken,
Nacken und Hals entspannt bleiben.

2. Anfänger halten die Position
3 – 10 Atemzüge lang. Dann über
den Unterarmstütz zur anderen Seite
wechseln. Geübte legen den Körper

beim Wechsel nicht ab. Wichtig: dabei
die Ganzkörperspannung durchgehend
halten.

**Zu Beginn jede Seite 1-mal für
3 – 10 Atemzüge halten.**

141

Kräftigung für Arme und oberen Rücken

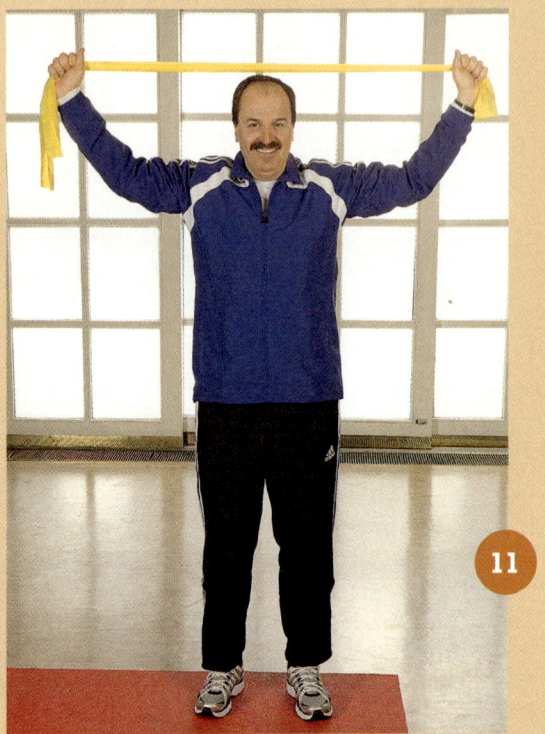

Bei dieser Übung spannen Sie ein Thera-Band mit beiden Händen. Sie trainiert Arme und den oberen Rücken und fördert die Aufrichtung im Brustkorb.

1. Beide Beine stehen hüftbreit auseinander, die Füße parallel zueinander, die Knie sind leicht gebeugt. Führen Sie die Arme vor dem Oberkörper nach oben, und ziehen Sie das Thera-Band dabei fest auseinander.

2. Beugen sie die Arme, und ziehen sie die Ellbogen nach unten, bis die Hände in Schulterhöhe sind. Mit dem Einatmen wieder nach oben und auch dort die Spannung auf dem Band halten. Ziehen sie während der ganzen Übung den Bauch leicht ein.

20- bis 25-mal.

Ebenso wie beim Ausdauertraining gilt auch für das Krafttraining: Nur nicht übertreiben! Erfolgreich ist ein Krafttraining nur dann, wenn Sie Ihre Leistung langsam steigern. Ganz besonders wichtig ist es, Phasen des Trainings und der Erholung abzuwechseln. Am besten pausieren Sie nach einem Krafttraining 48 Stunden. So können sich neue Muskelzellen bilden.

Noch ein Tipp zur Atmung

Mit der richtigen Atmung unterstützen Sie Ihre Muskeln bei der Arbeit. Die Übungen werden intensiver und kontrollierter, wenn Sie mit der Bewegung atmen. So geht's: Werden die Muskeln angespannt, also belastet, atmen Sie aus. Das fördert den gleichmäßigen Bewegungsfluss und ermöglicht Ihnen eine bessere Konzentration auf die Muskulatur.

Wie es mir mit der Gymnastik ging

Ausdauersportarten machten mir im Prinzip schon immer Spaß. Gymnastik dagegen war für mich zu Beginn eine langweilige Geschichte für ältere Herrschaften. Die Untersuchungsergebnisse (orthopädischer Befund und Muskelfunktionstest) von Dr. Stening hatten mir aber ganz deutlich vor Augen geführt, dass ich dringend etwas unternehmen musste. Also ging ich tapfer zu meinen ersten Gymnastikstunden. Es musste einfach sein.

Ich merke mittlerweile, dass mir die Übungen wirklich guttun und mich bei meiner täglichen Arbeit unterstützen – im wahrsten Sinne des Wortes. Da ich viel stehen muss und häufig gebückt arbeite, ist es wichtig, dass meine Bauch- und Rückenmuskulatur gestärkt werden.

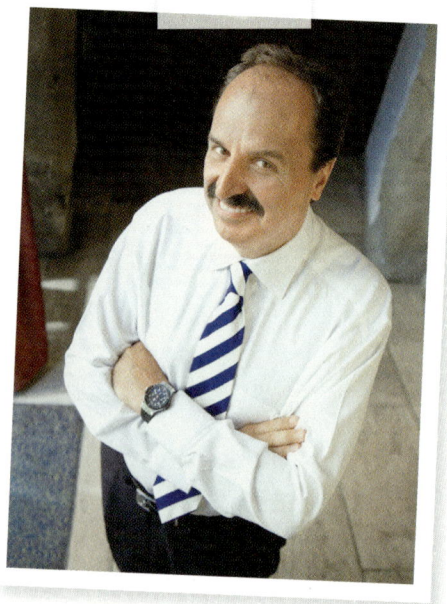

Auch die Dehnübungen helfen mir dabei, mich zu entspannen. Sie sind eine Wohltat zur Entlastung meiner Gelenke, und ich kann noch besser abschalten.

Früher konnte ich mit Yoga überhaupt nichts anfangen. Heute bin ich richtig begeistert. Mithilfe der Yoga-Asanas habe ich wieder gelernt, besser zu atmen und in mich hineinzuspüren. Übrigens: Meine Lieblingsübungen bei der Gymnastik sind mittlerweile die Liegestütze. An ihnen bin ich zu Beginn schier verzweifelt, weil ich überhaupt keine Kraft mehr hatte.

Ziel erreicht!

Im Dezember 2008 hat es Johann Lafer geschafft: 15 Kilo weniger auf der Waage. Die Blutwerte zeigen eine weitere positive Entwicklung auf: Sein HDL-Cholesterin (das gute!) ist mit 82,2 mg/dl deutlich über den empfohlenen 40 mg/dl. Gratulation!

Gewicht: **91 kg**

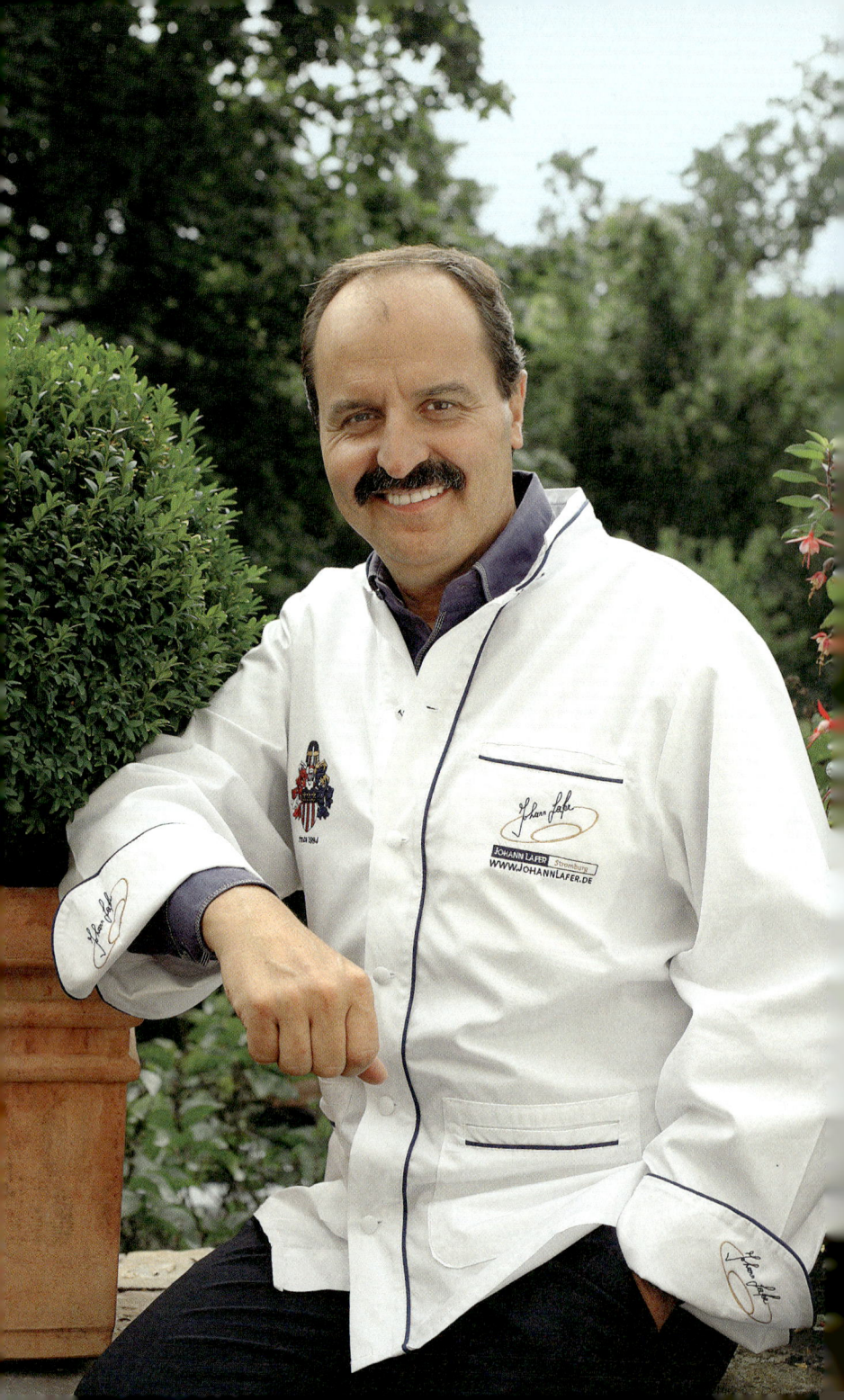

Lafers Rezepte

Es war schon etwas Besonderes, nach dem
Schlank-im-Schlaf-Konzept leckere Genießer-
rezepte für jede Tageszeit zu kreieren. Als ich
aber am eigenen Leib spürte, wie gut mir die
Insulin-Trennkost tat, fielen mir die Ideen nur
so zu. Probieren Sie es selbst!

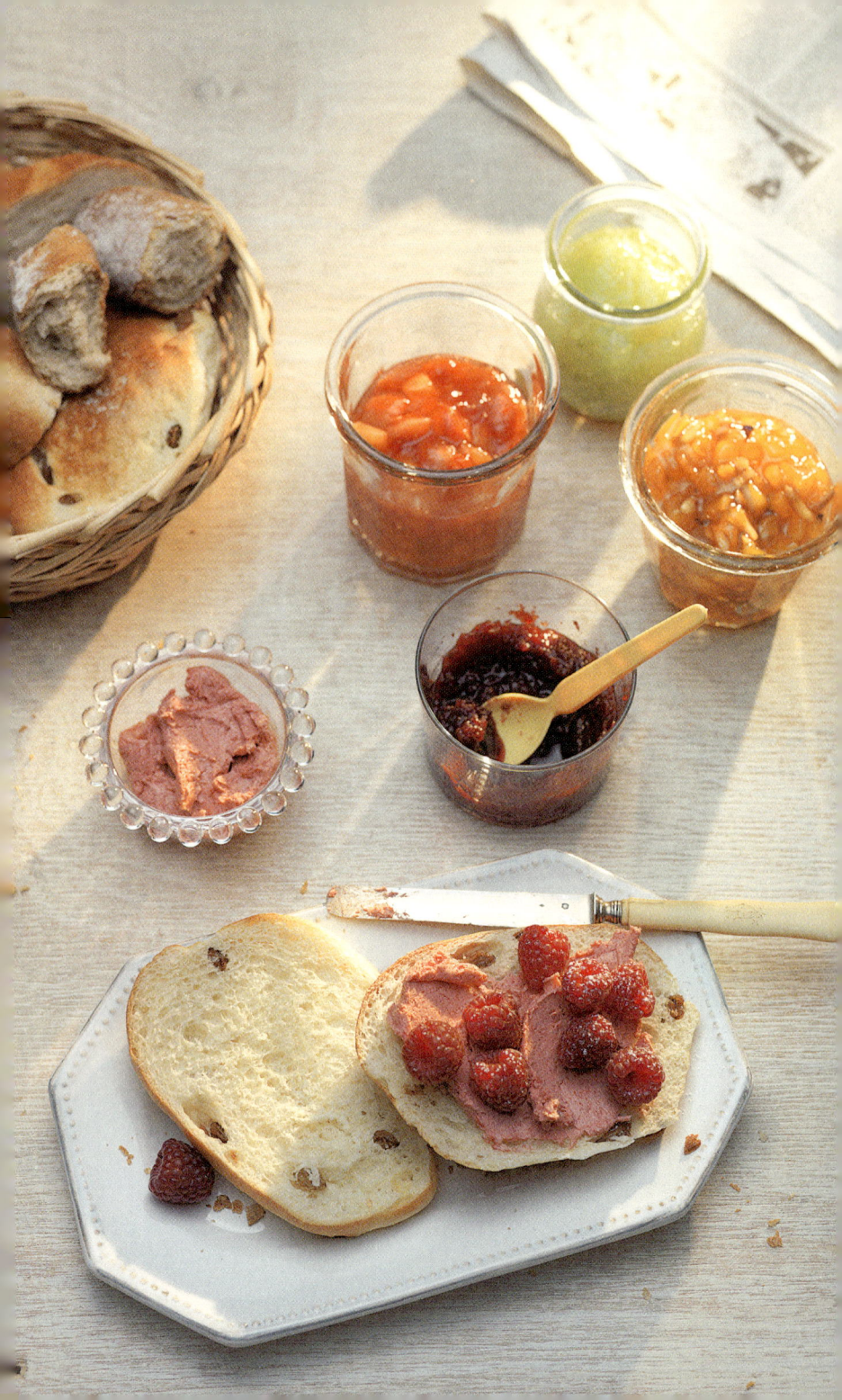

Drei Mahlzeiten machen schlank und satt

Frühstück, Mittag, Abendessen – drei Mahlzeiten pro Tag können Sie genießen, wenn Sie sich nach dem Schlank-im-Schlaf-Prinzip ernähren wollen. Johann Lafer hat exklusiv für sich und für Sie neue Rezepte entwickelt, die dem Insulin-Ernährungsplan Rechnung tragen und gleichzeitig allerhöchsten Gourmetansprüchen gerecht werden. Doch nicht nur das: Die meisten Rezepte sind schnell und einfach nachzukochen, einige Delikatessen können Sie aber auch vorbereiten und einige Zeit aufbewahren.

Das Frühstück der Insulin-Trennkost lässt kaum Wünsche offen, denn es ist sehr reichhaltig. Die Rezepte hierfür finden Sie auf den Seiten 150 bis 167.

Mittags tanken Sie Kraft durch Kohlenhydrate und Eiweiß. Probieren Sie Johann Lafers Mischkost-Rezepte von Seite 169 bis 213. Sogar Desserts sind hier erlaubt.

Abends kommt dann Eiweiß ins Spiel. So steht dem nächtlichen Fettabbau nichts mehr im Weg. Dass man auch ohne Sättigungsbeilagen wie Kartoffeln, Nudeln, Reis oder Getreide herrliche kulinarische Highlights zaubern kann, beweist der Autor dieses Buches. Probieren Sie dazu einfach die Rezepte von Seite 215 bis 258 aus – damit das Abnehmen im Schlaf Wirklichkeit werden kann.

Sofern nichts anderes angegeben ist, sind die Zutaten für alle Rezepte immer für zwei Portionen beziehungsweise Personen bemessen.

Erdbeer-Melonen-Kompott

ZUTATEN
für 2–3 Portionen

150 g reife Erdbeeren
¼ reife Honigmelone
50 g Gelierzucker 1:3
Saft von 1 Zitrone
(Foto S. 148: links oben)

1 Erdbeeren waschen, putzen und in Stücke schneiden. Melone halbieren, Kerne mit einem Löffel auskratzen. Eine Melonenhälfte schälen, noch mal halbieren und in Würfel schneiden.

2 Erdbeer- und Melonenstücke zusammen mit Gelierzucker und Zitronensaft in einen Topf geben und bei mittlerer Hitze etwa 5 Minuten köcheln lassen.

3 Anschließend das Kompott in eine Schüssel umfüllen und im Kühlschrank erkalten lassen.

Zubereitung: ca. 15 Min. + 2 Std. Abkühlzeit,
pro EL: KH: 7 g | E: 0 g | F: 0 g | kcal: 30

MEIN TIPP

Marmeladen kann man wunderbar auf Vorrat machen. In sterilisierte Einmachgläser gefüllt, halten sie sich gut verschlossen mehrere Wochen. Nach dem Öffnen Marmelade im Kühlschrank aufbewahren.

Süß-scharfe Chili-Kirsch-Marmelade

ZUTATEN
für etwa 2 Gläser à 200 g

400 g TK-Kirschen (aufgetaut)
1 kleine rote Chilischote
1 Msp. Zimt
100 g Gelierzucker 1:3
(Foto S. 148: rechts unten)

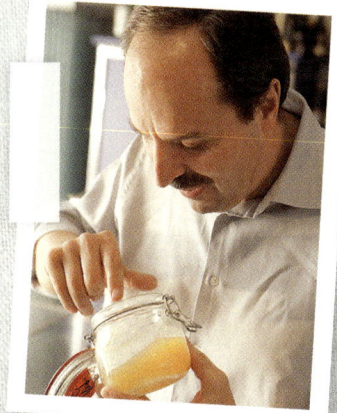

1 Kirschen in einem Mixer fein pürieren. Chilischote halbieren, Kerne entfernen. Chilihälften fein würfeln und mit Zimt, Gelierzucker und Kirschpüree in einen Topf geben.

2 Das Ganze etwa 5 Minuten sprudelnd kochen lassen. Dabei gelegentlich umrühren.

3 Marmelade noch heiß in Gläser füllen und im Kühlschrank auskühlen lassen.

Zubereitung: ca. 10 Min. + 2 Std. Abkühlzeit,
pro EL: KH: 6 g | E: 0 g | F: 0 g | kcal: 26

Fruchtig-grüner Apfelaufstrich

ZUTATEN
für etwa 2 Gläser à 150 g

2 Äpfel (Granny Smith)
½ TL Ascorbinsäure
   (Vitamin-C-Pulver)
125 g Gelierzucker für
Fruchtaufstrich ohne Kochen
(Foto S. 148: oben)

1 Äpfel waschen, Kerngehäuse entfernen. Äpfel in Stücke schneiden und mit dem Gelierzucker und der Ascorbinsäure in einem Mixer sehr fein pürieren.

2 Das Apfelpüree in zwei Gläser abfüllen. Es kann im Kühlschrank etwa 1 Woche aufbewahrt werden.

Zubereitung: ca. 10 Min., pro EL: KH: 8 g | E: 0 g | F: 0 g | kcal: 32

Himbeer-Kokos-Creme

ZUTATEN
für 2–3 Portionen

100 g frische Himbeeren
100 g weiche Butter (fettreduziert)
2 EL Kokossirup
(Foto S. 148: links unten)

1 Himbeeren in einem Mixer fein pürieren.

2 Mit dem Schneebesen die weiche Butter mit dem Kokossirup in einer Schüssel gründlich verrühren. Dabei nach und nach das Himbeerpüree zufügen.

Zubereitung: ca. 10 Min., pro EL: KH: 3 g | E: 1 g | F: 4 g | kcal: 49

Aprikosen-Rosmarin-Marmelade mit Mandeln

ZUTATEN
für etwa 2 Gläser à 200 g

300 g reife Aprikosen
2 Rosmarinzweige
Saft von 1 Zitrone
2 EL geröstete Mandelsplitter
125 g Gelierzucker 1:2
(Foto S. 148: rechts oben)

1 Aprikosen waschen, halbieren und entkernen. Hälften klein würfeln und mit Rosmarin, Zitronensaft, Mandeln und Gelierzucker in einen Topf geben.

2 Das Ganze etwa 5 Minuten sprudelnd kochen lassen. Dabei gelegentlich umrühren. Rosmarinzweige entfernen, Marmelade noch heiß in Gläser füllen und im Kühlschrank auskühlen lassen.

Zubereitung: ca. 15 Min. + 2 Std. Abkühlzeit,
pro EL: KH: 7 g | E: 0 g | F: 1 g | kcal: 32

 **SCHLANK-IM-SCHLAF-INFO**

Die süßen und herzhaften Brotaufstriche auf diesen und den folgenden Seiten können Sie mit Ihren Lieblingsbrotsorten nach dem Frühstücks-Baukasten-Prinzip *(siehe Seite 115)* ganz nach Belieben kombinieren.

Möhren-Minz-Tartar

Bei diesem Brotaufstrich harmoniert die Süße der Möhren wunderbar mit der Frische der Minze. Als Unterlage eignen sich Knäckebrot oder ein gutes Vollkornbrot.

ZUTATEN
für 3–4 Portionen

200 g Möhren
10 g Ingwer
1 kleine Orange
1 EL Rapsöl
1 TL Zucker
100 ml Möhrensaft, 100 %
2 Stiele frische Minze
Salz, Cayennepfeffer
(Foto S. 156: rechts)

1 Möhren und Ingwer schälen. Möhren in dünne Scheiben schneiden, Ingwer fein würfeln. Orange waschen, Schale abreiben, Frucht auspressen und den Saft beiseitestellen.

2 Möhrenscheiben mit gewürfeltem Ingwer und geriebener Orangenschale 2–3 Minuten in heißem Öl anschwitzen und mit Zucker bestreuen. Möhren etwas karamellisieren, dann mit Orangen- und Möhrensaft ablöschen. Hitze reduzieren.

3 Möhrenmischung in etwa 10–15 Minuten weich garen. Dabei gelegentlich umrühren. Es sollte zum Schluss nur noch sehr wenig Flüssigkeit vorhanden sein. Abkühlen lassen.

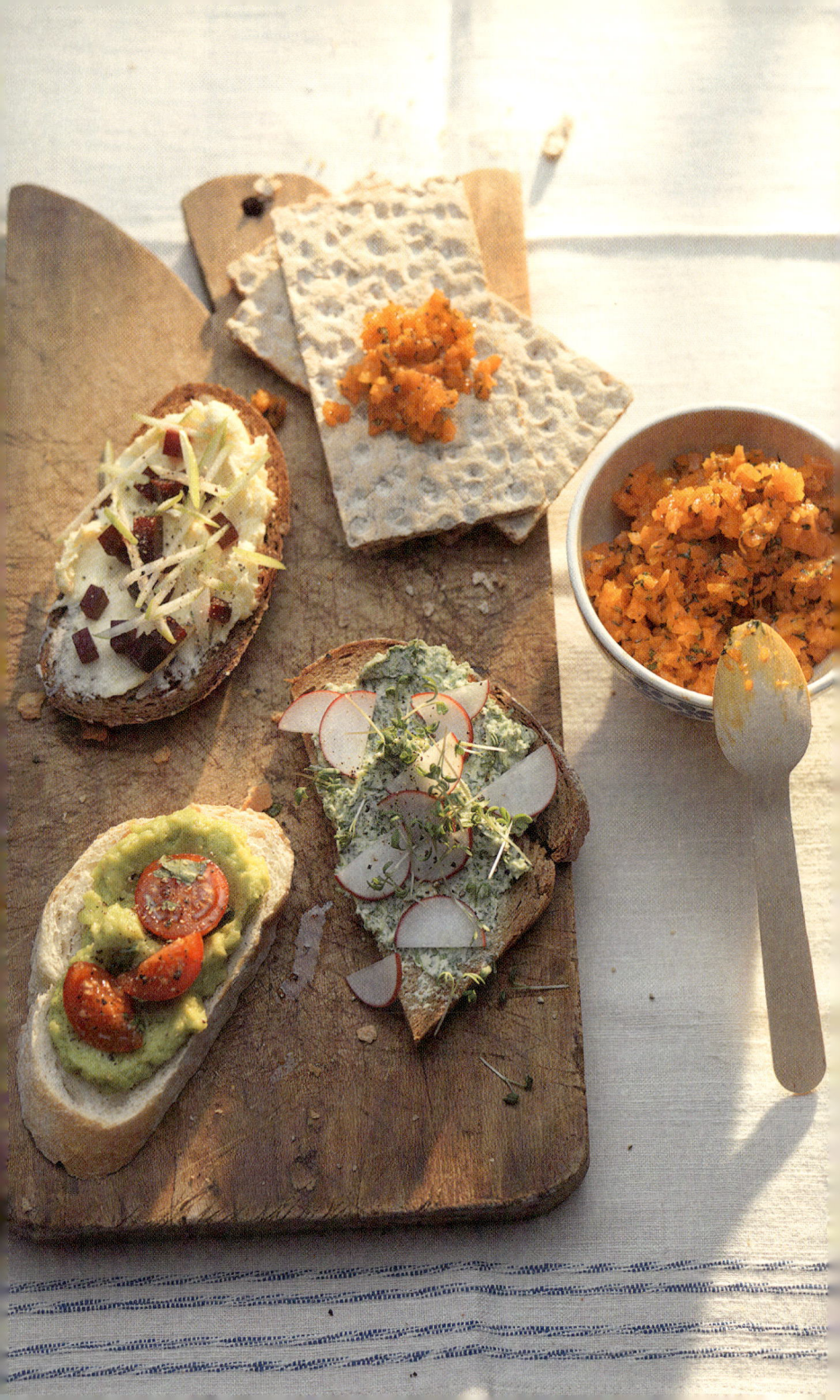

4 Minze abbrausen, trocken schütteln, Blätter abzupfen
und fein hacken. Möhrenmischung ebenfalls fein hacken.
Minze untermischen, Tartar mit Salz und Cayennepfeffer
würzig abschmecken.

Zubereitung: ca. 30 Min. + 1 Std. Abkühlzeit,
pro EL: KH: 1 g I E: 0 g I F: 0,5 g I kcal: 9

MEIN TIPP

Noch aromatischer wird das Tartar,
wenn Sie eine halbe klein gehackte
Chilischote mit den Möhren anschwitzen.
Eine raffinierte Note bekommt man durch
eine Prise Zimt.

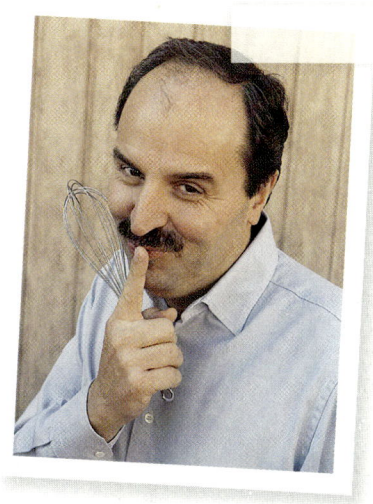

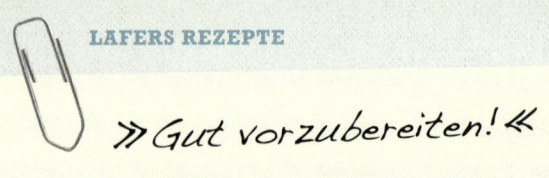

>> *Gut vorzubereiten!* <<

Meerrettich-Butter, Rote Bete & Apfel

ZUTATEN
für 4 Brote

50 g Butter (fettreduziert)
2 TL Meerrettich aus dem Glas
Salz, Pfeffer
Saft von ½ Zitrone
1 kleiner säuerlicher Apfel,
    z. B. Granny Smith
½ kleine Rote-Bete-Knolle, gekocht
1 EL Rapsöl
(Foto S. 156: links oben)

1 Butter mit dem Meerrettich glatt rühren. Dann mit Salz, Pfeffer und etwas Zitronensaft abschmecken.

2 Apfel waschen, entkernen und in feine Streifen schneiden oder klein würfeln. Rote Bete ebenfalls klein würfeln. Beides zusammen mit Rapsöl mischen und mit Salz und Pfeffer würzen.

3 Brot großzügig mit Meerrettich-Butter bestreichen und auf jede Brotscheibe etwas von der Rote-Bete-Apfel-Mischung verteilen.

Zubereitung: ca. 15 Min., pro EL: KH: 2 g | E: 0 g | F: 2 g | kcal: 26

Avocado-Creme & Tomaten

ZUTATEN
für 4 Brote

1 reife Avocado

2 EL Olivenöl

Saft von ½ Limette

Salz, Cayennepfeffer

6–8 kleine Cocktailtomaten

(Foto S. 156: links unten)

1 Avocado halbieren, Kern entfernen und das Fruchtfleisch herauskratzen. Avocadofleisch zusammen mit Olivenöl und Limettensaft in einen Mixer geben und zu einer feinen Creme pürieren. Creme mit Salz und Cayennepfeffer kräftig abschmecken.

2 Tomaten putzen, waschen und halbieren.

3 Brotscheiben halbieren. Hälften mit der Avocadocreme bestreichen, mit Cocktailtomaten belegen und mit etwas Salz und Pfeffer würzen.

Zubereitung: ca. 5 Min., pro EL: KH: 0 g | E: 0 g | F: 4 g | kcal: 37

Gartenkräuter-Butter & Radieschen

Streichfette auf Brot oder Brötchen dienen als Insulinbremse.
Sie bilden eine Stärke-Fett-Emulsion im Darm, die viel langsamer
vom Körper aufgenommen wird.

ZUTATEN
für 4 Brote

50 g gemischte Gartenkräuter (Petersilie, Kerbel, Schnittlauch, Dill, Estragon)
2 EL Crème fine
½ TL Senf
Saft von ½ Zitrone
50 g weiche Butter (fettreduziert)
Salz, Cayennepfeffer
4 Radieschen
Kresse zum Bestreuen
(Foto S. 156: mitte)

1 Kräuter abbrausen und trocken schütteln. Blätter von den Stielen zupfen und mit Crème fine, Senf, Zitronensaft und weicher Butter in einen Mixer geben und fein pürieren.

2 Kräuterbutter mit Salz und Cayennepfeffer abschmecken. Brotscheiben großzügig mit der Butter bestreichen.

3 Radieschen putzen und in Scheiben schneiden. Bestrichene Brote damit belegen und mit Kresse bestreuen.

Zubereitung: ca. 15–20 Min., pro EL: KH: 1 g I E: 1 g I F: 3 g I kcal: 36

WARENKUNDE

Kräuter wie Petersilie, Kerbel und Schnittlauch enthalten ätherische Öle, die sich beim Erhitzen schnell verflüchtigen. Fügen Sie also beim Kochen diese frischen Kräuter erst ganz zum Schluss zu, wenn Sie den Geschmack erhalten wollen.

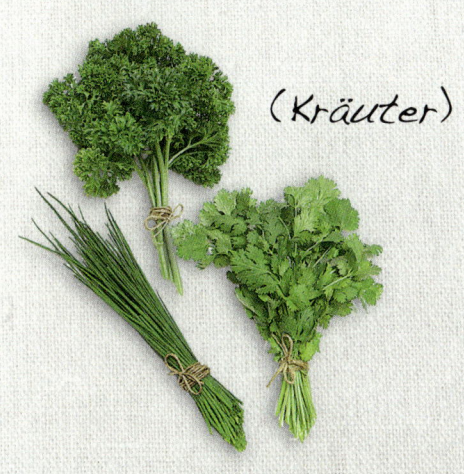

(Kräuter)

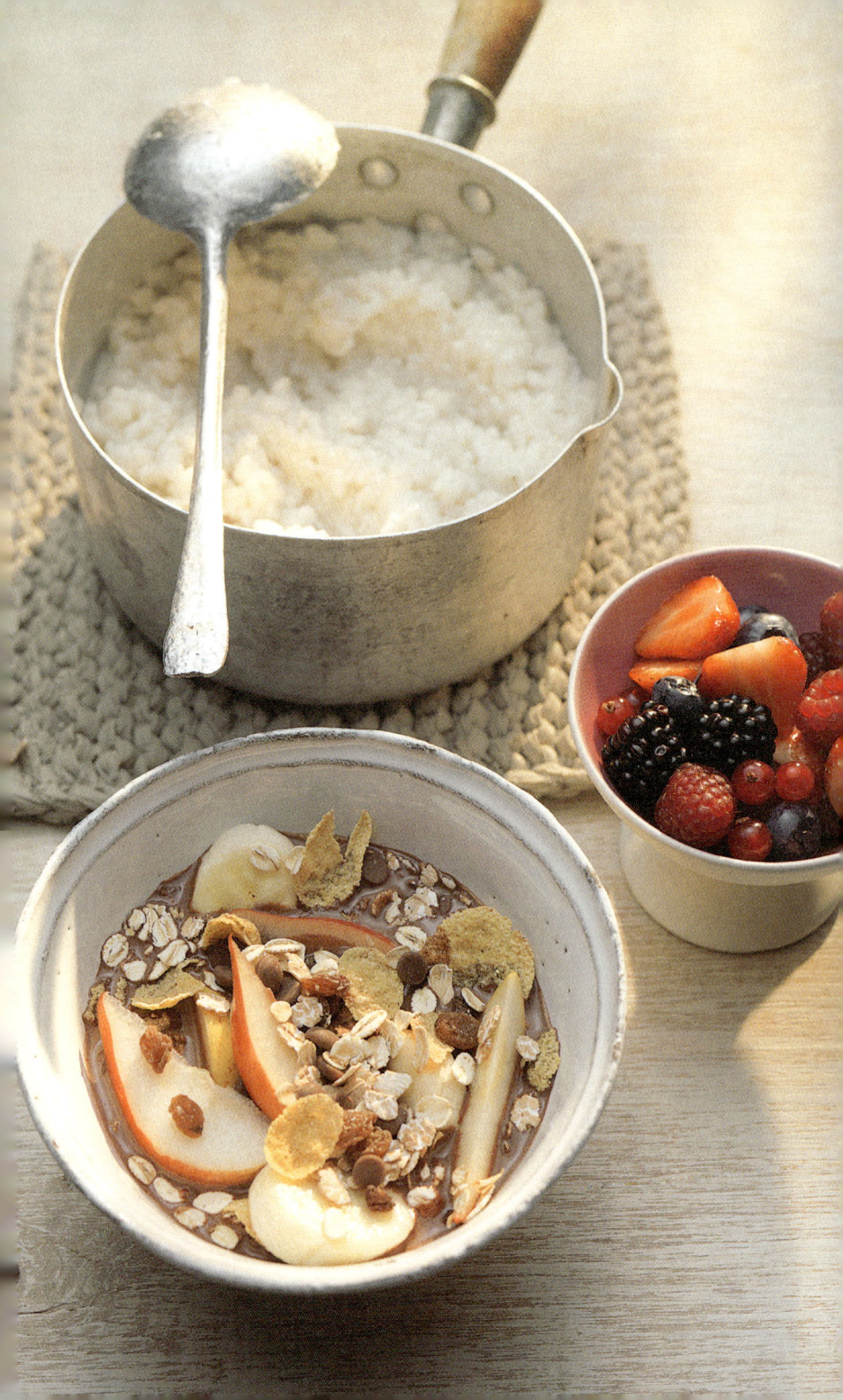

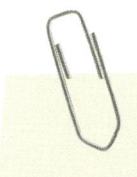

*»Frühstück für alle,
die es morgens süß mögen!«*

Kokosmilchreis mit Beerensalat

ZUTATEN

400 ml Kokosmilch

3 EL Kokossirup

100 g Milchreis

250 g gemischte Beeren (z. B. Erdbeeren, Himbeeren,
     Heidelbeeren oder Brombeeren)

Saft von 1 Limette

50 g Puderzucker

(Foto: oben und rechts)

1 Kokosmilch mit Kokossirup und Milchreis in einen Topf
   geben. Bei mittlerer Hitze den Reis unter häufigem Umrühren
   etwa 20 Minuten weich garen.

2 Inzwischen Beeren putzen und waschen. Erdbeeren je nach
   Größe halbieren oder vierteln. Beeren mit Limettensaft und
   Puderzucker marinieren.

3 Milchreis in Gläser oder tiefe Teller geben, Beerensalat darauf
   verteilen.

Zubereitung: ca. 25 Min., pro Portion: KH: 93 g | E: 6 g | F: 2 g | kcal: 412

Schoko-Rahmmüsli mit Birnen und Bananen

ZUTATEN

80 ml Sahne
2 EL Kakaopulver
1 Tüte Vanillezucker
frisch gepresster Saft von 2 Orangen
1 reife Birne
1 reife Banane
150 g Knuspermüsli
(Foto S. 162: unten)

1 Sahne mit Kakao und Vanillezucker erhitzen. Vom Herd ziehen, Orangensaft unterrühren. Erkalten lassen.

2 Inzwischen die Birne waschen, halbieren, Kerngehäuse entfernen. Birnenhälften in dünne Spalten schneiden. Banane pellen und in dünne Scheiben schneiden. Obst mit Müsli in tiefe Teller verteilen, Schoko-Rahm darübergießen.

Zubereitung: ca. 20 Min., pro Portion: KH: 83 g | E: 11 g | F: 21 g | kcal: 573

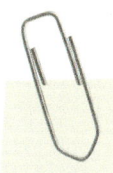

»Eine raffinierte Alternative zu Obstsalat!«

Marmorierter Bananen-Kirsch-Smoothie mit Vanille

ZUTATEN
für 2 Gläser

250 g entsteinte Kirschen
  (TK oder frisch)
1 EL Puderzucker
1 sehr reife Banane

Mark von 1 Vanilleschote
Saft von 1 Limette
150 ml Kokosmilch
(Foto S. 166: links)

1 Aufgetaute TK-Kirschen oder frische Kirschen mit Puderzucker in einen Mixer geben und sehr fein pürieren. Kirschpüree bis zur Hälfte in Gläser füllen.

2 Banane pellen, in Stücke schneiden und mit Vanillemark, Limettensaft und Kokosmilch in einen Mixer geben und ebenfalls fein pürieren.

3 Schaumigen Bananen-Vanille-Smoothie auf das Kirschpüree in die Gläser gießen und mit einem Löffel vorsichtig umrühren, sodass ein Marmormuster entsteht.

Zubereitung: ca. 10 Min., pro Glas: KH: 40 g | E: 2 g | F: 1 g | kcal: 182

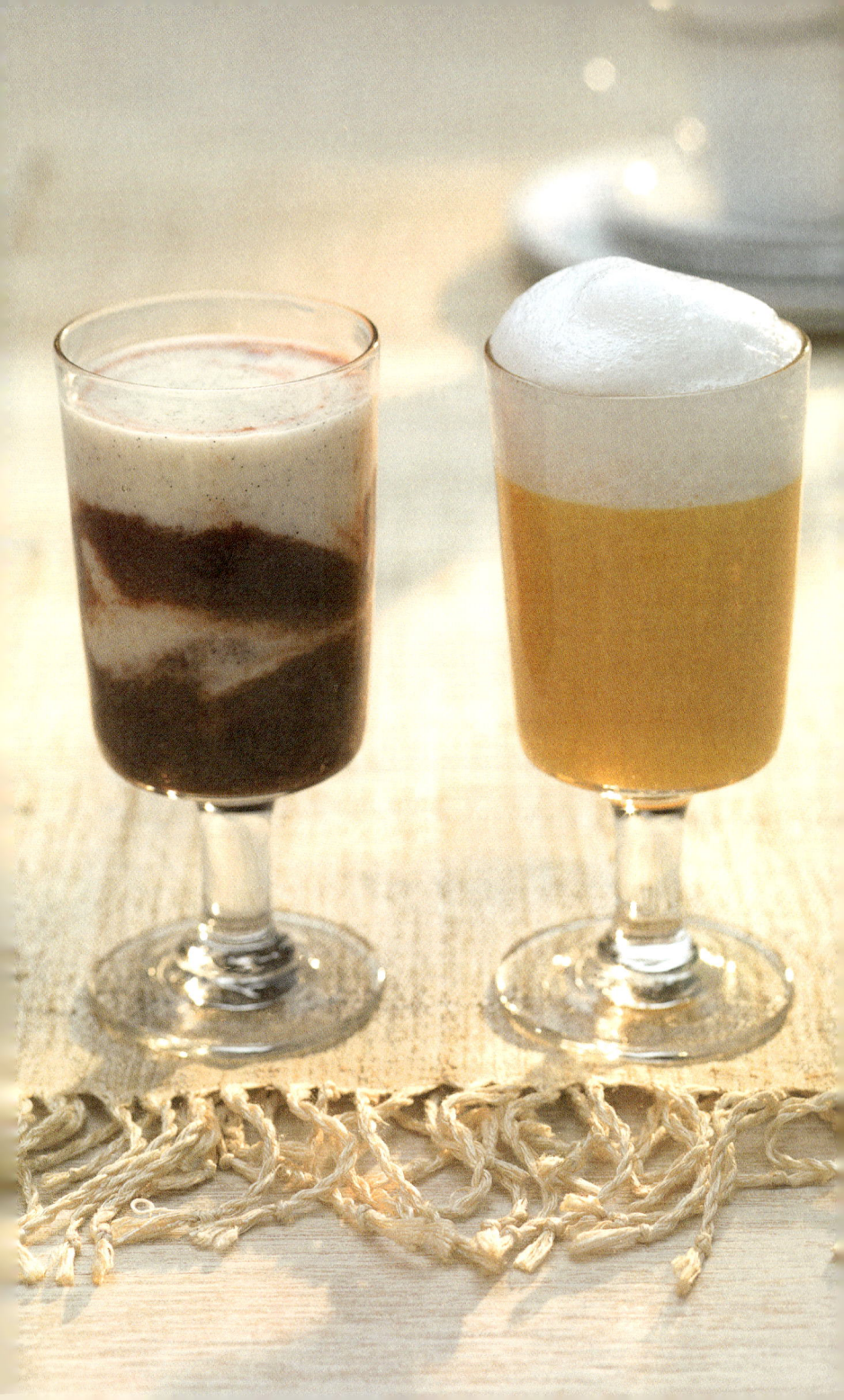

Mango-Orangen-Smoothie mit warmem Kokosschaum

ZUTATEN
für 2 Gläser

1 sehr reife Mango
2 saftige kernlose Orangen
150 ml Kokosmilch
(Foto S. 166: rechts)

1 Mango schälen, Fruchtfleisch am Stein entlang herunterschneiden. Orangen schälen, auch das Weiße der Schale entfernen und in Spalten teilen. Beides in einen Mixer geben, fein pürieren. Smoothie auf zwei Gläser aufteilen.

2 Kokosmilch in einem kleinen Topf erwärmen und mit einem Pürierstab schaumig aufmixen. Kokosschaum mit einem Löffel abschöpfen und auf dem Mango-Orangen-Smoothie verteilen.

Zubereitung: ca. 10 Min., pro Glas: KH: 25 g | E: 2 g | F: 1 g | kcal: 125

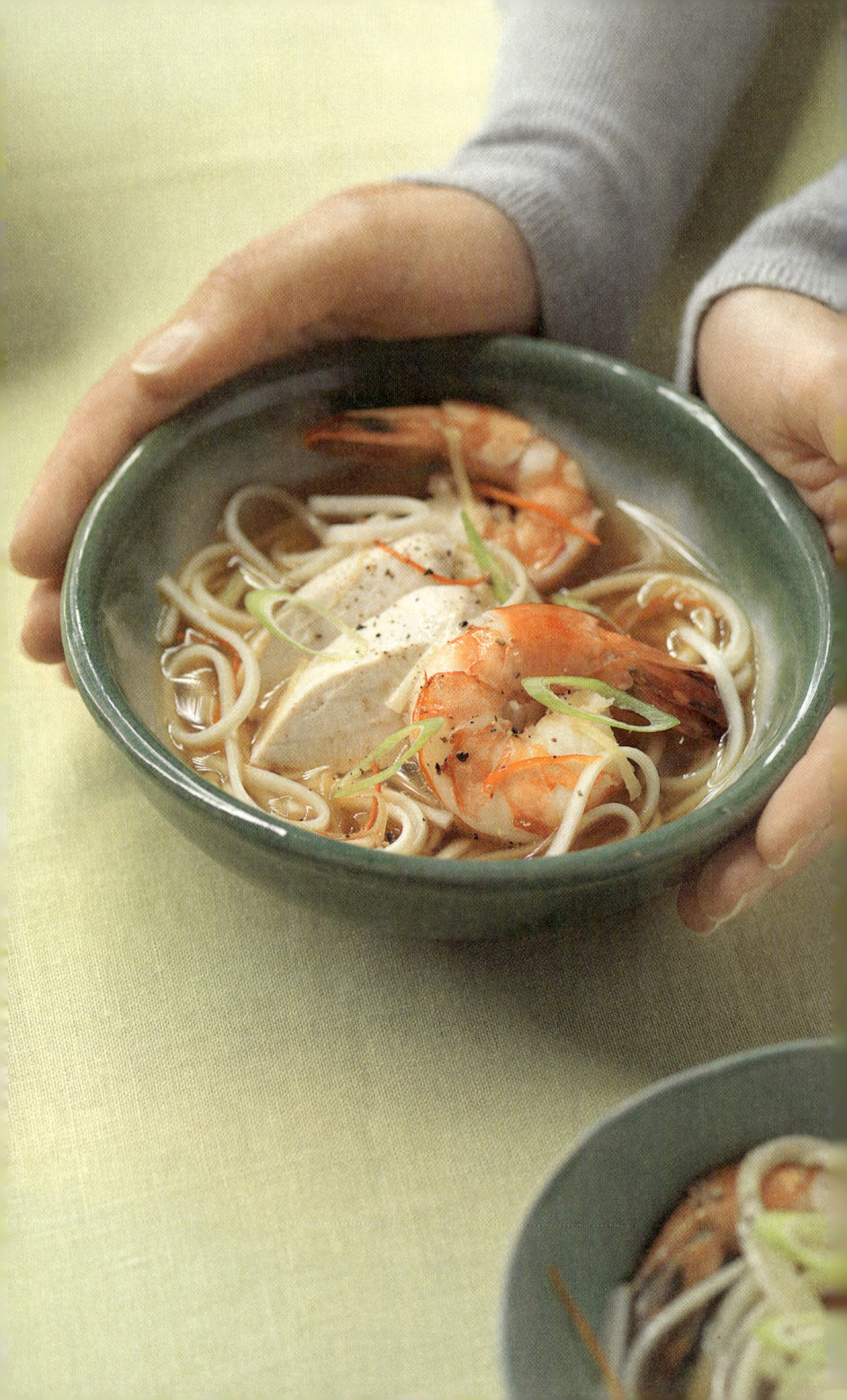

Asiatische Nudelsuppe mit Hähnchen und Garnelen

Diese anregende Suppe eignet sich hervorragend als Hauptspeise. Allerdings sollten Sie dann ein Brötchen oder zwei Scheiben Brot dazu essen, um die notwendige Menge an Kohlenhydraten zu erreichen.

ZUTATEN

1 rote Chilischote

20 g Ingwer

2 Stangen Frühlingslauch

2 EL Sesamöl

300 ml kräftige Geflügelbrühe

1 Hähnchenbrust ohne Haut, ca. 150 g

4 Riesengarnelenschwänze, ohne Schale und Darm

50 g breite asiatische Eiernudeln

Sojasoße zum Abschmecken

1 Chilischote halbieren, Kerne entfernen, Hälften in feine Streifen schneiden. Ingwer schälen und ebenfalls in feine Streifen schneiden. Frühlingslauch in Ringe schneiden.

2 Chili und Ingwer in heißem Sesamöl anschwitzen, Brühe dazugießen. Hähnchenbrust in die Brühe legen und bei schwacher Hitze etwa 4 Minuten darin garen. Anschließend die Garnelenschwänze zufügen und weitere 4 Minuten mitgaren.

3 Hähnchenbrust und Garnelen aus der Brühe nehmen, Nudeln hineingeben und in der Brühe bissfest garen.

4 Hähnchenbrust in Stücke schneiden und mit den Garnelen-
schwänzen und dem Frühlingslauch zurück in die Suppe
geben. Mit Sojasoße abschmecken und servieren.

Zubereitung: ca. 25 Min., pro Portion: KH: 22 g | E: 31 g | F: 11 g | kcal: 310

MEIN TIPP

Noch aromatischer wird die Suppe,
wenn Sie etwas zerdrücktes Zitronengras mitgaren. Man kann diese
Zutat zwar nicht mitessen (Zitronengras vor dem Servieren aus der
Brühe nehmen), aber es verleiht
der Suppe eine raffinierte zitronen-
frische Note!

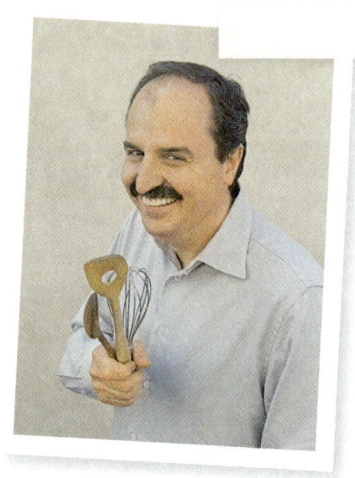

Kürbissuppe mit Kokosmilch

ZUTATEN

250 g Kürbis (Hokkaido)

2 Schalotten

20 g Ingwer

½ kleine rote Chilischote

1 EL Rapsöl

1 EL Curry

450 ml Gemüsebrühe

200 ml Kokosmilch

Salz, Pfeffer

Koriander zum Garnieren

Rosa Pfeffer zum Bestreuen

(Foto S. 172: oben)

1 Kürbis entkernen und würfeln. Schalotten und Ingwer schälen und in dünne Scheiben schneiden. Chilischote in Streifen schneiden.

2 Alles zusammen 2–3 Minuten in heißem Rapsöl anschwitzen. Mit Curry bestäuben und eine weitere Minute anschwitzen. Dann mit Brühe und Kokosmilch aufgießen und 25 Minuten bei mittlerer Hitze köcheln.

3 Kürbissuppe fein pürieren und mit Salz und Pfeffer abschmecken. Heiße Suppe in Tassen oder tiefe Teller füllen und mit frischem Koriander und rosa Pfeffer bestreut servieren.

Zubereitung: ca. 40 Min., pro Portion: KH: 14 g I E: 3 g I F: 6 g I kcal: 119

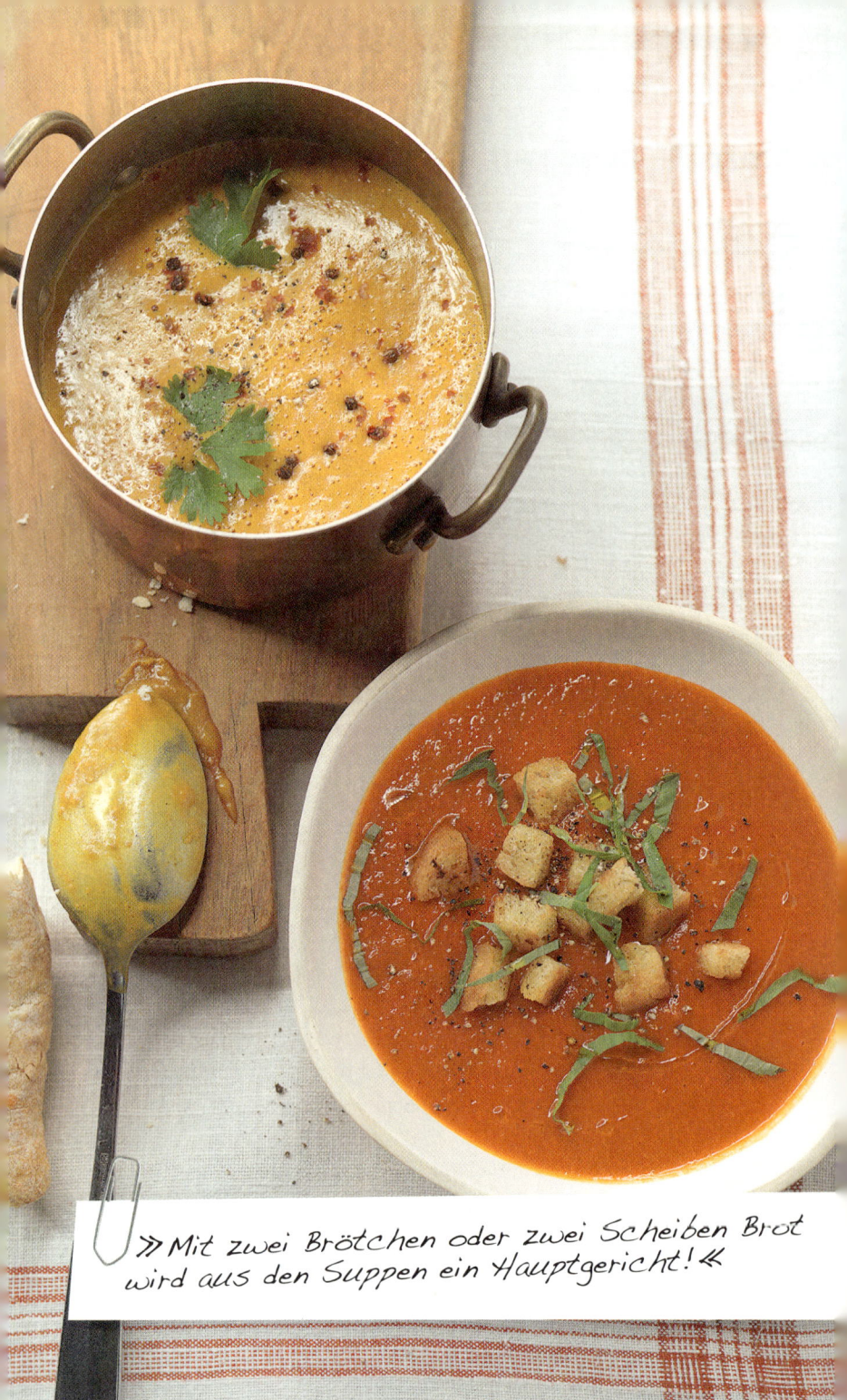

»Mit zwei Brötchen oder zwei Scheiben Brot wird aus den Suppen ein Hauptgericht!«

Süß-scharfe Tomatensuppe

ZUTATEN

1 Zwiebel	300 ml Tomatensaft
½ kleine rote Chilischote	200 ml Gemüsebrühe
250 g Cocktailtomaten	2 Basilikumzweige
3 EL Olivenöl	2 Nelken
1–2 TL Zucker	1 Knoblauchzehe
1 TL Tomatenmark	50 g Ciabattabrot
2 EL Aceto balsamico bianco	Salz, Pfeffer
(Foto S. 172: unten)	

1 Zwiebel schälen, Chilischote entkernen. Beides fein würfeln und mit den Cocktailtomaten in 1 EL heißem Olivenöl anschwitzen. Etwas Zucker darüberstreuen und leicht karamellisieren lassen. Tomatenmark unterrühren, mit Essig ablöschen und mit Tomatensaft und Brühe aufgießen. Suppe bei schwacher Hitze etwa 25 Minuten leise köcheln.

2 Inzwischen Basilikumblätter von den Stielen zupfen und grob hacken. Basilikumstiele zusammen mit Nelken zur Suppe geben und darin ziehen lassen. Knoblauch pellen und fein reiben. Brot in Würfel schneiden und mit dem geriebenen Knoblauch im restlichen Olivenöl goldbraun und knusprig rösten.

3 Nelken und Basilikumstiele entfernen. Suppe mit einem Pürierstab oder in einem Mixer fein pürieren, dann durch ein Sieb streichen und mit Salz und Pfeffer abschmecken.

4 Tomatensuppe in tiefe Teller verteilen und mit Basilikum und Knoblauchcroûtons bestreut servieren.

Zubereitung: ca. 40 Min., pro Portion: KH: 25 g | E: 5 g | F: 13 g | kcal: 242

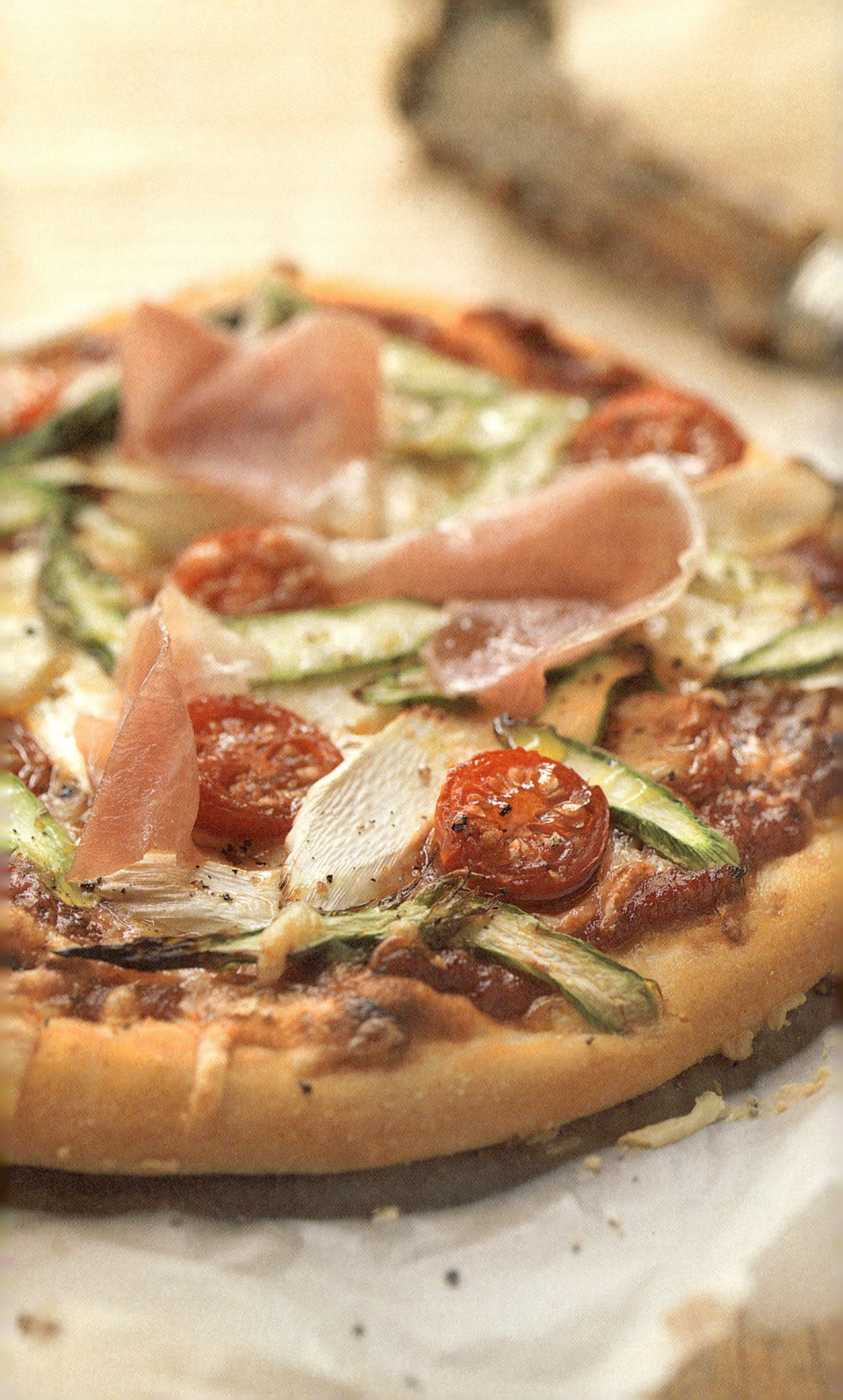

Spargel-Pizza mit Parmaschinken

Ein Abnehmprogramm, bei dem man Pizza essen darf – wer hätte das gedacht! Wenn Sie also mittags unterwegs sind oder mal keine Zeit zum Kochen haben, können Sie sich ruhig eine Pizza gönnen. Bestellen Sie Ihre Pizza aber mit weniger Käse, damit der Fettgehalt nicht zu hoch ist.

ZUTATEN
für 2 Pizzen

10 g Hefe	Salz, Pfeffer
200 g Weizenmehl	Je 4 Stangen grüner und weißer
½ TL Salz	Spargel, ersatzweise 4 junge
1 Schalotte	Möhren oder 2 Stangen Lauch
1 Knoblauchzehe	8 Cocktailtomaten
2 EL Olivenöl	150 g geraspelter Pizzakäse
1 TL Tomatenmark	(30 % Fett)
100 g stückige Tomaten aus der Dose	2 EL Olivenöl zum Beträufeln
1 TL Honig	4–5 Scheiben Parmaschinken
1 TL getrockneter Oregano	(ohne sichtbares Fett)

1 Hefe in 125 ml lauwarmes Wasser bröckeln und darin unter Rühren auflösen. Mehl und Salz zufügen, alles zu einem glatten, geschmeidigen Teig kneten. Diesen in zwei gleich große Stücke teilen, jedes zu einer Kugel formen und zugedeckt an einem warmen Ort etwa 30 Minuten aufgehen lassen.

2 In der Zwischenzeit Schalotte und Knoblauch fein würfeln und in heißem Olivenöl anschwitzen. Tomatenmark, Tomatenstücke, Honig und Oregano zufügen, etwas köcheln lassen. Dabei mit Salz und Pfeffer würzen. Soße abkühlen lassen.

3 Bei grünem und weißem Spargel das untere Ende der Spargelstangen abschneiden, weißen Spargel schälen. Stangen in dünne schräge Scheiben schneiden, Tomaten halbieren.

4 Backofen auf 275° (Umluft 250°) vorheizen. Die Hefeteigkugeln auf einer bemehlten Arbeitsfläche zu runden, flachen Fladen ausrollen und auf ein mit Backpapier belegtes Backblech legen. Teigfladen zuerst gleichmäßig mit der Tomatensoße bestreichen, dann den Käse darüberstreuen. Dabei einen kleinen Rand frei lassen. Pizzen mit Spargelscheiben und Tomatenhälften belegen, etwas Olivenöl darüberträufeln und im heißen Ofen etwa 10–12 Minuten backen.

5 Parmaschinken in Stücke teilen und auf die heiße Pizza legen.

Zubereitung: ca. 1 Std., pro Portion: KH: 75 g | E: 37 g | F: 31 g | kcal: 730

WARENKUNDE

Nur in Parma hergestellter Schinken darf den Namen »Parmaschinken« tragen. Sie erkennen ihn an dem Stempel mit der fünfzackigen Krone des Herzogtums Parma auf der Schwarte.

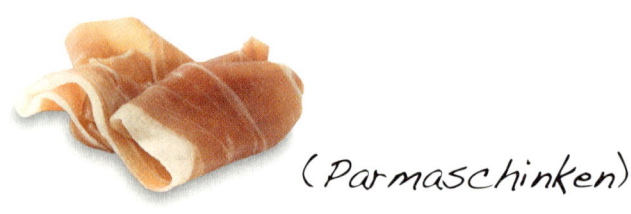

(Parmaschinken)

Ciabatta mit Olivencreme, Artischocken und Tomaten

ZUTATEN

2 Artischocken	Salz, Pfeffer
Saft von ½ Zitrone	1 EL Honig
1 rote Zwiebel	2 EL Aceto balsamico bianco
1 Knoblauchzehe	8 Scheiben Ciabattabrot
1 Chilischote	etwa 3 EL schwarze Olivenpaste
2 EL Limettenöl	Rucola zum Garnieren
10 Cocktailtomaten	(Foto S. 178: oben)

1 Artischocken putzen, das Heu entfernen. Die Böden in dünne Spalten schneiden und mit Zitronensaft beträufeln.

2 Zwiebel und Knoblauch schälen, Chili halbieren und entkernen. Alles fein würfeln und in heißem Limettenöl anschwitzen. Die Artischockenspalten zufügen und bei mittlerer Hitze bissfest garen. Tomaten zu den Artischocken geben und weitere 2 Minuten mitbraten. Mit Salz und Pfeffer würzen, dann mit Essig ablöschen und vom Herd nehmen. Honig unterrühren.

3 Brotscheiben unter den heißen Backofen-Grill legen und von beiden Seiten goldbraun rösten. Anschließend dünn mit Olivencreme bestreichen und das lauwarme Artischocken-Tomaten-Gemüse darauf verteilen. Mit Rucola garniert servieren.

Zubereitung: ca. 30 Min., pro Portion: KH: 81 g | E: 13 g | F: 9 g | kcal: 460

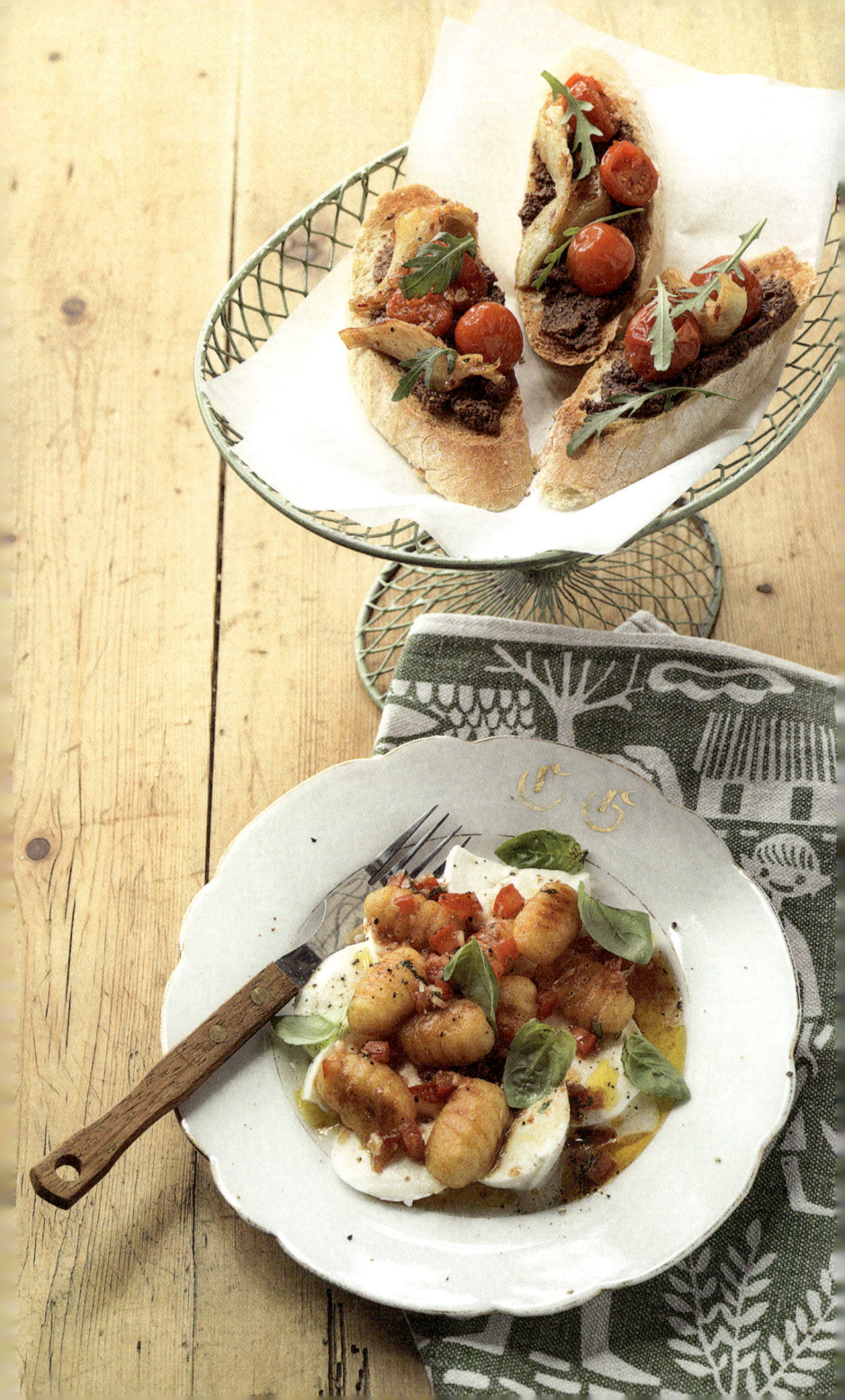

Gnocchisalat mit Mozzarella

ZUTATEN

3 vollreife Tomaten	2–3 EL frisch gehackter Basilikum
2 Schalotten	Salz, Pfeffer
1 Knoblauchzehe	400 g fertige Gnocchi
100 ml Tomatensaft	2 EL Rapsöl zum Anbraten
2 EL Ahornsirup	200 g Mozzarella (fettreduziert)
2 EL Rotweinessig	frischer Basilikum zum Bestreuen
4 EL Olivenöl	(Foto S. 178: unten)

1 Tomaten waschen, vierteln, entkernen und in kleine Würfel schneiden. Schalotten abziehen und ebenfalls klein würfeln. Knoblauch pellen, fein reiben und mit Schalotten, Tomatensaft, Ahornsirup, Essig und Olivenöl verquirlen. Tomatenwürfelchen und gehackten Basilikum unterrühren, mit Salz und Pfeffer abschmecken.

2 Gnocchi in leicht kochendes Salzwasser geben und darin etwa 5 Minuten garen. Anschließend herausheben, etwas abtropfen lassen, in einer großen Pfanne mit heißem Rapsöl anbraten. Pfanne vom Herd ziehen, Tomaten-Basilikum-Vinaigrette untermischen.

3 Mozzarella in Scheiben schneiden, Gnocchisalat darauf verteilen. Mit frischem Basilikum bestreut servieren.

Zubereitung: ca. 25 Min., pro Portion: KH: 78 g | E: 30 g | F: 34 g | kcal: 710

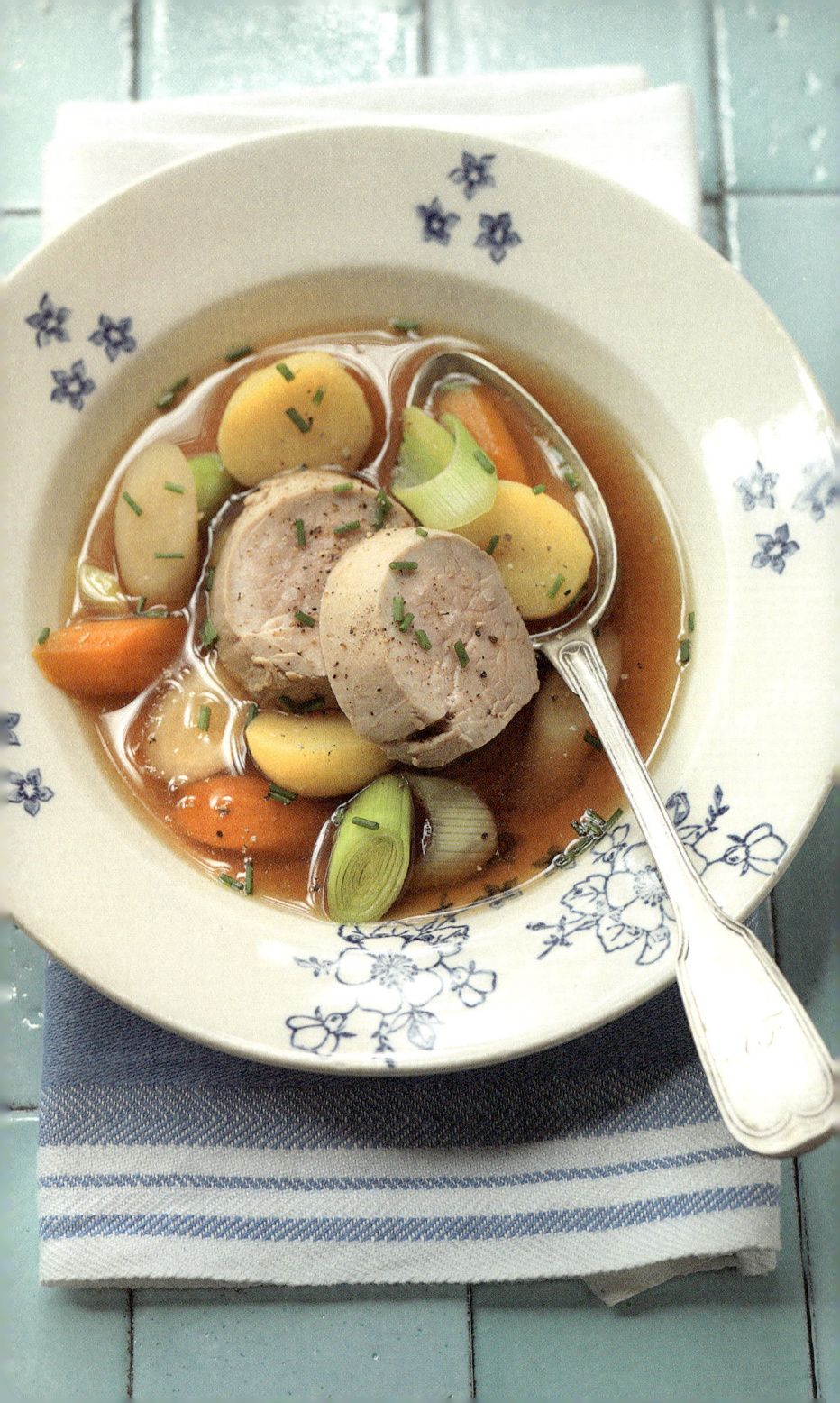

Schweinefilet mit Wurzelgemüse und Kartoffeln

Diese herzhafte Suppe können Sie auch abends essen. Allerdings sollten Sie dann die Kartoffeln weglassen und durch andere Gemüsesorten ersetzen – wegen des hohen Kohlenhydratgehalts allerdings nicht durch Möhren oder Kürbis!

ZUTATEN

2 junge Möhren	400 ml Fleischbouillon
1 Stange Staudensellerie	350 g Schweinefilet
2 Petersilienwurzeln	Meersalz, Pfeffer aus der Mühle
½ Stange Lauch	Schnittlauch zum Bestreuen
12 kleine Kartoffeln	2 Brötchen als Beilage

1 Möhren, Staudensellerie und Petersilienwurzeln schälen und in Stücke schneiden. Lauch putzen, waschen und in Scheiben schneiden. Kartoffeln schälen.

2 Bouillon zum Kochen bringen. Möhren, Staudensellerie, Petersilienwurzel und Kartoffeln in die Bouillon geben und bei mittlerer Hitze etwa 10 Minuten köcheln.

3 Hitze reduzieren, Schweinefilet in die siedend heiße Bouillon geben und 10 Minuten darin garen. Dabei das Fleisch gelegentlich wenden. Etwa 2 Minuten vor Ende der Garzeit den Lauch hinzufügen.

4 Filet aus der Bouillon nehmen und in Alufolie gewickelt
5 Minuten ruhen lassen. Dann das Fleisch auswickeln, in
Scheiben schneiden und mit Gemüse in tiefe Teller verteilen.
Bouillon darüberschöpfen, Fleisch mit Meersalz und Pfeffer
würzen. Mit Schnittlauch bestreut servieren.

Zubereitung: ca. 45 Min., pro Portion: KH: 82 g | E: 45 g | F: 5 g | kcal: 427

WARENKUNDE

Die oft süßlich schmeckenden essbaren Wurzeln gelten botanisch als
»Rüben«. Zu ihnen gehören unter anderem Möhren, Petersilienwurzeln,
Knollensellerie, Kohlrabi, Rote Bete, Pastinaken, Zuckerrüben und
Schwarzwurzeln.

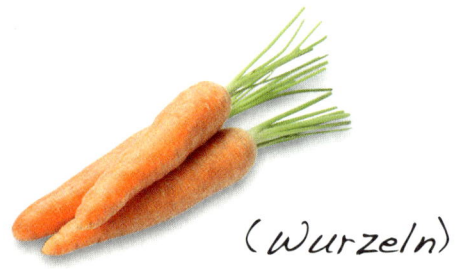

(Wurzeln)

Nudel-Erbsen-Schinken-Gratin

ZUTATEN

1 Möhre	1 TL Mehl
100 g gekochter Schinken	150 ml kräftige Fleischbrühe
am Stück	75 ml Sahne (fettreduziert)
150 g kurze Makkaroni	Salz, Pfeffer, Muskat
150 g TK-Erbsen, aufgetaut	Saft von ½ Zitrone
20 g Butter	30 g frisch geriebener Greyerzer
	(Foto S. 184: oben)

1 Möhre schälen und in kleine Würfel schneiden. Schinken in gleichgroße Würfel schneiden.

2 Makkaroni in kochendem Salzwasser etwa 5 Minuten garen, dann die Erbsen und Möhrenwürfelchen zufügen und 3 Minuten mitkochen lassen. Nudelwasser abschütten, Nudel-Gemüse-Mischung kalt abschrecken und mit Schinkenwürfeln in einer gebutterten Auflaufform verteilen.

3 Backofen auf 225° (Umluft 200°) vorheizen. Butter in einem Topf aufschäumen lassen, Mehl unterrühren. Nach und nach die Brühe, dann die Sahne dazugießen, bis eine sämige Soße entsteht. Diese mit Salz, Pfeffer, Muskat und Zitronensaft kräftig würzen. Soße über die Nudel-Mischung gießen und mit Käse bestreuen. Gratin in den heißen Ofen geben und darin etwa 35 Minuten backen.

Zubereitung: ca. 20 Min. + 35 Min. Backzeit,
pro Portion: KH: 75 g | E: 32 g | F: 22 g | kcal: 614

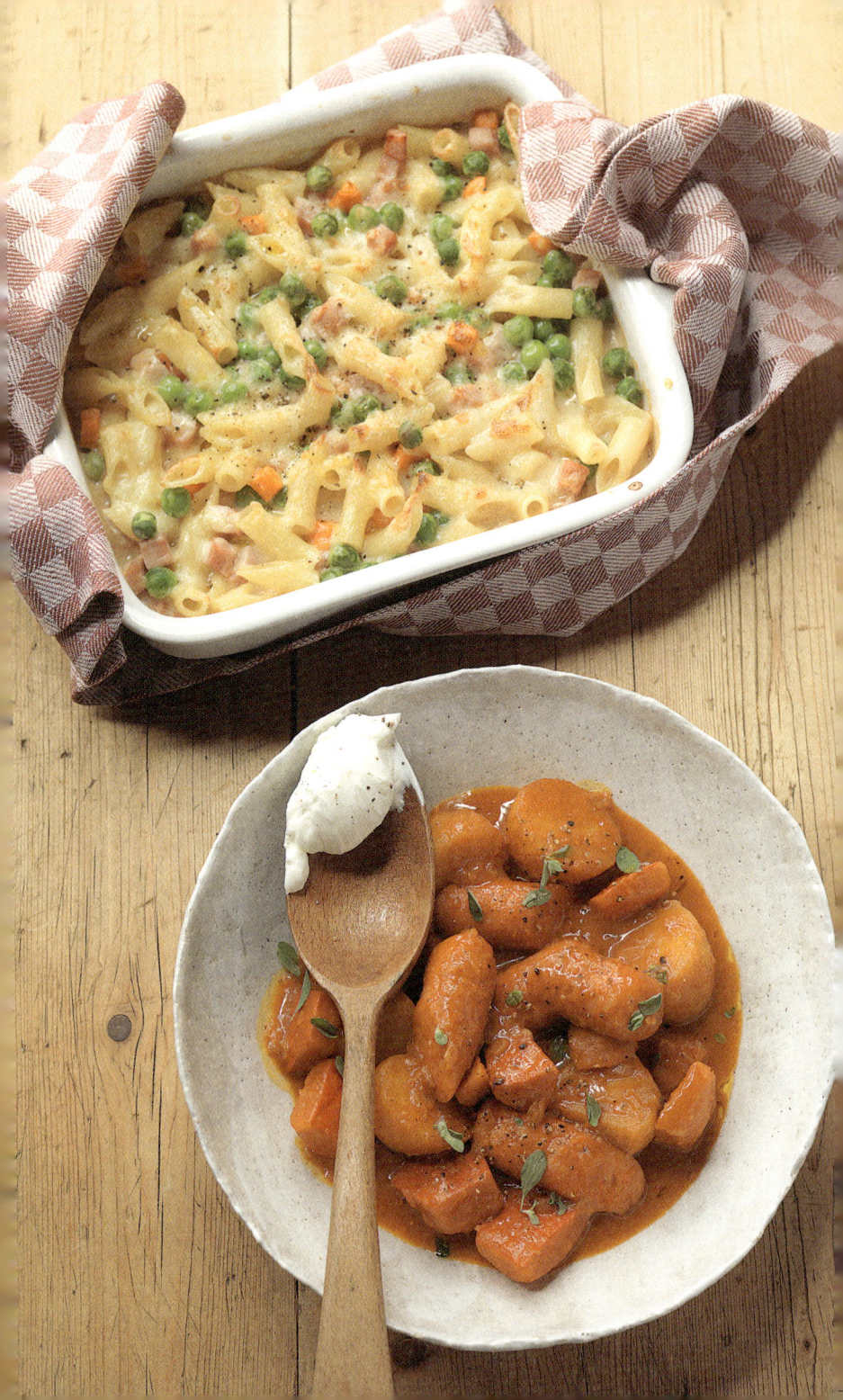

Kürbis-Kartoffel-Gulasch mit Wiener Würstchen

ZUTATEN

500 g Muskatkürbis

500 g festkochende Kartoffeln

1 Zwiebel, fein gewürfelt

1 EL edelsüßes Paprikapulver

1 EL rosenscharfes Paprikapulver

300 ml kräftige Fleischbrühe

4 Wiener Würstchen

1 EL gehackter Majoran

etwa 100 g Crème légère

2 Brötchen als Beilage

(Foto S. 184: unten)

1 Kürbis schälen, entkernen und in mundgerechte Stücke schneiden. Kartoffeln schälen. ¼ der Kartoffeln fein reiben, die restlichen in Stücke schneiden.

2 Kürbis- und Kartoffelstücke zusammen mit den Zwiebel- würfeln in heißem Öl anbraten. Dann mit Paprikapulver bestreuen und mit Brühe aufgießen. Fein geriebene Kartof- feln untermischen, Gulasch bei schwacher Hitze offen etwa 20–25 Minuten leicht köcheln. Dabei gelegentlich umrühren.

3 Inzwischen die Wiener Würstchen in Stücke schneiden und mit dem gehackten Majoran unter das sämige Gulasch rühren, alles mit Salz und Pfeffer kräftig würzen. Gulasch in tiefe Tel- ler verteilen und mit Crème légère servieren.

Zubereitung: ca. 40 Min., pro Portion: KH: 83 g | E: 20 g | F: 37 g | kcal: 648

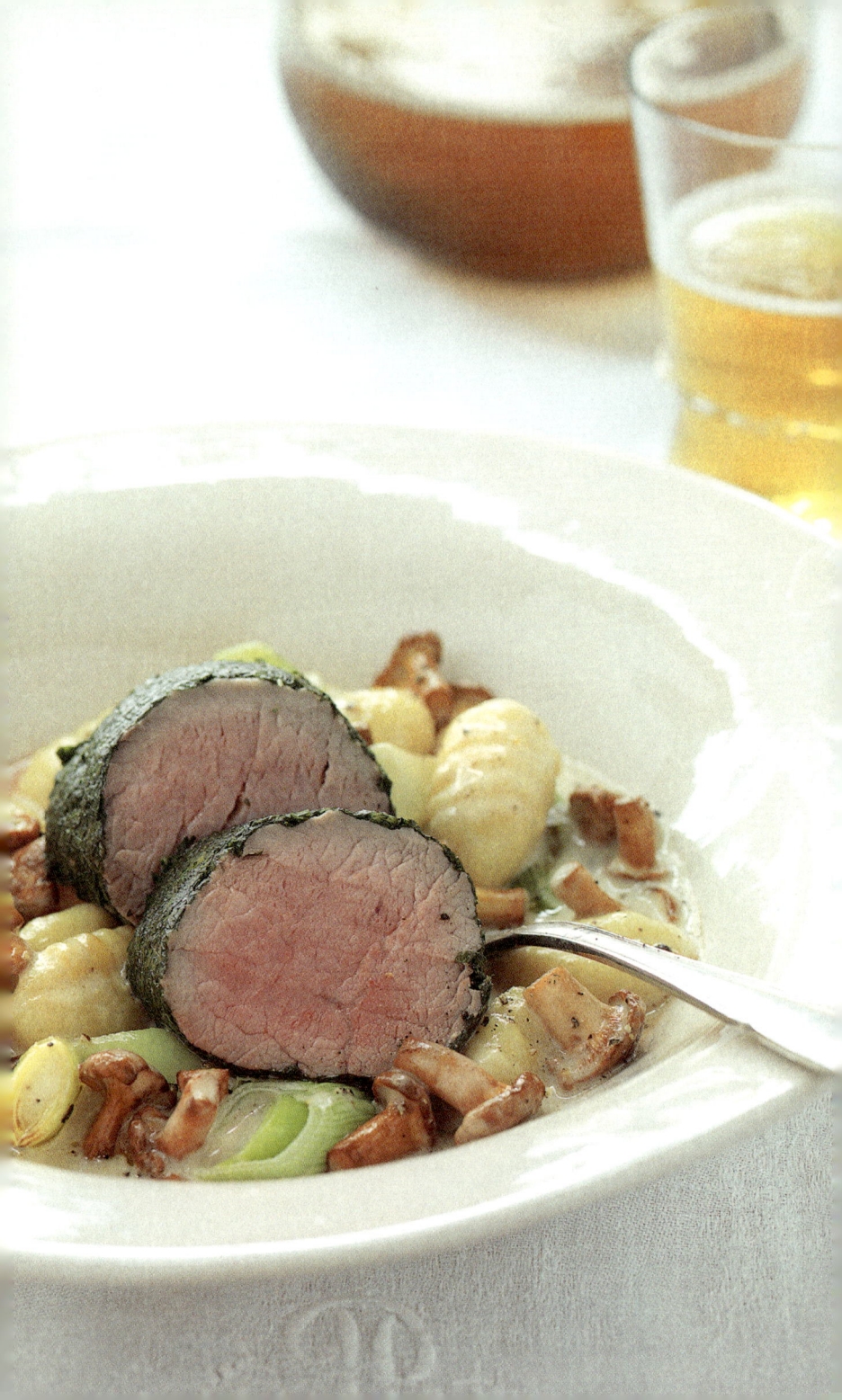

Kalbsfilet im Kräutermantel mit Pfifferling-Gnocchi-Ragout

Ein mit Kräutern ummanteltes Filet klingt kompliziert, ist aber ziemlich einfach und ganz schön raffiniert! Versuchen Sie diese Garmethode auch mit anderen Filetsorten oder mit Fisch – Ihrer Fantasie sind keine Grenzen gesetzt!

ZUTATEN

300 g Kalbsfilet, ohne Haut und Sehnen
Salz, Pfeffer
2 EL Olivenöl
40 g fein gehackte Kräuter
    (etwa Petersilie, Kerbel, Estragon, Bärlauch, Dill)
200 g Pfifferlinge
1 kleine Stange Lauch
500 g Gnocchi, aus dem Kühlregal
2–3 EL Weißwein nach Belieben
150 ml Kalbsfond
80 ml Crème fine

1 Kalbsfilet rundum kräftig mit Salz und Pfeffer würzen und mit 1 EL Olivenöl einreiben. Dann in den gehackten Kräutern wälzen, sodass diese das Filet gleichmäßig ummanteln. Dann zuerst in Frischhaltefolie, danach straff in Alufolie wickeln.

2 Eingepacktes Filet in siedendes Wasser (etwa 80°) geben und darin ungefähr 15–20 Minuten garen. Anschließend etwa 5 Minuten ruhen lassen.

3 In der Zwischenzeit Pfifferlinge gründlich putzen, waschen und trocken tupfen. Lauch waschen und in Stücke schneiden. Gnocchi zuerst in kochendem Wasser einige Minuten garen, anschließend abschütten, abtropfen lassen und in restlichem Olivenöl anbraten. Lauch und Pilze zufügen, etwa 2 Minuten mitbraten, dann mit Wein ablöschen und mit Kalbsfond und Crème fine auffüllen. Soße etwas einkochen lassen. Ragout mit Salz, Pfeffer würzig abschmecken.

4 Kalbsfilet aus der Folie wickeln, in etwa 3 cm breite Stücke schneiden und mit dem Ragout servieren.

Zubereitung: ca. 45 Min., pro Portion: KH: 80 g | E: 42 g | F: 18 g | kcal: 590

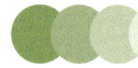 **SCHLANK-IM-SCHLAF-INFO**

Ersetzen Sie in diesem Rezept die Gnocchi durch Kohlrabi oder ein anderes Gemüse (außer Kartoffeln oder Möhren), und Sie haben ein vorzügliches Gericht zum Abendessen!

Spitz-Paprika mit Couscous-Salat

ZUTATEN

6 kleine oder 4 große Spitz-Paprika

200 ml Gemüsebrühe

120 g Instant Couscous

1 Minzezweig

1 rote Zwiebel

1 Knoblauchzehe

3 EL Olivenöl

2 EL Aceto balsamico bianco

1 EL Pinienkerne, geröstet

20 g Rosinen

50 g Fetakäse

Salz, Pfeffer, ½ TL Zimt

Zucker

150 ml Tomatensaft

2 Brötchen als Beilage

(Foto S. 190: oben)

1 Spitz-Paprika der Länge nach aufschneiden, Trennwände und Kerne entfernen. Den Ofen auf 160° (Umluft 150°) vorheizen.

2 Brühe aufkochen, über den Couscous gießen und etwa 5 Minuten quellen lassen. Minzeblätter abzupfen und hacken. Zwiebel und Knoblauch schälen, fein würfeln und in 1 EL Olivenöl andünsten. Mit Balsamico bianco ablöschen und zusammen mit Pinienkernen, Minze, Rosinen und zerbröckeltem Fetakäse unter den Couscous mischen. Mit Salz, Pfeffer und etwas Zimt abschmecken.

3 Couscous-Mischung in die Paprika füllen und diese in eine feuerfeste Form setzen. Mit Olivenöl beträufeln, Salz, Pfeffer und etwas Zucker würzen. Im vorgeheizten Ofen 15 Minuten garen. Tomatensaft erhitzen, zugießen und weitere 20 Minuten schmoren. Das Ganze regelmäßig mit dem Schmorsud übergießen.

Zubereitung: ca. 30 Min. + 40 Min. Backzeit,
pro Portion: KH: 75 g | E: 10 g | F: 25 g | kcal: 380

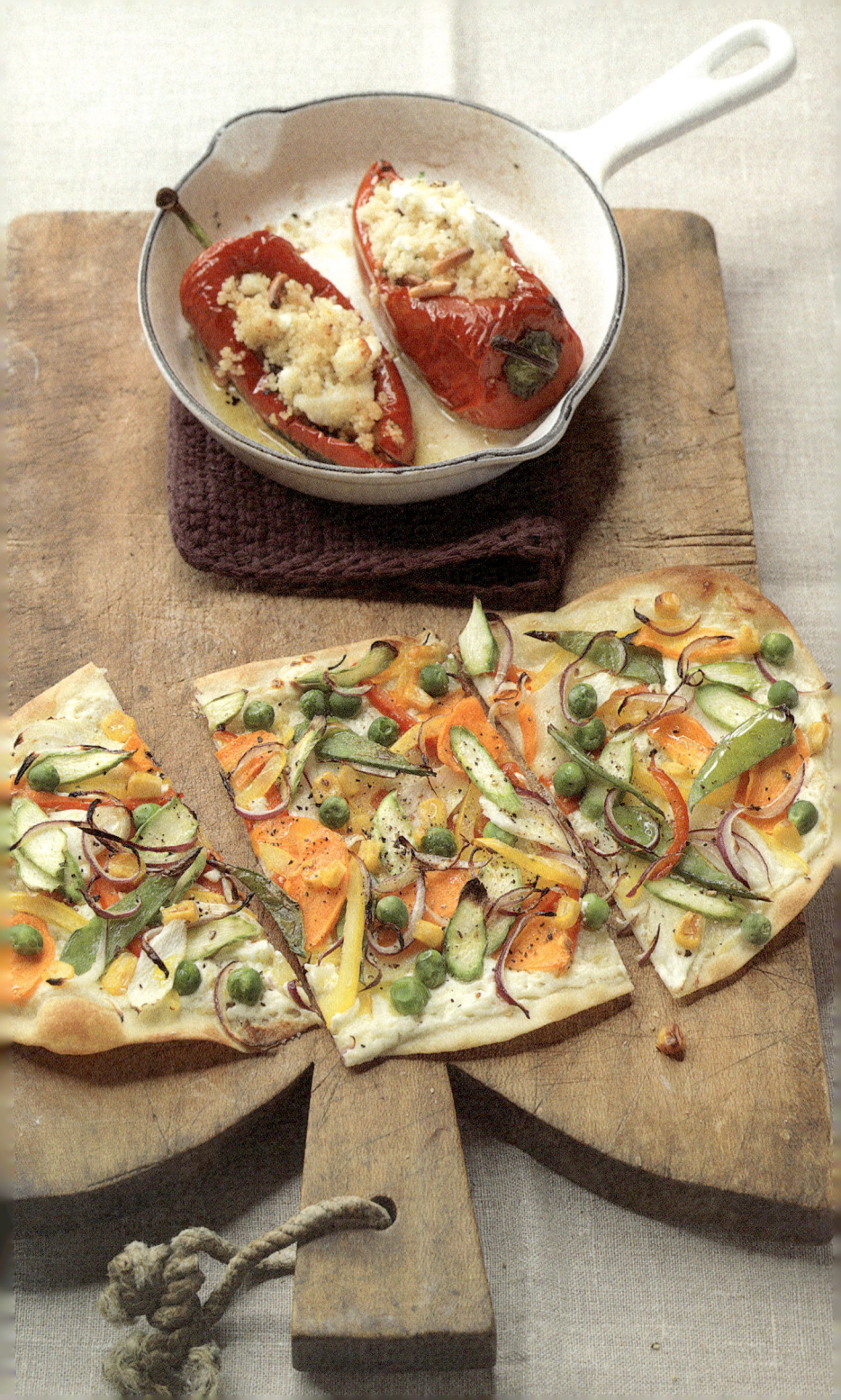

Bunter Gemüse-Flammkuchen

ZUTATEN

10 g Hefe

150 g Mehl

1 Prise Salz

2 junge Möhren

je 2 grüne und weiße Spargelstangen

1 kleine rote Zwiebel

je 1 rote und gelbe Paprika

1 Staudenselleriestange

150 g Crème légère

50 g Erbsen

50 g Maiskörner, aus der Dose

Meersalz, Pfeffer aus der Mühle

2–3 EL Olivenöl zum Beträufeln

(Foto S. 191: unten)

1 Hefe in 80 ml lauwarmes Wasser bröseln und verrühren. Mehl und eine Prise Salz zufügen und alles zu einem glatten Teig verkneten. Diesen anschließend etwa 30 Minuten gehen lassen.

2 In der Zwischenzeit das Gemüse schälen und in dünne Scheiben oder Streifen schneiden oder hobeln.

3 Backofen auf 275° (Umluft 250°) vorheizen. Den aufgegangenen Teig halbieren und auf einer bemehlten Arbeitsfläche dünn ausrollen. Teigfladen auf ein gefettetes Blech oder in runde Pizzableche legen. Teigböden mit Crème légère gleichmäßig bestreichen, Gemüse, Erbsen und Mais darauf verteilen. Kräftig mit Meersalz und Pfeffer würzen und mit Öl beträufeln.

4 Gemüse-Flammkuchen 12–15 Minuten im heißen Ofen backen.

Zubereitung: ca. 1 Std., pro Portion: KH: 83 g | E: 22 g | F: 22 g | kcal: 600

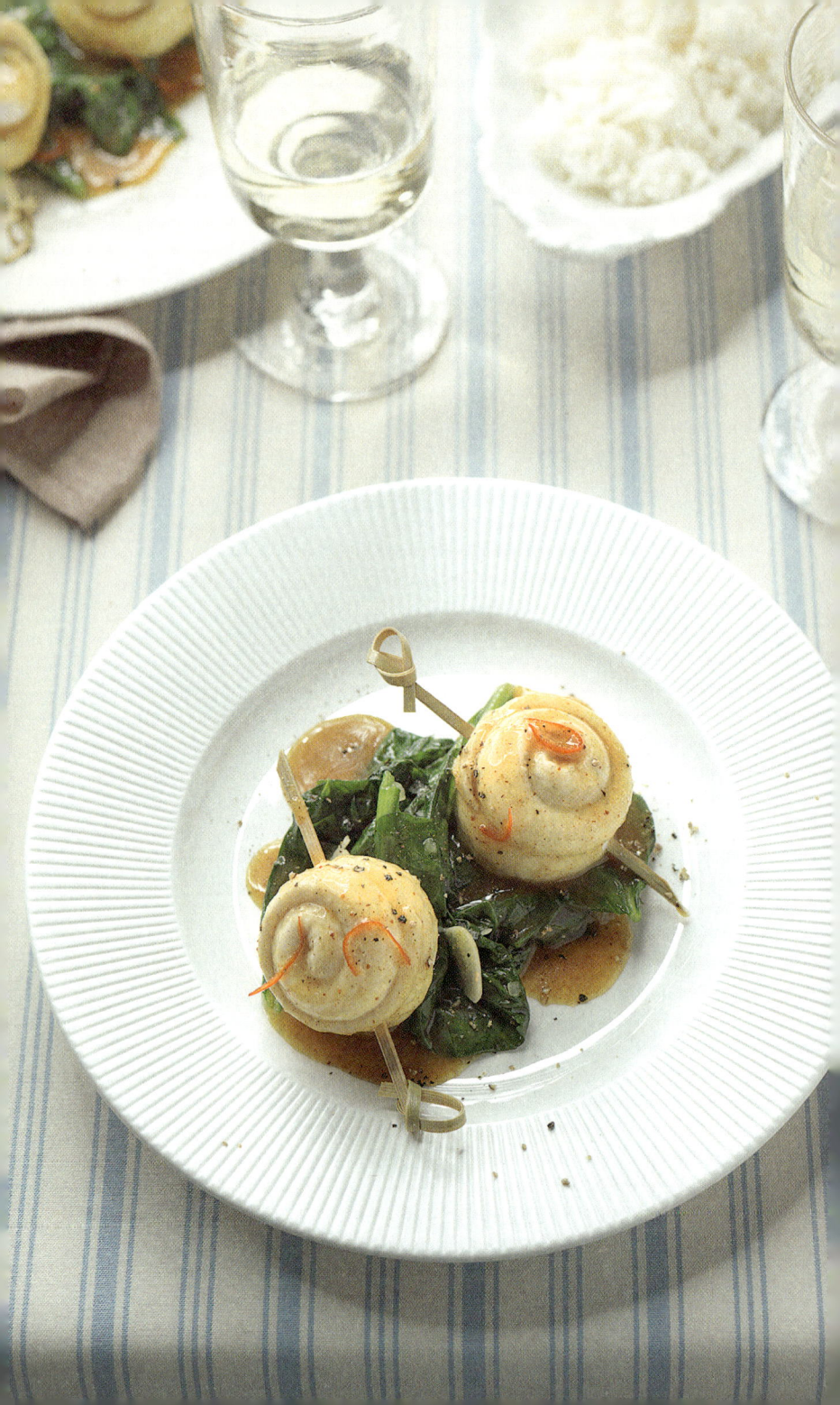

Gedämpfte Seezungenröllchen mit süß-scharfer Curry-Soße

Der Clou bei diesem Rezept ist die raffinierte Curry-Sauce – Süße und Schärfe ergänzen sich einfach optimal. Wenn Sie möchten, können Sie auch Tiefkühl-Spinat verwenden, ich bevorzuge allerdings immer frische Zutaten.

ZUTATEN

150 g junger Spinat

150 g Reis

½ kleine rote Chilischote

300 ml Apfelsaft

1 TL scharfes Currypulver

½ TL Stärke, mit etwas
    kaltem Wasser verrührt

50 g kalte Butter (fettreduziert)

Saft von etwa ½ Limette

6 kleine Seezungenfilets à ca. 40 g

Salz, Pfeffer

Saft von 1 Zitrone

1 Schalotte, fein gewürfelt

1 Knoblauchzehe, in dünne
    Scheiben geschnitten

1 EL Olivenöl

Muskat

6 kleine Spieße

1 Spinat putzen, waschen und trocken schleudern. Reis in 1 ½ Tassen kochendem Salzwasser garen. Warm halten.

2 Chilischote entkernen und in feine Streifen schneiden. Apfelsaft mit Curry und Chilistreifen auf 100 ml einkochen lassen. Reduktion mit etwas Stärke leicht binden, vom Herd nehmen, dann stückchenweise die kalte Butter unterrühren. Soße mit Salz und einem Spritzer Limettensaft abschmecken und warm halten.

3 Seezungenfilets waschen, trocken tupfen und mit Salz, Pfeffer und etwas Zitronensaft würzen. Fischfilets aufrollen und mit einem Spieß feststecken. Röllchen nebeneinander in einen gebutterten Dämpfeinsatz legen und diesen auf einen passenden Topf mit leicht köchelndem Wasser setzen. Fischröllchen zugedeckt etwa 10 Minuten dämpfen.

4 Inzwischen Schalotten und Knoblauch zusammen in Olivenöl anschwitzen. Spinat zufügen und zusammenfallen lassen. Topf vom Herd nehmen, Gemüse mit Salz, Pfeffer und Muskat abschmecken und auf Teller verteilen.

5 Gedämpfte Seezungenröllchen auf dem Spinat anrichten, Soße über die Fischröllchen und das Gemüse verteilen. Dazu den Reis servieren.

Zubereitung: ca. 40 Min., pro Portion: KH: 81 g I E: 29 g I F: 16 g I kcal: 558

Hähnchen-Curry in Kokosrahm

ZUTATEN

300 g Hähnchenbrustfilet

1 Baby-Ananas

2 EL Sesamöl

1 TL rote Currypaste (Asialaden)

250 ml Kokosmilch

1 TL Speisestärke

2 EL thailändische Fischsoße

(Asialaden)

2 Tassen Duftreis (Basmatireis)

frisch gezupfter Koriander

zum Bestreuen

(Foto S. 196: rechts)

1 Hähnchenbrustfilets waschen, trocken tupfen und in Stücke schneiden. Ananas schälen, vierteln, Strunk wegschneiden. Fruchtfleisch ebenfalls in mundgerechte Stücke schneiden.

2 Sesamöl im Wok erhitzen und das Hühnerfleisch darin etwa 2 Minuten scharf anbraten. Ananasstücke und Currypaste unterrühren. Kokosmilch dazugießen und bei reduzierter Hitze weitere 6–8 Minuten köcheln. Speisestärke mit Fischsoße verrühren und zum Hähnchen-Curry geben.

3 Reis mit 3 Tassen kaltem Wasser und einer Prise Salz in einen Topf geben, aufkochen lassen und bei reduzierter Hitze etwa 12–14 Minuten unter gelegentlichem Umrühren garen.

4 Das Curry mit Salz abschmecken und mit Koriander bestreuen. Dazu den gekochten Basmatireis servieren.

Zubereitung: ca. 30 Min., pro Portion: KH: 93 g | E: 42 g | F: 12 g | kcal: 632

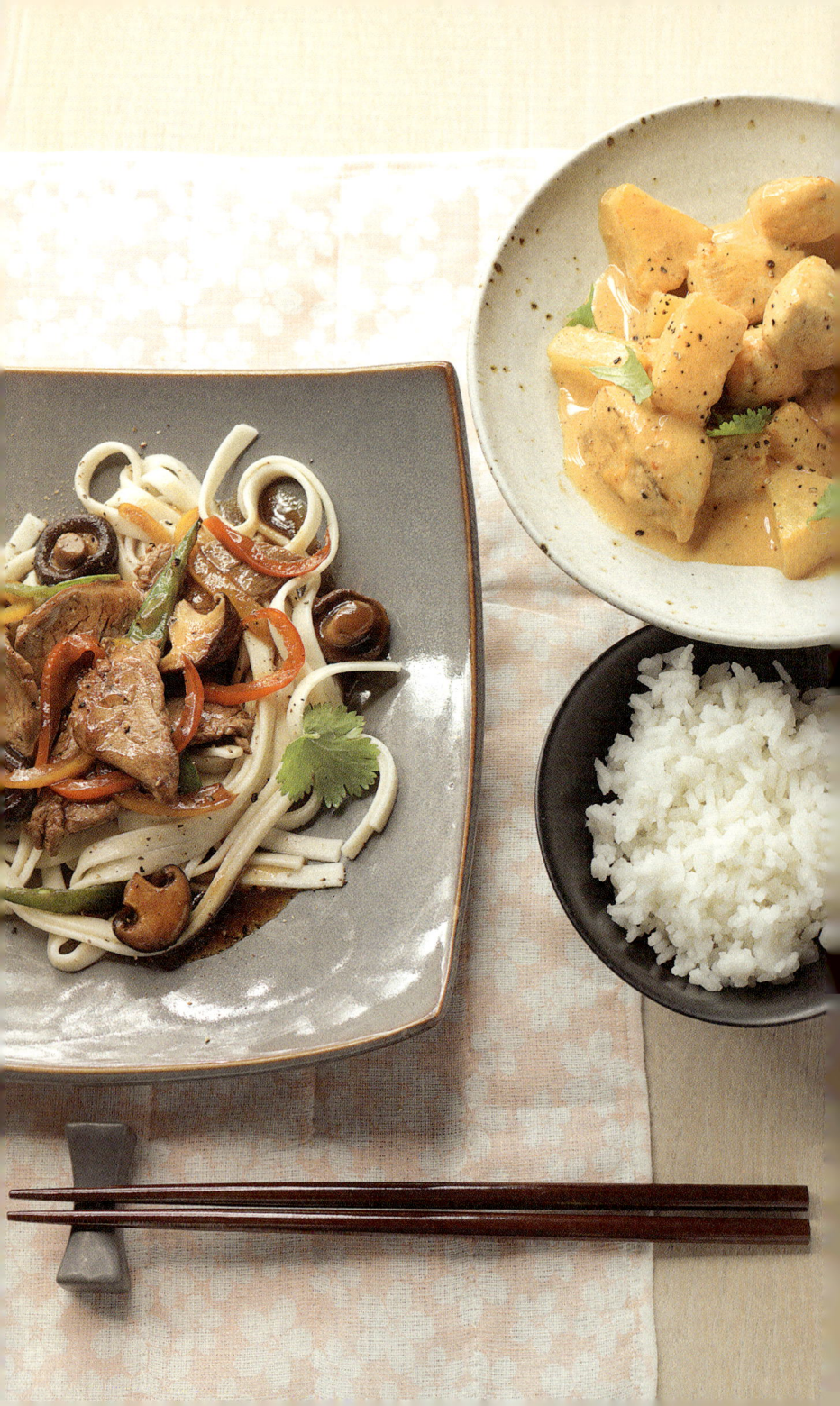

Fernöstlich Geschnetzeltes mit Nudeln

ZUTATEN

250 g Rinderfilet

50 ml Teriyaki-Soße (Asialaden)

1 TL Speisestärke

½ TL Wasabipaste (Asialaden)

je 1 rote und gelbe Paprika

100 g Zuckerschoten

100 g Shiitake-Pilze

2 EL Sesamöl

Salz, Pfeffer

1 TL Zucker

100 ml kräftige Rinderbrühe

200 g Soba-Nudeln (japanische Nudelsorte, ersatzweise Tagliatelle)

(Foto S. 196: links)

1 Rinderfilet quer zur Faser in dünne Scheiben schneiden. Teriyaki-Soße mit Speisestärke und Wasabi verrühren, über die Filetscheiben gießen und vermischen.

2 Paprika vierteln, Strunk, Trennwände und Kerne entfernen und in feine Streifen schneiden. Zuckerschoten diagonal halbieren. Shiitake-Pilze putzen und vierteln.

3 Sesamöl in einem Wok stark erhitzen. Mariniertes Fleisch abtropfen lassen und in Öl scharf anbraten. Herausnehmen und in die Marinade zurückgeben. Gemüse im Wok ebenfalls anbraten, mit Salz, Pfeffer und etwas Zucker würzen. Die Rinderbrühe dazugießen, Fleisch samt Marinade zufügen und unterheben.

4 Nudeln nach Packungsangabe kochen, dann abtropfen lassen und mit dem Geschnetzelten anrichten.

Zubereitung: ca. 30 Min., pro Portion: KH: 95 g | E: 43 g | F: 15 g | kcal: 683

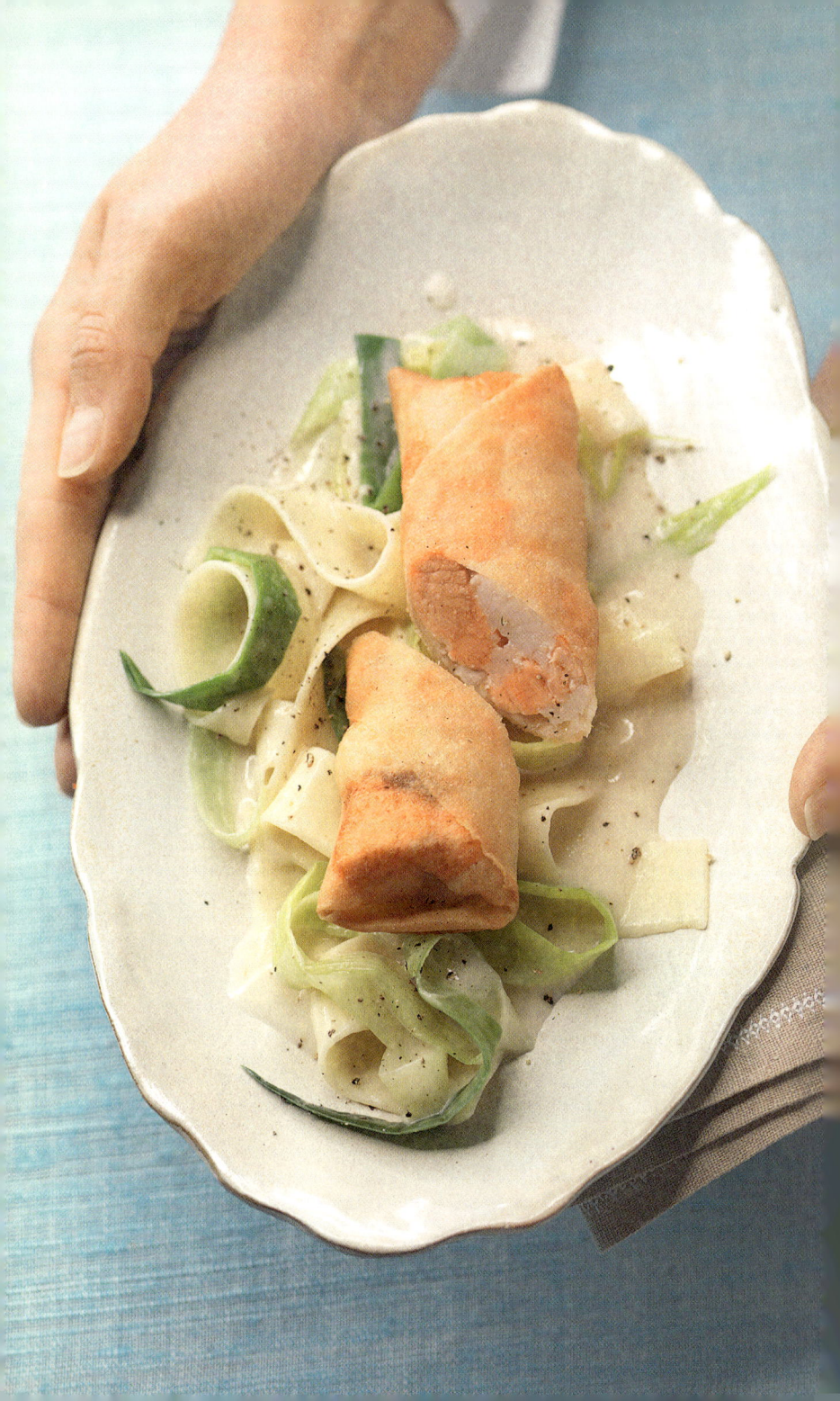

Frühlingsrolle von Edelfischen auf Lauch-Nudeln

Ein Gericht, das etwas Geschicklichkeit erfordert, aber die Mühe lohnt sich. Die knusprige Fischrolle harmoniert einfach wunderbar mit den sahnigen Nudeln.

ZUTATEN

120 g Lachsfilet, ohne Haut und Gräten
120 g Zanderfilet, ohne Haut und Gräten
Salz, Pfeffer
Saft von ½ Zitrone
2 Frühlingsrollenblätter (Asialaden)
1 Eiweiß
1 Stange Lauch
200 g breite Bandnudeln
50 g Butter (fettreduziert)
50 ml Weißwein oder Fischfond
100 ml Crème légère
125 ml Fischfond (Glas)
20 g Butterschmalz zum Ausbacken

1 Lachs- und Zanderfilet abbrausen, trocken tupfen und in etwa 1 cm große Würfel schneiden. Fischwürfel in eine Schüssel geben, mit Salz, Pfeffer und etwas Zitronensaft würzen und gründlich mischen. Für eine Frühlingsrolle etwa 3 EL Fisch-Mischung in die Mitte eines Frühlingsrollenblattes geben, Teig rundum mit Eiweiß einpinseln, Seiten links und rechts einschlagen, dann straff aufrollen.

2 Lauch putzen, der Länge nach halbieren, waschen und trocken schütteln. Lauchhälften in etwa 15 cm lange Stücke teilen und diese in etwa 1 cm breite Streifen schneiden.

3 Nudeln in kochendem Salzwasser bissfest garen. Anschließend abschütten.

4 Lauchstreifen in zerlassener Butter andünsten, mit Wein oder Fond ablöschen, Crème légère und Fischfond dazugießen. Gekochte Nudeln unter den gedünsteten Lauch mischen, mit Salz und Pfeffer würzen. Warm halten.

5 Edelfischrollen in einer Pfanne mit heißem Butterschmalz rundum goldbraun und knusprig ausbacken, auf Küchen-papier abtropfen lassen und mit den Lauch-Nudeln servieren.

Zubereitung: ca. 45 Min., pro Portion: KH: 83 g | E: 34 g | F: 38 g | kcal: 875

WARENKUNDE

Lachs ist ein vielseitiger Fisch – er kann roh, gebraten, gekocht oder geräuchert verzehrt werden. Machen Sie sich keine Sorgen wegen des hohen Fettgehalts: Lachs enthält vorwiegend die gesunden Omega-3-Fettsäuren!

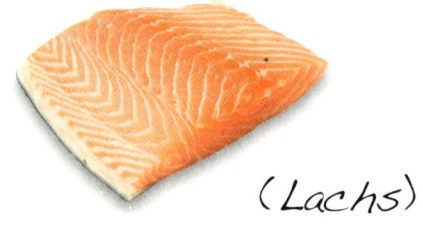

(Lachs)

Lammkarree mit Schmorgemüse

Wenig Aufwand, große Wirkung: Bratengerichte sind wunderbar, weil man sie gut vorbereiten kann und sie sich im Ofen praktisch von selbst kochen!

ZUTATEN

4 kleine Möhren
2 Petersilienwurzeln
12 kleine Kartoffeln
je 1 rote und gelbe Paprika
1 Stange Staudensellerie
4 Schalotten
Salz, Pfeffer
150 ml Geflügelbrühe
je 1 Zweig Petersilie, Thymian, Rosmarin
1 Scheibe Toastbrot
1 Lammkarree, ca. 400 g
2 EL Olivenöl
30 g Butter (fettreduziert)
(Foto S. 202)

1 Backofen auf 200° (Umluft auf 180°) vorheizen. Möhren, Petersilienwurzeln und Kartoffeln putzen, waschen, schälen und in kleine Stückchen schneiden. Paprika und Stauden- sellerie waschen, Schalotten schälen und ebenfalls in kleine Stückchen schneiden. Alles zusammen in eine Schmorpfanne geben, mit Salz, Pfeffer kräftig würzen, Brühe angießen und für 30 Minuten in den Ofen schieben.

2 Kräuter abbrausen, trocken schütteln, Blätter abzupfen. Toast würfeln und mit den Kräutern im Mixer fein mahlen.

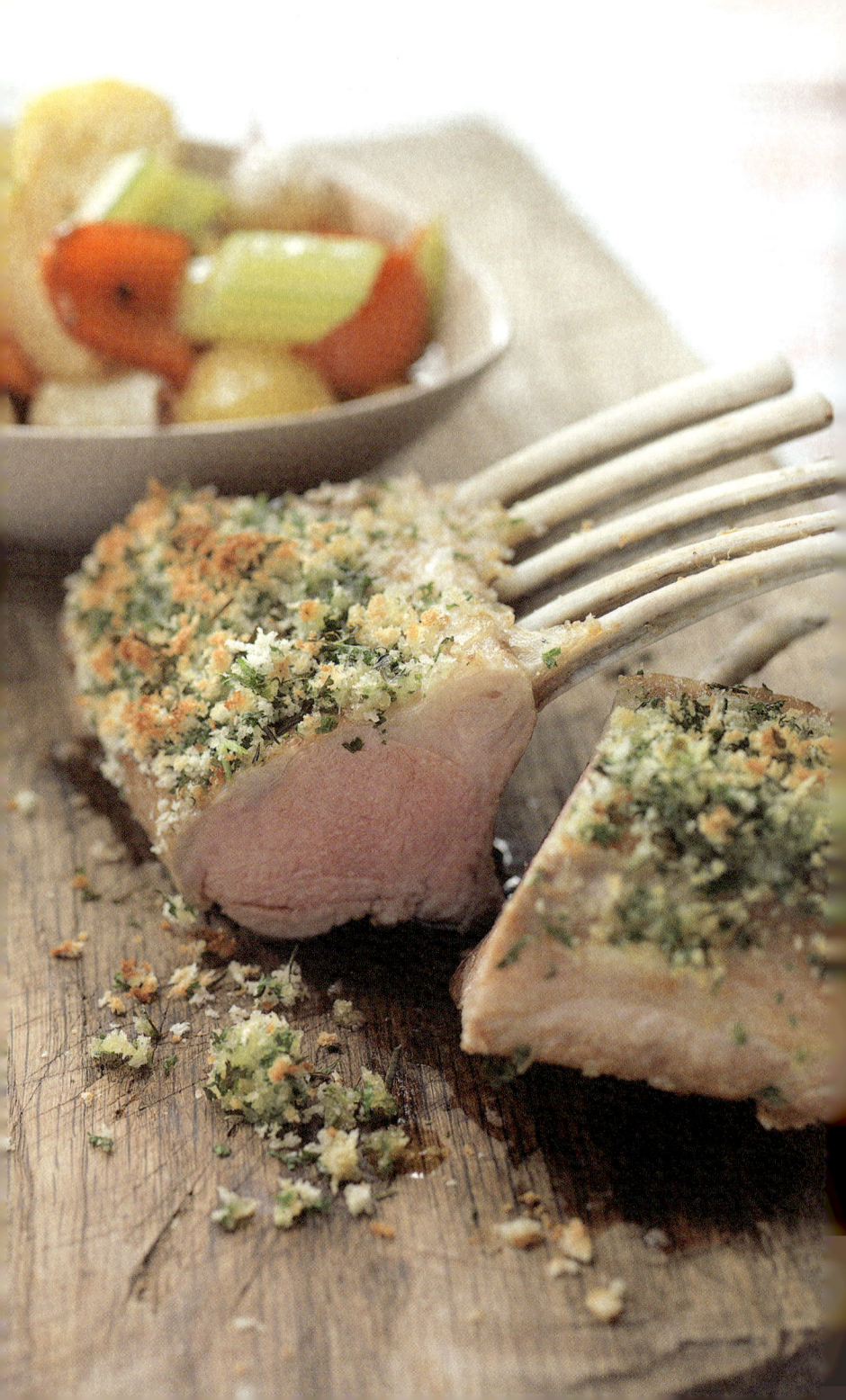

3 Lammkarree mit Salz und Pfeffer würzen und in heißem Olivenöl anbraten. Fleisch auf das Schmorgemüse setzen, mit den Kräuterbröseln bestreuen, Butter in kleinen Flöckchen darauf verteilen. Das Ganze nochmals für etwa 15 Minuten in den Ofen schieben.

4 Lammkarree in Koteletts teilen und mit Gemüse servieren.

Zubereitung: ca. 1 Std., pro Portion: KH: 75 g | E: 42 g | F: 21 g | kcal: 637

 **SCHLANK-IM-SCHLAF-INFO**

Wenn Sie die Kartoffeln durch Selleriewurzeln ersetzen, können Sie auch dieses Gericht als Abendessen servieren!

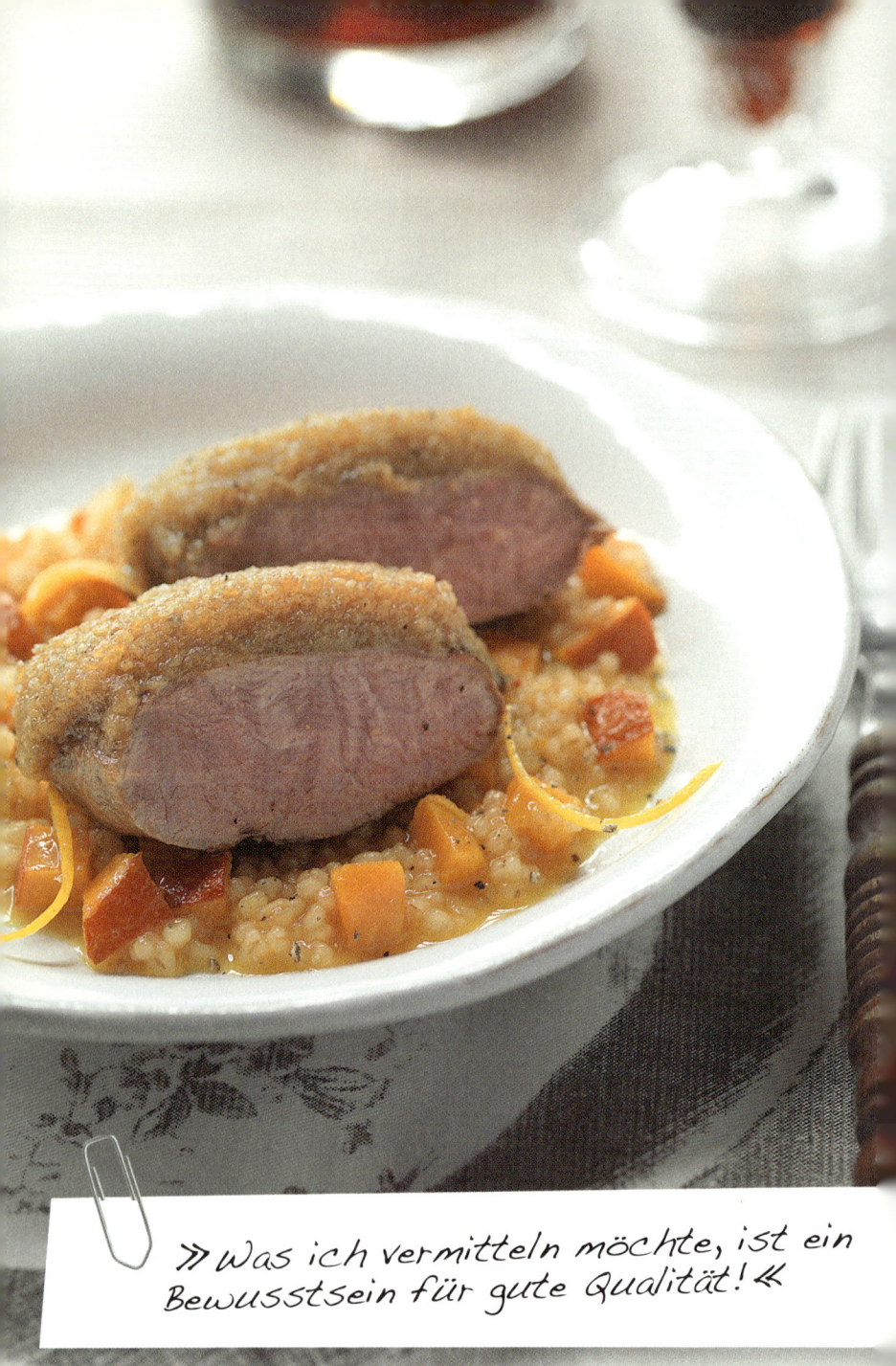

»Was ich vermitteln möchte, ist ein Bewusstsein für gute Qualität!«

Entenbrust mit Maronenkruste auf Kürbis-Orangen-Graupen

Ein tolles Festtagsgericht, bei dem man auch noch abnimmt!
Das Kürbis-Graupen-Risotto lässt sich als Beilage zu vielen anderen Speisen kombinieren – seien Sie kreativ!

ZUTATEN

150 g Kürbis (Hokkaido)
3 saftige Orangen (unbehandelt)
100 g Graupen
1 EL Olivenöl
100–150 ml Geflügelbrühe
2 Entenbrüste,
    ohne Haut à ca. 150 g
Salz, Pfeffer
1 Scheibe Toastbrot,
    in Würfel geschnitten
80 g geschälte Maronen
50 g weiche Butter (fettreduziert)

1 Kürbis entkernen und klein würfeln. Schale einer Orange herunterschälen und in feine Streifen schneiden. Alle Orangen auspressen.

2 Graupen in 1 EL heißem Öl anschwitzen, mit Orangensaft und Geflügelbrühe ablöschen und etwa 20 Minuten unter gelegentlichem Rühren bei schwacher Hitze köcheln. Dann Orangenschalenstreifen und Kürbiswürfel zufügen und weitere 10 Minuten garen.

3 Backofen auf 160° (Umluft 150°) vorheizen. Entenbrüste in heißem Öl auf beiden Seiten anbraten, mit Salz, Pfeffer würzen und für 8 Minuten in den Ofen schieben.

4 Inzwischen Toastbrotwürfel mit Maronen in einem Mixer fein zermahlen. Weiche Butter untermischen. Entenbrüste aus dem Ofen nehmen, Backofengrill vorheizen. Maronenmasse gleichmäßig etwa fingerdick auf die Entenbrüste streichen, dann in etwa 4 Minuten unter dem Grill goldbraun gratinieren.

5 Kürbis-Orangen-Graupen mit Salz und Pfeffer abschmecken. Entenbrüste in gleichmäßige Scheiben schneiden und mit den Graupen servieren.

Zubereitung: ca. 45 Min., pro Portion: KH: 76 g | E: 35 g | F: 39 g | kcal: 724

MEIN TIPP

Statt Kürbis kann man Möhren für die Graupen verwenden. Die Maronenmasse lässt sich hervorragend auf Vorrat machen. Dafür die Masse zu Rollen formen, in Folie wickeln und einfrieren. Zur Wildsaison einmal Reh oder Hirsch anstelle der Entenbrust nehmen.

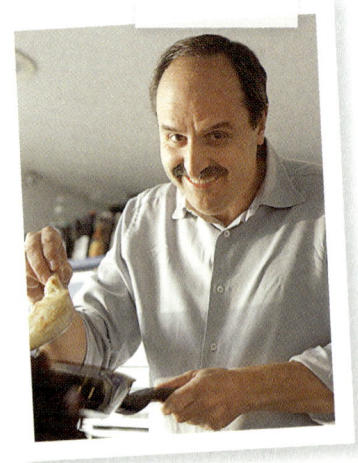

Holunderblüten-Mousse
mit fruchtigem Beerensüppchen

*Der Holunderblütensirup gibt dieser erfrischenden Mousse ein
wunderbares Aroma. Falls Sie keinen Sirup zur Hand haben,
können Sie ihn auch durch drei Esslöffel Zucker ersetzen.*

ZUTATEN
für 4 Personen

3 EL Holunderblütensirup
2 Blatt Gelatine
150 g Buttermilch
75 g Crème fine
400 g gemischte, frische Beeren
50 g Fruchtzucker
150 ml Sekt oder weißen Traubensaft
frische Minze zum Bestreuen
(Foto S. 208: unten)

1 Holunderblütensirup erwärmen. Die in kaltem Wasser
eingeweichte Gelatine gut ausdrücken und darin auflösen.
Buttermilch unterrühren und abkühlen lassen.

2 Geschlagene Crème fine unter die leicht gelierte Buttermilch
heben, in eine Schüssel umfüllen und im Kühlschrank in etwa
3 Stunden fest werden lassen.

3 Inzwischen die Beeren putzen, waschen und gegebenen-
falls klein schneiden. Die Hälfte davon mit Fruchtzucker und
Sekt oder Traubensaft im Mixer pürieren und durch ein Sieb
passieren.

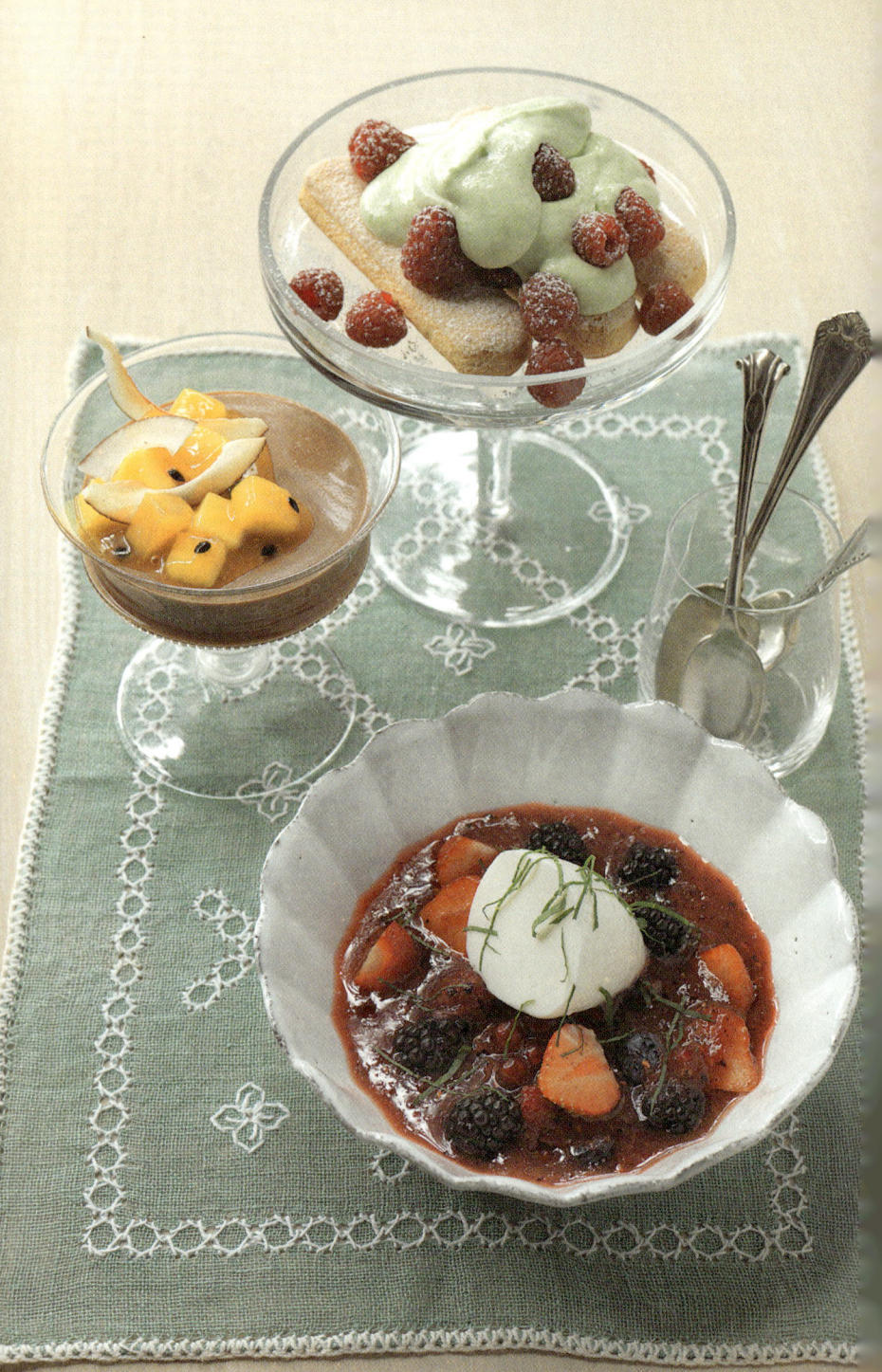

4 Restliche Beeren auf Teller verteilen, Suppe darüberschöpfen.
Mit einem in heißes Wasser getauchten Löffel Nocken aus der
Buttermilchmousse abstechen und daraufsetzen.
Mit fein geschnittener Minze bestreuen.

Zubereitung: ca. 25 Min. + 2–3 Std. Kühlzeit,
pro Portion: KH: 37 g | E: 4 g | F: 4 g | kcal: 221

WARENKUNDE

Holunderbüsche findet man fast überall in Deutschland. Nicht nur die
Blüten, auch die Beeren eignen sich zum Verzehr. Allerdings sollte man
diese einkochen und gut süßen, denn roh sind sie sehr bitter.

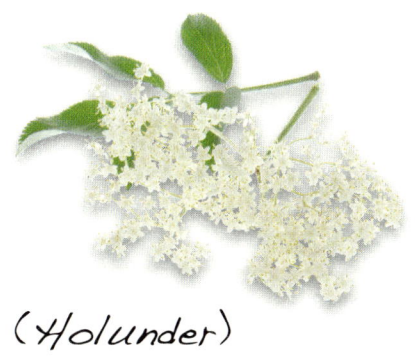

(Holunder)

Basilikum-Quark mit Himbeeren

Ähnlich wie Minze passt auch Basilikum hervorragend zu Süß-speisen. Einfach mal ausprobieren: Sie werden überrascht sein!

ZUTATEN
für 4 Personen

½ Bund Basilikum (ca. 3–4 Stiele)
150 g Quark (20 % Fett)
50 g Zucker
Saft von ½ Zitrone
100 g Crème fine
6 Löffelbiskuits
200 g Himbeeren
(Foto S. 208: oben)

1 Basilikum waschen, trocken schütteln, Blätter von den Stielen zupfen.

2 Quark mit Zucker in einen hohen Becher geben, Basilikum-blätter und Zitronensaft zufügen und alles mit einem Pürier-stab fein mixen. Basilikum-Quark in eine Schüssel umfüllen, Crème fine steif schlagen und unterheben.

3 Je 3 Löffelbiskuits auf jeden Teller legen, Himbeeren und Basilikum-Quark darauf verteilen und mit Puderzucker bestäubt servieren.

Zubereitung: ca. 15 Min., pro Portion: KH: 24 g | E: 7 g | F: 6 g | kcal: 180

MEIN TIPP

Dies ist ein leckerer sommerlicher
Nachtisch. Mit reifen Erdbeeren
schmeckt er mindestens genauso
gut! Mein Extra-Tipp: Beträufeln Sie
die Löffelbiskuits vorher mit einer
Mischung aus Orangenlikör oder
Orangensaft und Puderzucker.

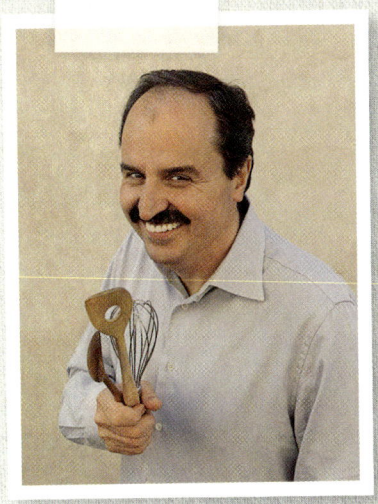

Kokos-Schoko-Pannacotta mit Mango-Passionsfrucht-Ragout

Dieses Dessert ist eine Geschmackssinfonie! Allerdings ist es auch ziemlich reichhaltig, insofern sollten Sie davor nicht allzu herzhaft gegessen haben…

ZUTATEN
für 4 Personen

2 Blatt Gelatine
300 ml Kokosmilch
50 g Zucker
70 g Zartbitterschokolade, klein gehackt
1 reife Mango
1 Passionsfrucht
100 ml Maracujasaft
½ TL Speisestärke mit etwas kaltem Wasser verrührt
geröstete Kokosspäne zum Bestreuen
(Foto S. 208: Mitte)

1 Gelatine in kaltem Wasser 5 Minuten einweichen. Kokosmilch mit Zucker einige Minuten bei mittlerer Hitze köcheln. Schokolade nach und nach unterrühren, Gelatine gut ausdrücken und in der heißen Schoko-Kokosmilch auflösen. Mischung in zwei Gläser füllen und für 2–3 Stunden kühl stellen.

2 Inzwischen Mango schälen, Fruchtfleisch am Stein entlang herunterschneiden und klein würfeln. Passionsfrucht halbieren, Mark mit einem Löffel herauskratzen und mit Maracujasaft aufkochen. Soße mit etwas Stärke binden, dann abkühlen lassen.

3 Mangowürfel untermischen, Ragout auf der fest gewordenen Pannacotta in den Gläsern verteilen. Nach Wunsch mit gerösteten Kokosspänen bestreut servieren.

Zubereitung: ca. 15 Min. + 2–3 Std. Kühlzeit,
pro Portion: KH: 37 g | E: 4 g | F: 3 g | kcal: 202

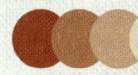 **SCHLANK-IM-SCHLAF-INFO**

Nachspeisen sind nach der Insulin-Trennkost nicht verboten – im Gegenteil, wenn Sie mit Ihrer Hauptspeise nicht genügend Kohlenhydrate zu sich genommen haben, können Sie Ihr Mittagessen gerne mit Obst oder einer Süßspeise abschließen.

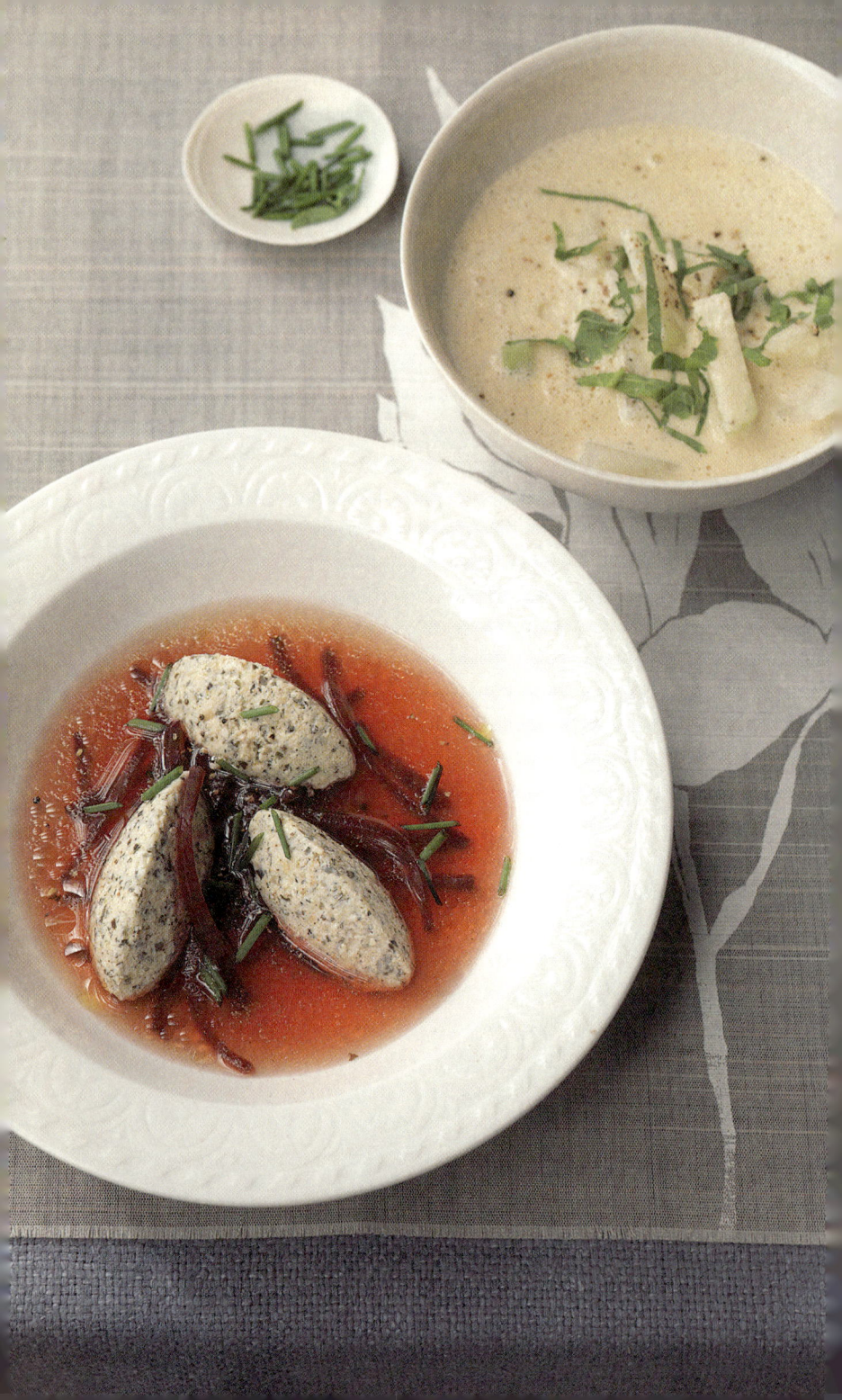

Kohlrabicremesuppe

ZUTATEN

1 Kohlrabi, ca. 200 g

2 Schalotten

1 Knoblauchzehe

1 EL Rapsöl

50 ml Weißwein oder Brühe

250 ml Geflügelbrühe

150 ml Crème légère

10 g Butter (fettreduziert)

Salz, Pfeffer

Saft von ½ Zitrone

1 EL geschlagene Sahne

(Foto S. 214: oben)

1 Kohlrabi putzen und schälen. Einige Kohlrabiblätter waschen, in feine Streifen schneiden und beiseitelegen. Kohlrabi vierteln und in dünne Scheiben schneiden. Schalotten fein würfeln, Knoblauch schälen und fein hacken.

2 Rapsöl in einem Topf erhitzen. Schalotten- und Knoblauch-würfel darin anschwitzen. Kohlrabi zufügen, kurz mitdünsten, dann mit Wein ablöschen und mit Brühe und Crème légère aufgießen. Suppe bei mittlerer Hitze etwa 20 Minuten kö-cheln.

3 Ein Drittel des Kohlrabigemüses aus der Suppe nehmen und auf Suppenschalen verteilen. Restliches Gemüse mit Sahne-brühe und Butter fein pürieren.

4 Suppe mit Salz, Pfeffer und Zitronensaft abschmecken, mit geschlagener Sahne verfeinern und zum Kohlrabi in die Tassen gießen. Mit Kohlrabiblätterstreifen bestreut servieren.

Zubereitung: ca. 30 Min., pro Portion: KH: 13 g | E: 6 g | F: 18 g | kcal: 253

Rote-Bete-Bouillon mit Kürbiskern-Quark-Nocken

ZUTATEN

3 EL geröstete Kürbiskerne
100 g Quark (20 % Fett)
1 Eigelb
Salz, Pfeffer
1 Rote-Bete-Knolle, gekocht
400 ml kräftige Geflügelbouillon
Schnittlauchröllchen
    zum Bestreuen
(Foto S. 214: unten)

1 Kürbiskerne fein mahlen, mit Quark und Eigelb glatt rühren und mit Salz und Pfeffer würzen. Aus der Quarkmasse mit zwei Esslöffeln Nocken abstechen, in siedendes Salzwasser geben und 10 Minuten ziehen lassen.

2 In der Zwischenzeit die Rote Bete zuerst in Scheiben, dann in Streifen schneiden.

3 Geflügelbouillon aufkochen, Rote-Bete-Streifen hineingeben und die Suppe eventuell nochmals mit Salz und Pfeffer abschmecken. Dann auf tiefe Teller verteilen, Quarknocken aus dem Salzwasser nehmen, etwas abtropfen lassen und in die heiße Bouillon geben. Mit Schnittlauch bestreut servieren.

Zubereitung: ca. 20 Min., pro Portion: KH: 9 g I E: 12 g I F: 8 g I kcal: 157

Wolfsbarsch mit Muscheln und Garnelen im Paprika-Safran-Sud

Der aromatische Sud ist ganz köstlich, ihn sollten Sie auf jeden Fall mitessen. Auch bei diesem Gericht sind Ihrer Fantasie keine Grenzen gesetzt – wenn Sie andere Fische kombinieren möchten, nur zu!

ZUTATEN

2 rote Paprika

400 ml Fischfond

1 TL Safranfäden

1 Schalotte, fein gewürfelt

2 Knoblauchzehen, in dünne Scheiben geschnitten

½ Fenchelknolle, in dünne Streifen geschnitten

6 Cocktailtomaten

4 EL Olivenöl

500 g Miesmuscheln

50 ml Weißwein oder Fischfond

4 Riesengarnelen

4 Tranchen Wolfsbarsch, à 50 g mit Haut ohne Gräten

Salz, Cayennepfeffer

Saft von ½ Zitrone

(Foto S. 218)

1 Paprika halbieren, Strunk, Trennwände und Kerne entfernen und in grobe Stücke teilen. Paprikastücke zusammen mit dem Fischfond in einen Mixer geben und sehr fein pürieren. Anschließend den Saft durch ein feines Tuch in einen Topf pressen. Saft mit Safran um die Hälfte einkochen lassen.

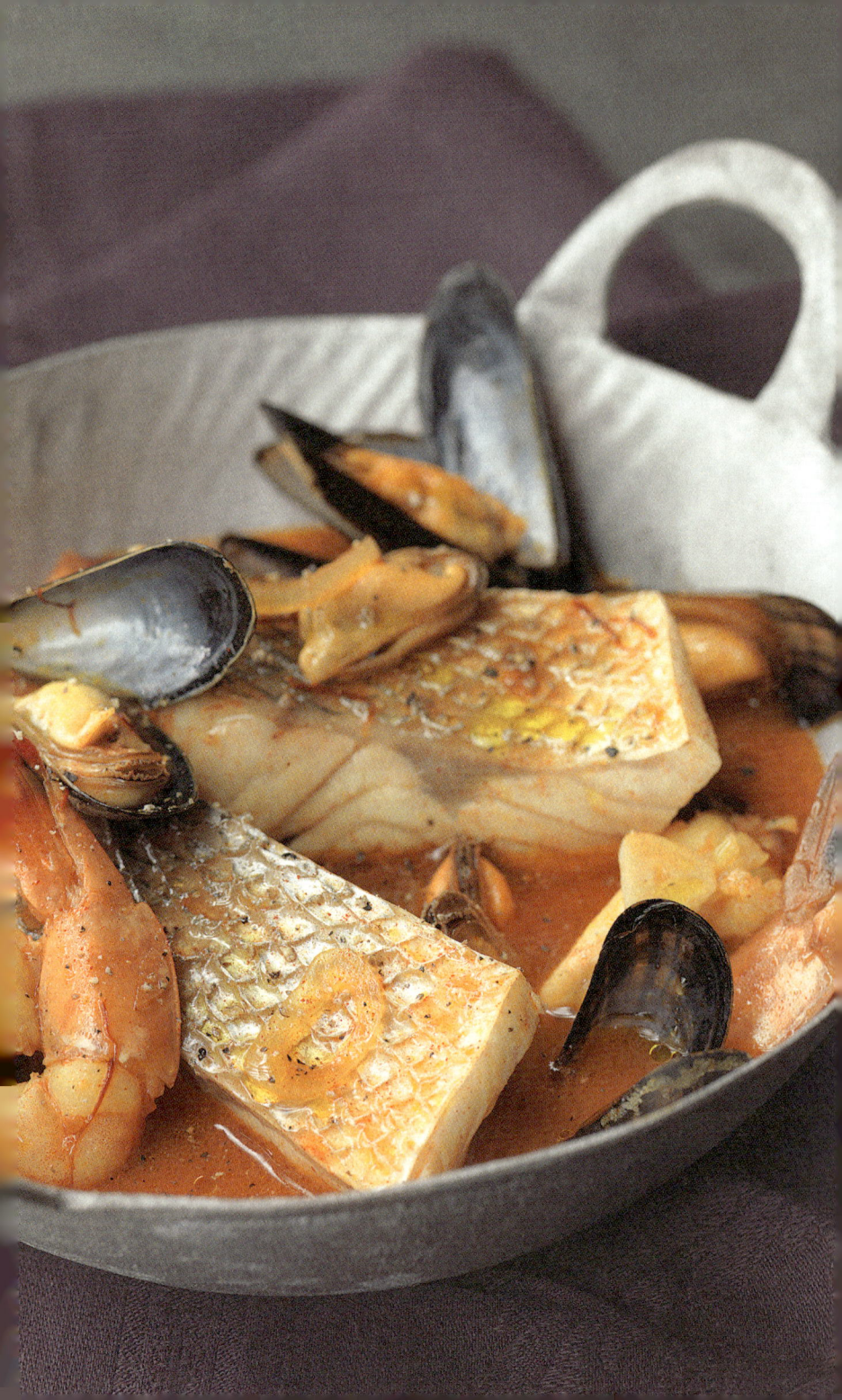

2 Schalotte und Knoblauch mit Fenchelstreifen und Cocktailtomaten in einem Topf mit 1 EL heißem Öl anschwitzen.
Muscheln zufügen, kurz mitdünsten, dann mit Wein oder
Fond ablöschen, Paprika-Safran-Sud angießen, Riesengarnelen
und Wolfsbarsch in den Sud geben und zugedeckt bei schwacher Hitze etwa 6–8 Minuten garen.

3 Muscheln, Fisch und Garnelen in tiefe Teller verteilen. Sud
kräftig mit Salz, Cayennepfeffer und etwas Zitronensaft
abschmecken. Restliches Olivenöl nach und nach unterrühren. Sud heiß über Muscheln, Fisch und Garnelen in die
tiefen Teller schöpfen.

Zubereitung: ca. 40 Min., pro Portion: KH: 10 g | E: 53 g | F: 11 g | kcal: 364

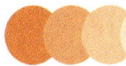 **SCHLANK-IM-SCHLAF-INFO**

Dieses Gericht lässt sich auch als Mittagessen abwandeln:
Essen Sie einfach mittags zwei Brötchen oder ein halbes
Baguette dazu, um die notwendigen Kohlenhydrate zu
tanken.

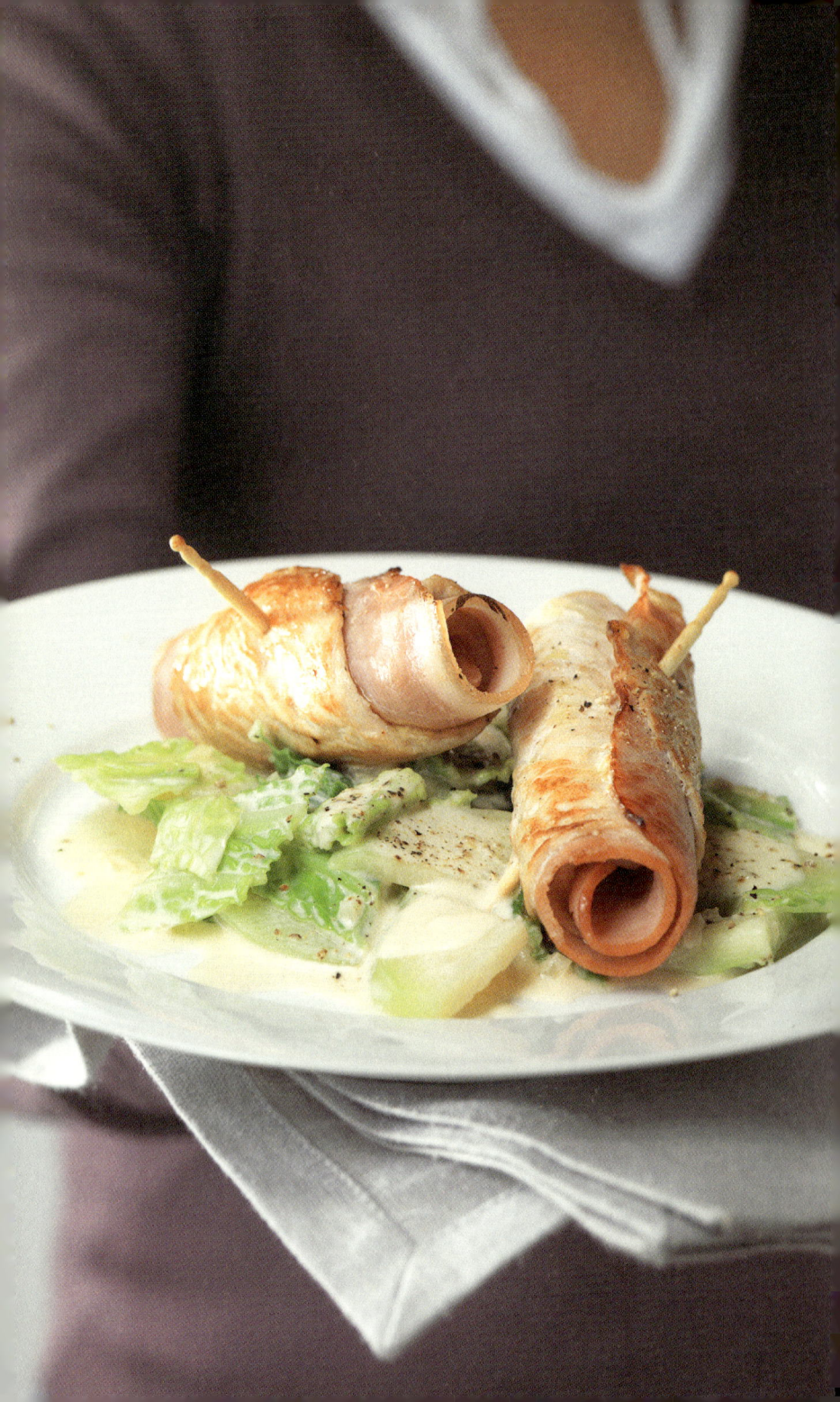

Truthahn-Schinken-Röllchen auf Kohlrabi-Wirsing-Gemüse

Mit diesem Gericht können Sie sogar überraschende Gäste beeindrucken, denn es ist schnell und einfach zubereitet – und dennoch köstlich!

ZUTATEN

4 dünne Truthahnschnitzel, à 60 g

4 Scheiben gekochter Schinken

Salz, Pfeffer

2 EL Rapsöl

¼ Wirsing, ca. 300 g

1 Kohlrabi, ca. 200 g

1 Zwiebel, fein gewürfelt

100 ml Geflügelbrühe

75 g Crème légère

1 TL Senf

6 kleine Spieße

1 Backofen auf 160° (Umluft 150°) vorheizen. Jedes Truthahnschnitzel mit einer Schinkenscheibe belegen, aufrollen und mit einem kleinen Holzspieß feststecken. Röllchen mit Salz und Pfeffer würzen und rundum in 1 EL heißem Öl anbraten. Anschließend etwa 15 Minuten im Ofen fertig garen.

2 Inzwischen Wirsingblätter würfeln. Kohlrabi schälen und vierteln. Viertel in dünne Scheiben schneiden und diese in kochendem Salzwasser etwa 2 Minuten garen. Dann den Wirsing dazugeben und weitere 2 Minuten mitkochen. Gemüsewasser abschütten.

3 Zwiebelwürfelchen in restlichem heißem Öl anbraten. Kohlrabi und Wirsing zufügen und kurz mitbraten. Mit Geflügelbrühe ablöschen, Crème légère und Senf untermischen. Gemüse kräftig mit Salz und Pfeffer abschmecken, auf Teller verteilen, gebratene Röllchen daraufsetzen und servieren.

Zubereitung: ca. 30 Min., pro Portion: KH: 12 g | E: 46 g | F: 17 g | kcal: 388

MEIN TIPP

Anstelle von Truthahnfleisch kann man die Röllchen auch mit Schweine- oder Kalbsschnitzel zubereiten.

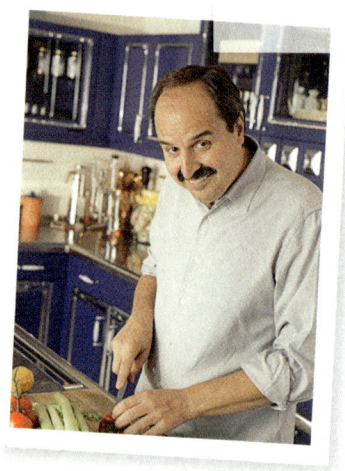

Dorade mit Basilikum und Limette in der Papierhülle gegart

Dieses Rezept ist kinderleicht und unglaublich beeindruckend, wenn es serviert wird. Ein wunderbares Beispiel dafür, dass man für eine gute Mahlzeit nicht viel mehr braucht als erstklassige Zutaten und etwas Fantasie!

ZUTATEN

1 Dorade, ca. 800 g
Salz, Pfeffer
1 Limette
3 Knoblauchzehen
1 Chilischote
1 Bund Basilikum
2–3 Zweige Zitronenthymian
1 Eigelb
(Foto S. 224)

1 Dorade innen und außen gründlich waschen, trocken tupfen und mit Salz und Pfeffer würzen. Limette in Scheiben schneiden, Basilikum abbrausen und trocken schütteln.

2 Backofen auf 225° (Umluft 200°) vorheizen. Dorade auf einen großen Bogen Backpapier legen. Auf den Fisch die Limettenscheiben, den angedrückten Knoblauch, die halbierte Chilischote sowie Basilikum und Zitronenthymian verteilen.

3 Die Ränder des Backpapiers mit Eigelb einpinseln und mit einem zweiten Stück Backpapier in der gleichen Größe

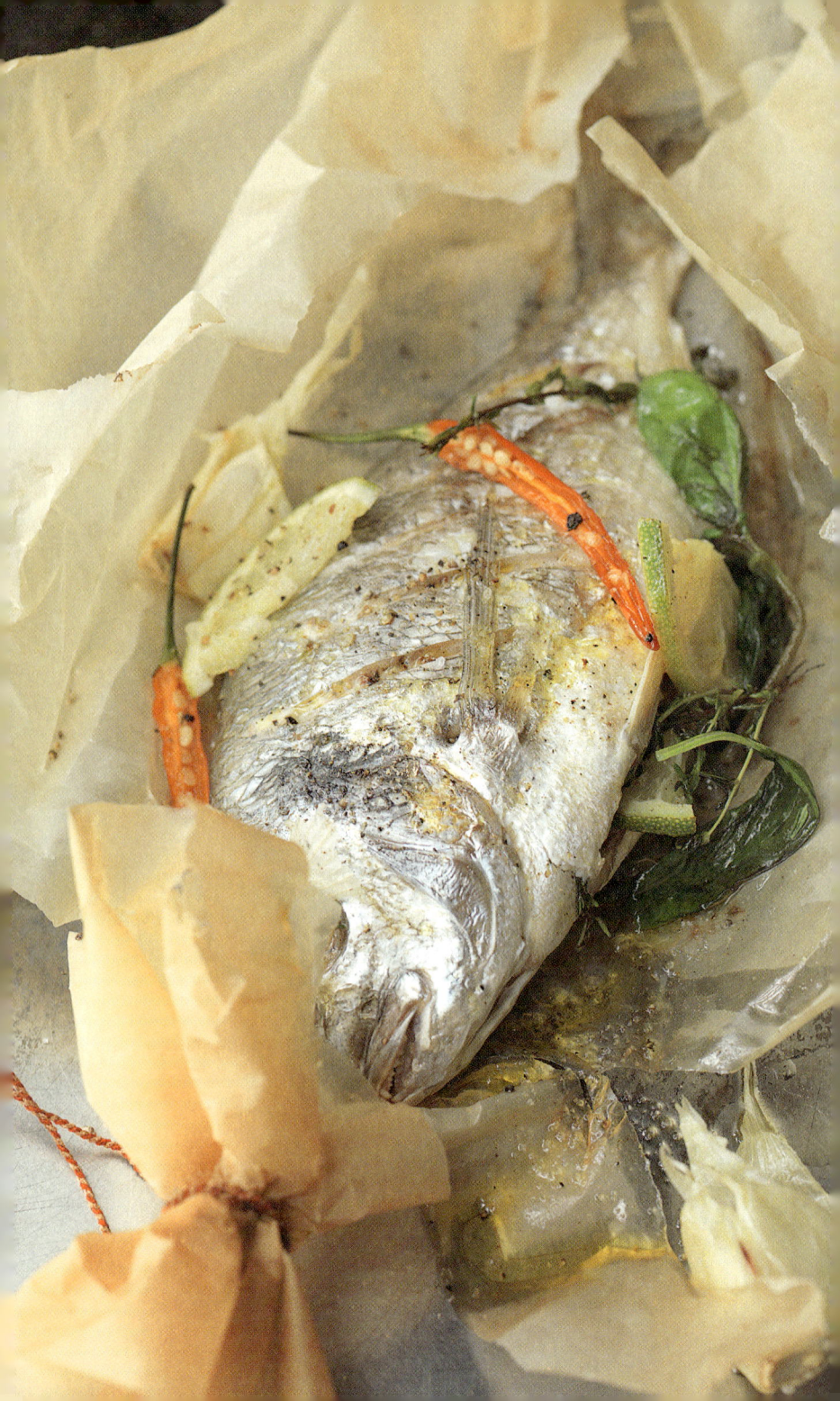

belegen. Beide Bögen an den Seitenkanten doppelt miteinander falzen, sodass kein Dampf entweichen kann. Päck-
chen auf ein Blech legen, in den Ofen schieben und etwa
20–25 Minuten garen.

Zubereitung: ca. 10 Min. + 20–25 Min. Backzeit,
pro Portion: KH: 2 g | E: 55 g | F: 11 g | kcal: 325

WARENKUNDE

Was wir beim Essen als »scharf« empfinden, wird durch das Capsaicin
in der Chili ausgelöst. Chili wird besonders in warmen Ländern zum
Würzen genutzt, da ihr Verzehr die Schweißbildung fördert und dadurch
die Körpertemperatur senkt.

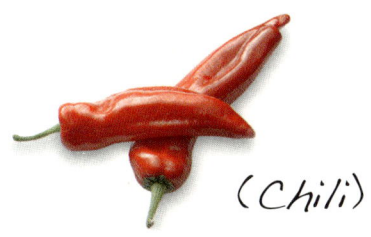

(Chili)

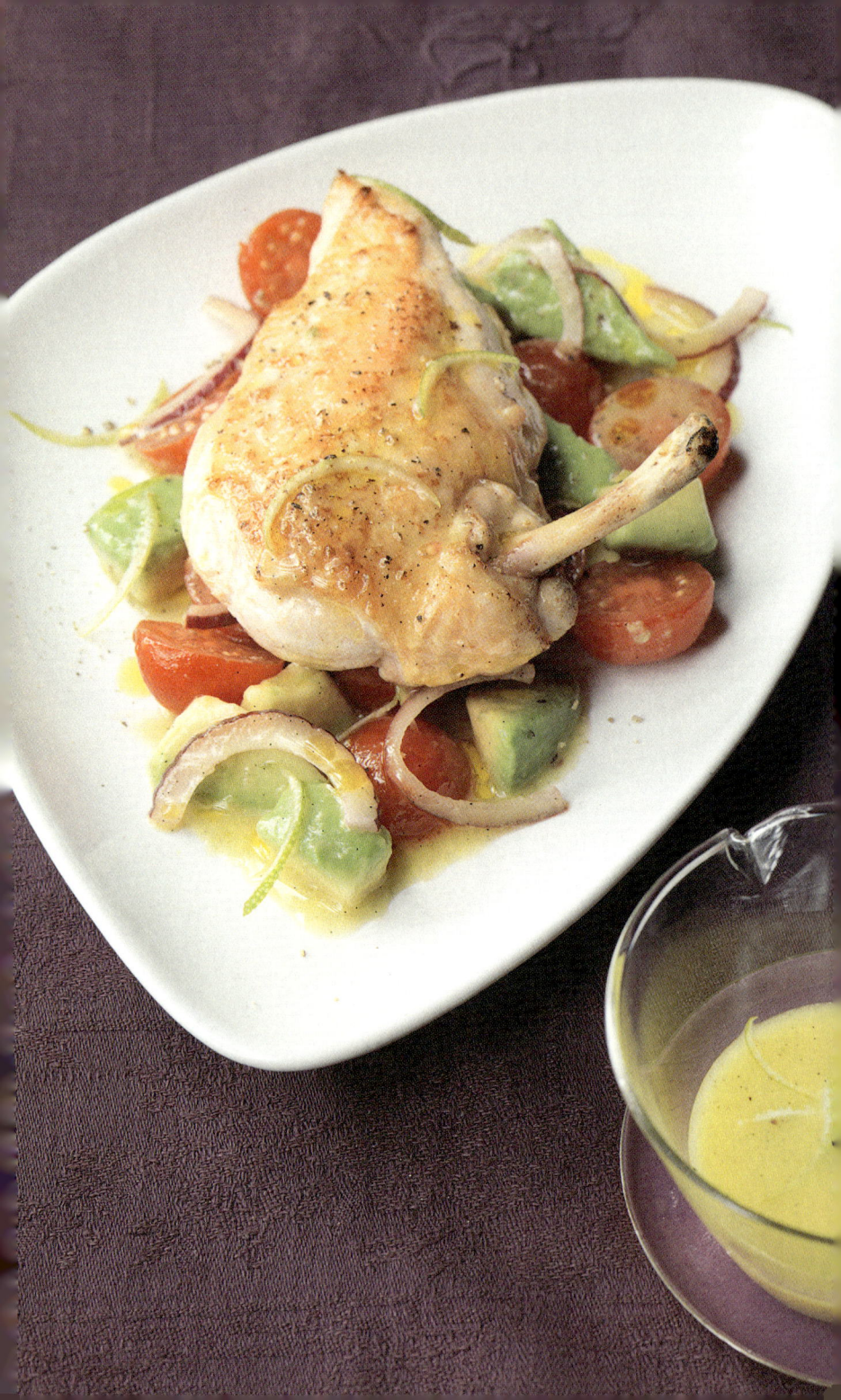

Gebratene Hähnchenbrust auf Avocado-Tomaten-Salat

Der Avocado-Tomaten-Salat mit dem Vanille-Limetten-Dressing ist einfach eine Wucht! Achten Sie darauf, schmackhafte Tomaten zu verwenden, und dass die Avocado auch wirklich reif ist.

ZUTATEN

2 Limetten, unbehandelt	1 rote Zwiebel
1 Vanilleschote	1 reife Avocado
1 EL Zucker	4 reife Tomaten
4 EL Olivenöl	2 Hähnchenbrüste mit
Salz, Pfeffer	Haut, à 150 g

1 Von einer Limette die Schale abschälen und in möglichst feine Streifen schneiden. Beide Früchte halbieren, Saft auspressen. Vanilleschote der Länge nach halbieren, Mark herauskratzen.

2 Limettensaft und Schalenstreifen zusammen mit Zucker und ausgekratztem Vanillemark bei mittlerer Hitze etwa 4 Minuten einkochen lassen. Anschließend den Sirup mit 2–3 EL Olivenöl verquirlen. Dressing mit Salz und Pfeffer abschmecken.

3 Zwiebel schälen und in dünne Streifen schneiden. Avocado halbieren, Kern entfernen und das Fruchtfleisch aus der Schale löffeln. Tomaten waschen, Stielansatz entfernen. Avocadohälften und Tomaten in kleine Stücke schneiden und mit Zwiebelstreifen in eine Schüssel geben. Einen Teil Vanille-Limetten-Dressing dazugießen und alles locker miteinander mischen.

4 Hähnchenbrüste mit Salz und Pfeffer würzen und im restlichen Olivenöl bei mittlerer Hitze in einer Pfanne auf jeder Seite etwa 6 Minuten braten.

5 Fleisch nach Belieben in Stücke schneiden und mit Tomaten-Avocado-Salat anrichten. Rest vom Vanille-Limetten-Dressing auf die Hähnchenbrüste träufeln und servieren.

Zubereitung: ca. 30 Min., pro Portion: KH: 12 g | E: 57 g | F: 43 g | kcal: 588

SCHLANK-IM-SCHLAF-INFO

Fette werden zu Unrecht seit Jahren geschmäht. Dabei gibt es viele gute Fette, die ja auch Bestandteil unseres Körpers sind. Außerdem sind sie in der Lage, die Kohlenhydrate zu »bändigen«.

Kalbsschnitzel mit Mozzarella überbacken auf Tomatencarpaccio

ZUTATEN

4 reife, aromatische Tomaten

½ Bund Basilikum

1 TL alter Balsamico

Salz, Pfeffer, Zucker

3 EL Olivenöl

1 Schalotte, fein gewürfelt

1 EL geröstete Pinienkerne

4 dünne Kalbsschnitzel à 60 g

1 TL Butterschmalz

100 g Mozzarella (fettreduziert)

Basilikumblätter zum Garnieren

(Foto S. 230: oben)

1 Tomaten waschen, in dünne Scheiben schneiden und zwei Teller damit auslegen. Basilikumblätter abzupfen und in feine Streifen schneiden. Balsamico mit Salz, Pfeffer und einer Prise Zucker verrühren. Olivenöl, Schalottenwürfel sowie Pinienkerne und Basilikumstreifen zufügen und untermischen. Vinaigrette gleichmäßig über die Tomatenscheiben verteilen.

2 Backofengrill vorheizen. Schnitzel in Butterschmalz von beiden Seiten scharf anbraten. Dabei mit Salz und Pfeffer würzen. Herausnehmen und nebeneinander auf ein Blech legen. Mozzarella in etwa 1 cm dicke Scheiben schneiden, diese auf die Schnitzel legen und 4 Minuten unter dem Grill gratinieren.

3 Überbackene Schnitzel auf die Tomaten setzen und mit etwas Basilikum garnieren.

Zubereitung: ca. 25 Min., pro Portion: KH: 10 g | E: 38 g | F: 25 g | kcal: 417

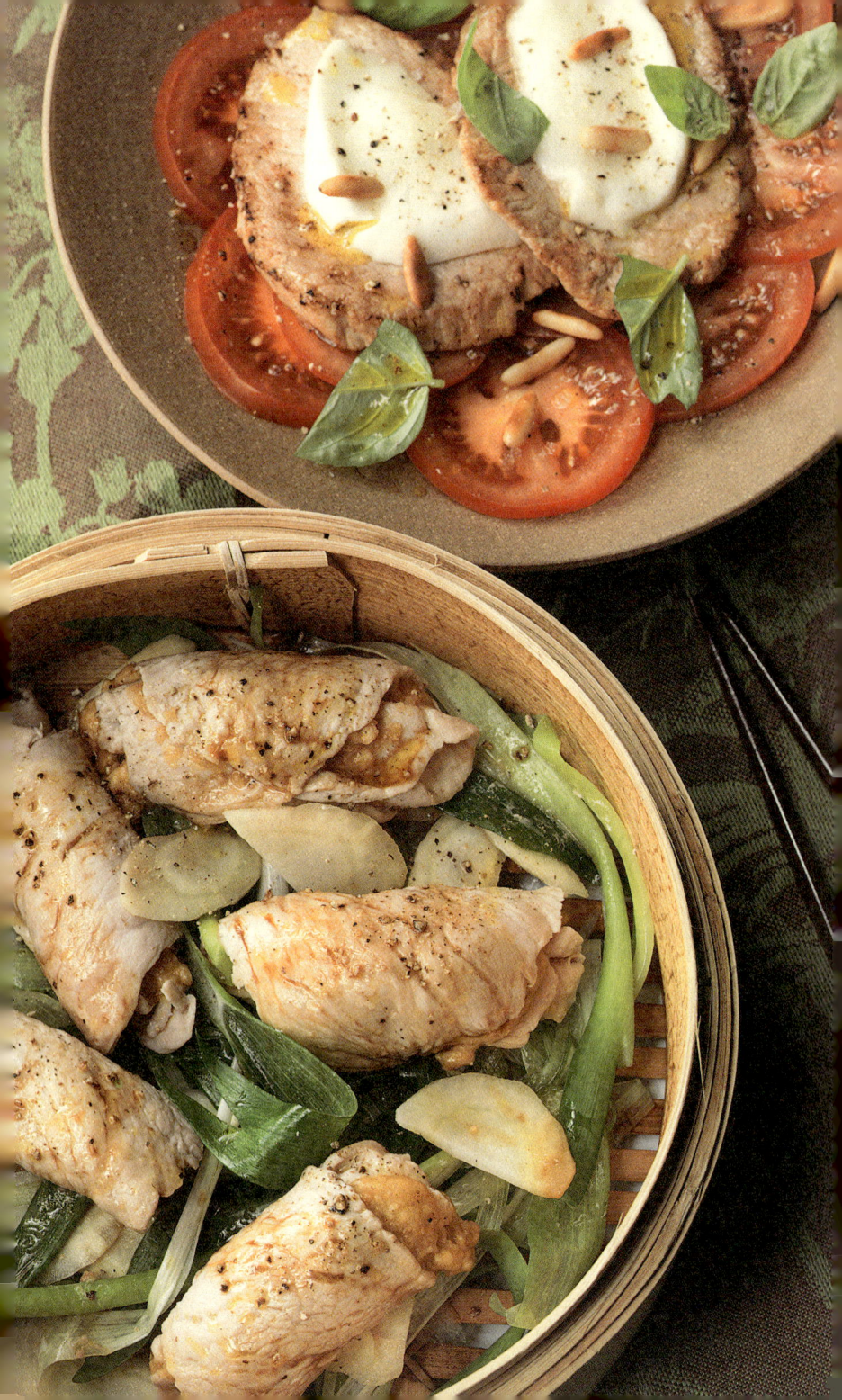

Gedämpfte Schweinefiletröllchen

ZUTATEN

50 g gemahlene Mandeln

1 EL Honig

geriebene Schale und Saft
  von 1 Zitrone

1 Schweinefilet (etwa 500 g),
  ohne Haut und Sehnen

4 Stangen Frühlingslauch

2 Petersilienwurzeln

4 EL Olivenöl

Meersalz, Pfeffer und Chili
  aus der Gewürzmühle

200 ml Geflügelbrühe

3 – 4 EL Teriyaki-Soße

(Foto S. 230: unten)

1 Mandeln mit Honig, Zitronenschale und -saft glatt rühren. Filet in acht Scheiben schneiden und zwischen zwei geölten Folien plattieren (z. B. mit einem kleinen schweren Stieltopf). Scheiben mit etwas Mandelmasse bestreichen und zu Roulaaden aufrollen.

2 Frühlingslauch waschen, trocken schütteln und in Streifen schneiden. Petersilienwurzeln schälen und in dünne Scheiben schneiden. Gemüse mischen und in einem Dämpfkorb verteilen. Fleischröllchen nebeneinander auf das Gemüsebett setzen, alles mit Meersalz, Pfeffer und Chili aus der Gewürzmühle würzen.

3 Brühe und Teriyaki-Soße im Dämpftopf erhitzen. Dämpfkorb daraufsetzen, die Hälfte des Olivenöls über Gemüse und Röllchen träufeln und zugedeckt etwa 10–12 Minuten garen.

4 Gedämpfte Gemüsestreifen mit den Fleischröllchen anrichten, Dämpfsud und restliches Öl darüber verteilen.

Zubereitung: ca. 30 Min., pro Portion: KH: 16 g | E: 63 g | F: 36 g | kcal: 639

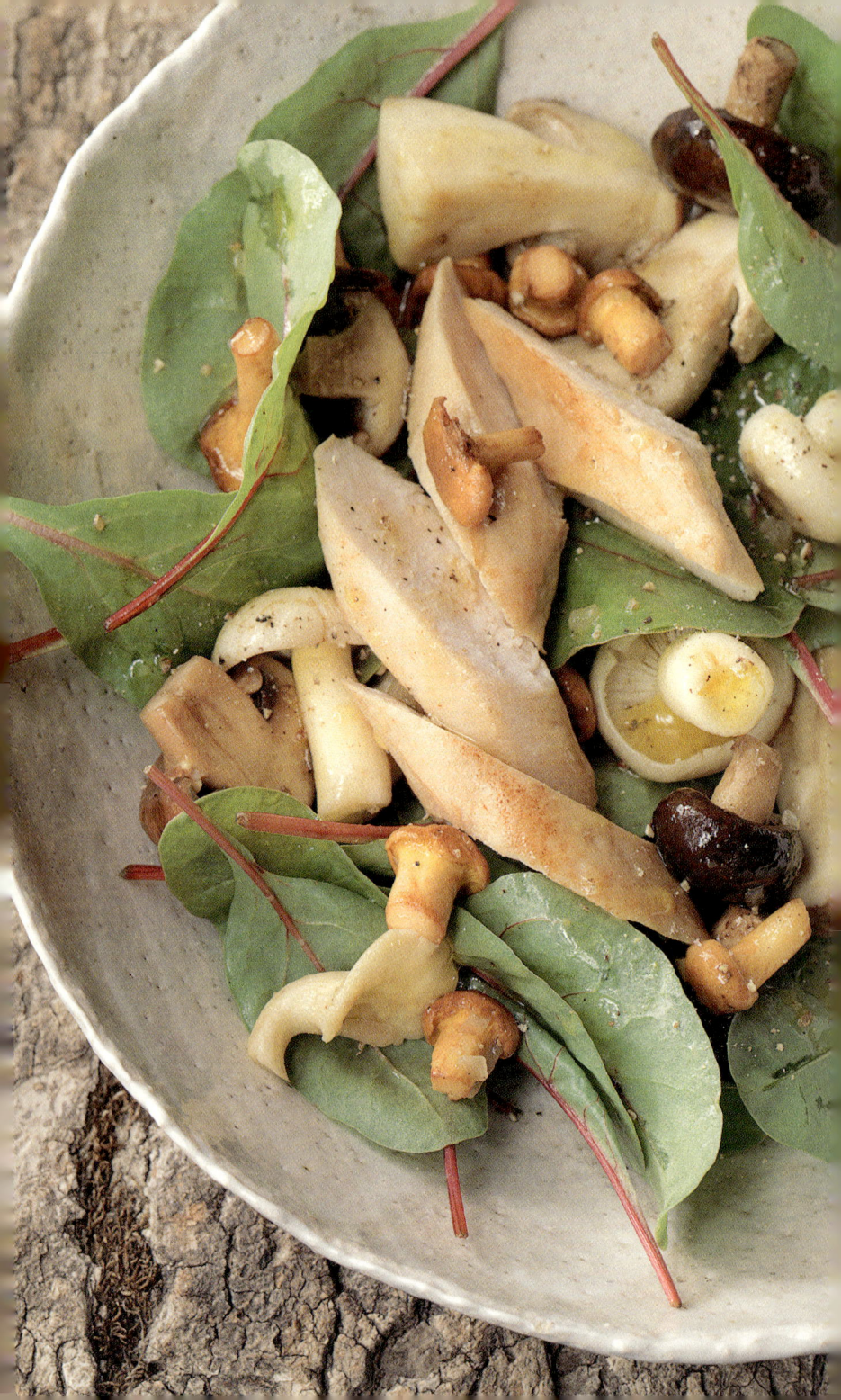

Herbstlicher Pilz-Salat mit gebratenem Kaninchen

Alle Zutaten haben ihre Jahreszeit, in der sie am frischesten sind und am besten schmecken. Wer gegen die Jahreszeiten lebt, tut sich nichts Gutes.

ZUTATEN

100 g herbstlicher Blattsalat (etwa Feld-, Spinat-, Eichblattsalat)
250 g gemischte Pilze (etwa Pfifferlinge, Steinpilze, Shiitake-Pilze, Champignons)
2 Schalotten
1 Knoblauchzehe
15 g Butter (fettreduziert)
Salz, Pfeffer
1 EL Walnussöl
4 EL Olivenöl
2–3 TL Aceto balsamico
4 Kaninchenrückenfilets, ersatzweise 250 g Hähnchenbrust
2 Thymianzweige
1 Rosmarinzweig
1 angedrückte Knoblauchzehe

1 Salate putzen, waschen und trocken schleudern. Pilze putzen und je nach Größe halbieren oder vierteln. Schalotten und Knoblauch schälen und fein würfeln.

2 Pilze in zerlassener Butter zusammen mit den Schalottenwürfeln und dem Knoblauch anbraten. Dabei mit Salz und Pfeffer würzen. Pilze aus der Pfanne in eine Schüssel umfüllen, 1 EL Walnuss- und 3 EL Olivenöl sowie Balsamico zufügen und alles locker miteinander mischen. Etwas abkühlen lassen.

3 Kaninchenrücken mit Salz und Pfeffer würzen und in restlichem heißem Olivenöl (1 EL) zusammen mit den Kräutern und Knoblauch rundum etwa 5 Minuten braten. Anschließend etwas ruhen lassen und in schräge Stücke schneiden.

4 Blattsalate zu den Pilzen in die Schüssel geben und unterheben. Salat mit den Kaninchenstücken auf Teller verteilen.

Zubereitung: ca. 30 Min., pro Portion: KH: 7 g | E: 32 g | F: 30 g | kcal: 435

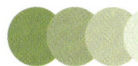 **SCHLANK-IM-SCHLAF-INFO**

Mit einem halben Baguette oder einem Ciabattabrot ist dieser Salat auch ein köstliches Mittagessen – orientieren Sie sich an den Kohlenhydratvorgaben auf Seite 103.

Caesar's Salat mit Hähnchen

ZUTATEN

2 Hähnchenbrüste, ca. 150 g

Salz, Pfeffer

1 EL Pflanzenöl zum Braten

2 Romanasalate

50 g Parmesan

1 Eigelb

Saft von ½ Zitrone

1 TL Senf

1 EL Worcestersoße

50 ml Olivenöl

(Foto S. 236: oben)

1 Backofen auf 145° (Umluft 130°) vorheizen. Hähnchenbrüste mit Salz und Pfeffer würzen und rundum in heißem Pflanzenöl anbraten. Brüste für 10 Minuten in den Ofen geben.

2 Salat in einzelne Blätter teilen, waschen und trocken schütteln.

3 Die Hälfte des Parmesans hobeln, den Rest fein reiben. Eigelb mit Zitronensaft, Senf und Worcestersoße in einen hohen Becher geben. Olivenöl in dünnem Strahl untermixen, bis eine dickliche Soße entsteht. Geriebenen Parmesan unter die Soße mischen und mit Salz und Pfeffer abschmecken.

4 Hähnchen in Scheiben schneiden. Mit dem Salat anrichten, mit Parmesan bestreuen und dem Dressing servieren.

Zubereitung: ca. 25 Min., pro Portion: KH: 3 g | E: 48 g | F: 35 g | kcal: 518

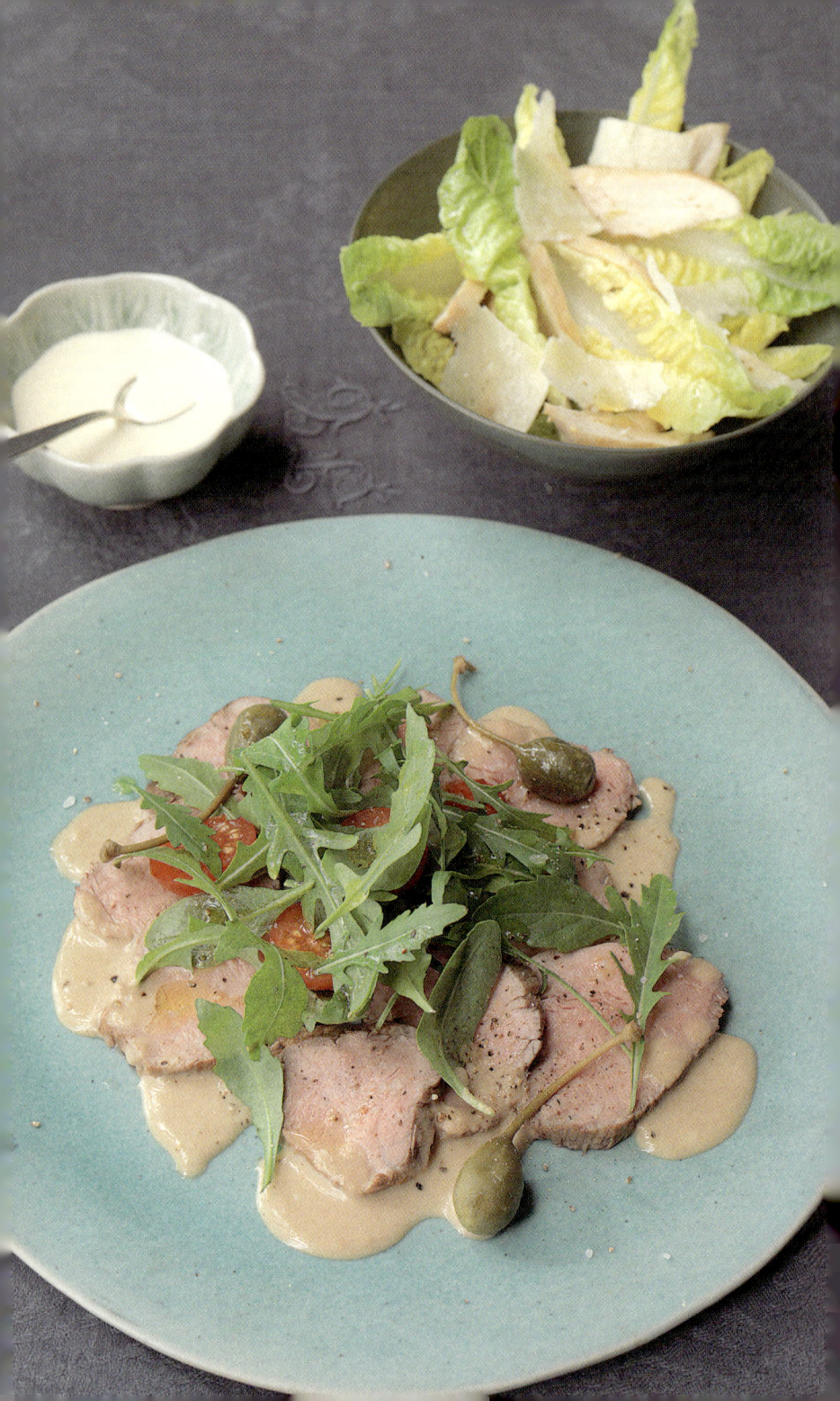

Kalbsfilet mit Thunfisch-Dressing

ZUTATEN

400 g Kalbsfilet, ohne Haut und Sehnen

Salz, Pfeffer

1 EL Pflanzenöl

100 g Thunfisch, in Öl

3 EL Mayonnaise light

Saft von ½ Zitrone

(Foto S. 236: unten)

100 ml Geflügelbrühe

80 g Rucola

6 Cocktailtomaten

1 EL Aceto balsamico

2 EL Olivenöl

Kapern zum Garnieren

1 Backofen auf 160° (Umluft 150°) vorheizen. Filet mit Salz und Pfeffer würzen und rundum in heißem Öl anbraten. Fleisch aus der Pfanne nehmen und für 15–20 Minuten in den Ofen geben, dann in Alufolie wickeln und im Kühlschrank auskühlen lassen.

2 Inzwischen Thunfisch samt Öl in einen Mixbecher geben. Mayonnaise, Zitronensaft und Brühe zufügen und mit einem Mixstab fein pürieren. Dressing mit Salz und Pfeffer abschmecken und durch ein feines Sieb streichen.

3 Rucola putzen, waschen und trocken schleudern. Cocktailtomaten halbieren. Beides mischen und mit etwas Aceto balsamico, Olivenöl, Salz und Pfeffer anmachen.

4 Filet in dünne Scheiben schneiden und auf Teller legen. Rucola-Tomaten-Salat darauf verteilen. Thunfisch-Dressing um das Fleisch träufeln und mit einigen Kapern garniert servieren.

Zubereitung: ca. 45 Min., pro Portion: KH: 3 g I E: 55 g I F: 30 g I kcal: 497

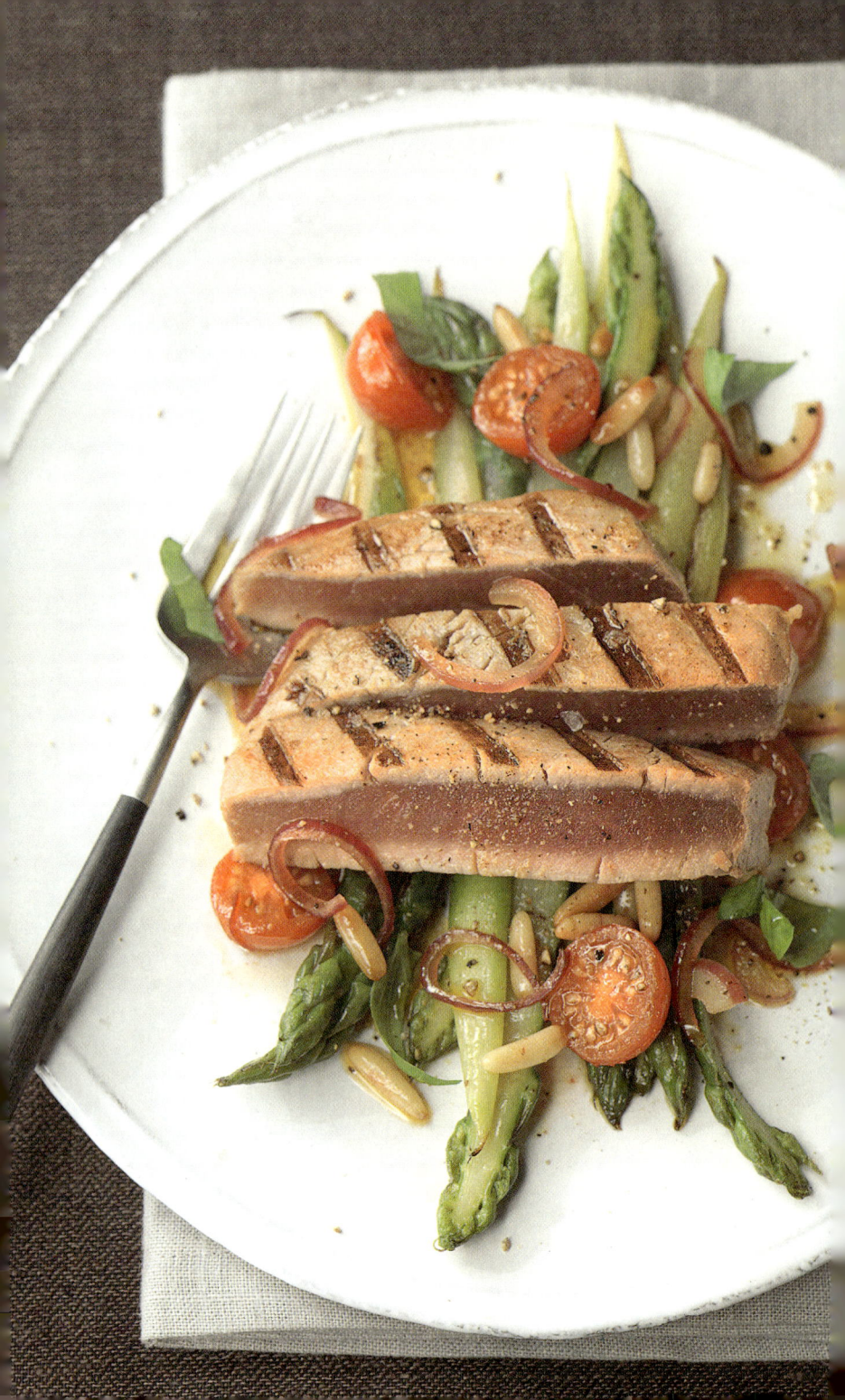

Gegrilltes Thunfischsteak mit grünem Spargel

Thunfisch ist nach Lachs einer der beliebtesten Fische.
Leider sind seine Bestände aufgrund von Überfischung
stark bedroht. Genießen Sie ihn also in Maßen.

ZUTATEN

400 g dünne grüne Spargelstangen	Salz
8 Cocktailtomaten	Pfeffer
1 rote Zwiebel	1 TL Honig
4 EL Olivenöl	2 Thunfischsteaks, à 150 g
1 EL Pinienkerne	2–3 EL frisch gehackter
Saft von 1 Limette	Basilikum

1 Vom Spargel die holzigen Enden wegschneiden. Tomaten waschen und halbieren. Zwiebel schälen, in feine Streifen schneiden und beiseitelegen.

2 Spargel zuerst in kochendem Salzwasser etwa 2 Minuten garen, anschließend abtropfen lassen und in einer heißen Grillpfanne zusammen mit 1 EL Olivenöl etwa 3–4 Minuten braten. Dabei das Gemüse gelegentlich wenden. Gegrillte Spargelstangen mit Tomatenhälften auf Tellern verteilen.

3 Zwiebelstreifen mit Pinienkernen in 2 EL Olivenöl anschwitzen, mit Limonensaft ablöschen. Pfanne vom Herd ziehen und mit Salz, Pfeffer und etwas Honig abschmecken.

4 Thunfischsteaks waschen, trocken tupfen und mit Salz und Pfeffer würzen. Restliches Olivenöl in der Grillpfanne erhitzen, Steaks in die Pfanne legen und auf jeder Seite etwa ½ Minute lang grillen.

5 Gegrillte Thunfischsteaks nach Belieben in dicke Scheiben schneiden und auf dem Spargel anrichten. Zwiebelmischung über Spargel und Thunfisch verteilen. Mit gehacktem Basilikum bestreut servieren.

Zubereitung: ca. 30 Min., pro Portion: KH: 11 g | E: 38 g | F: 43 g | kcal: 581

SCHLANK-IM-SCHLAF-INFO

Versuchen Sie, eine gute Mischung aus pflanzlichen und tierischen Eiweißträgern zu erreichen, also Hülsenfrüchte, Getreideprodukte, Sojaprodukte und Kartoffeln neben Fleisch- und Milchprodukten.

Teriyaki-Lachs auf japanischem Gurkensalat

Dieses asiatisch angehauchte Gericht hat viele überraschende Geschmacksnuancen!

ZUTATEN

2 kleine Salatgurken
2–3 EL Olivenöl
1 EL Reisweinessig
1 TL Sojasoße
½ TL Zucker
1 Korianderzweig
1 Minzezweig
4 Tranchen Lachsfilet, à 80 g (ohne Haut und Gräten)
Salz, Pfeffer
1 EL Limettenöl
2–3 EL Teriyakisoße
Kresse nach Belieben
(Foto S. 242)

1 Gurken waschen und der Länge nach mit einem Hobel oder einer Aufschnittmaschine in dünne Scheiben schneiden.

2 Olivenöl mit Reisweinessig, Sojasoße, Pfeffer und Zucker verquirlen. Dressing zusammen mit etwas grob gezupftem Koriander und Minzeblättern über die Gurkenscheiben verteilen und mischen.

3 Lachs waschen, trocken tupfen und mit Salz und Pfeffer würzen. Fischtranchen in heißem Limettenöl bei mittlerer

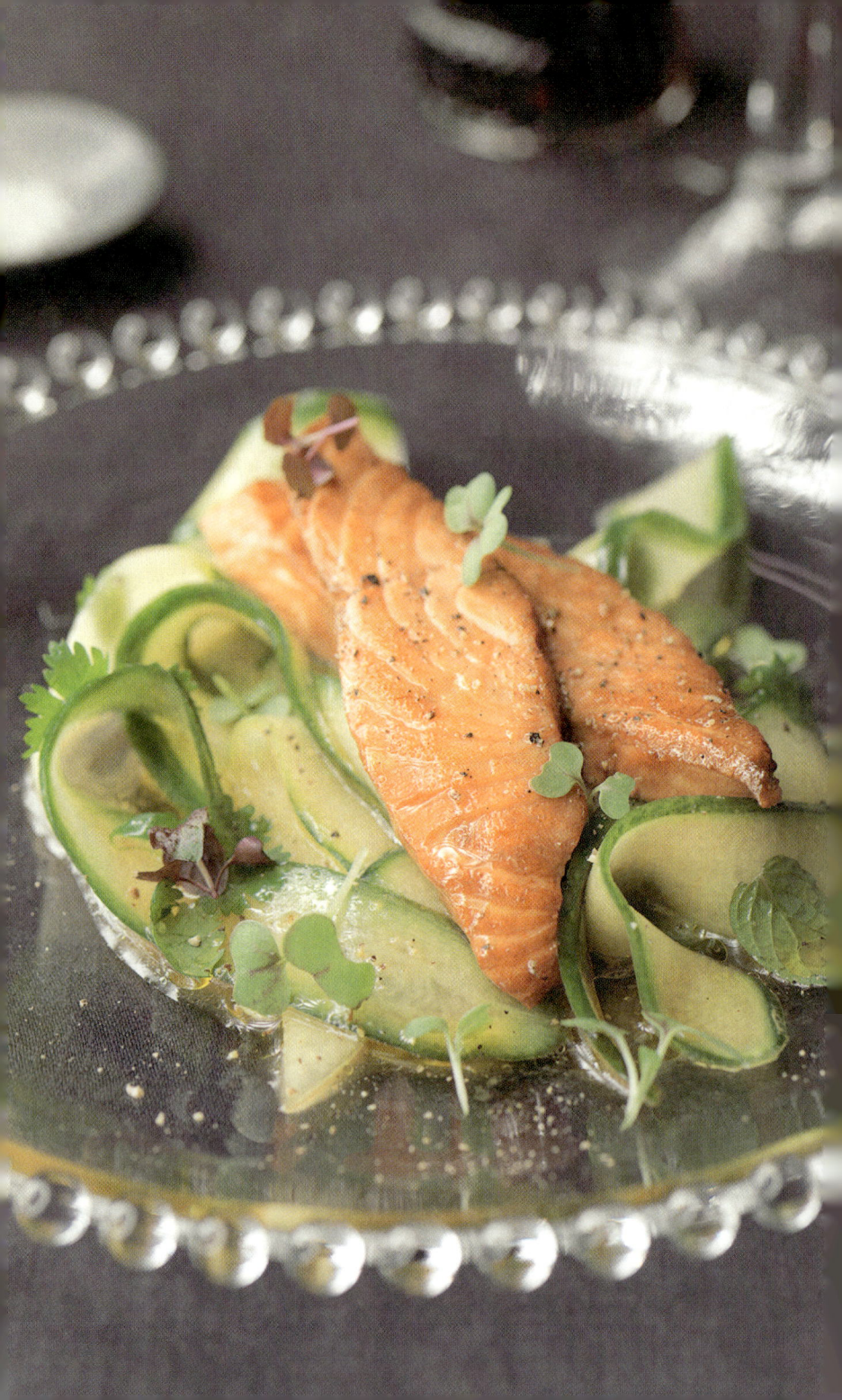

Hitze etwa 1 Minute braten. Lachsstücke umdrehen und eine weitere Minute braten. Mit Teriyakisoße ablöschen, und den Lachs damit glasieren.

4 Gurkensalat auf Teller verteilen, je zwei Lachstranchen pro Portion darauf anrichten. Nach Belieben mit Kresse bestreut servieren.

Zubereitung: ca. 25 Min., pro Portion: KH: 4 g | E: 33 g | F: 30 g | kcal: 419

WARENKUNDE

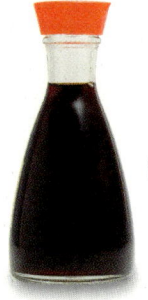

Teriyaki besteht aus Sojasoße, Sake, Zucker, Essig und Gewürzen und eignet sich wunderbar zum Würzen von Fleisch, Geflügel und Gemüse.

(Teriyaki)

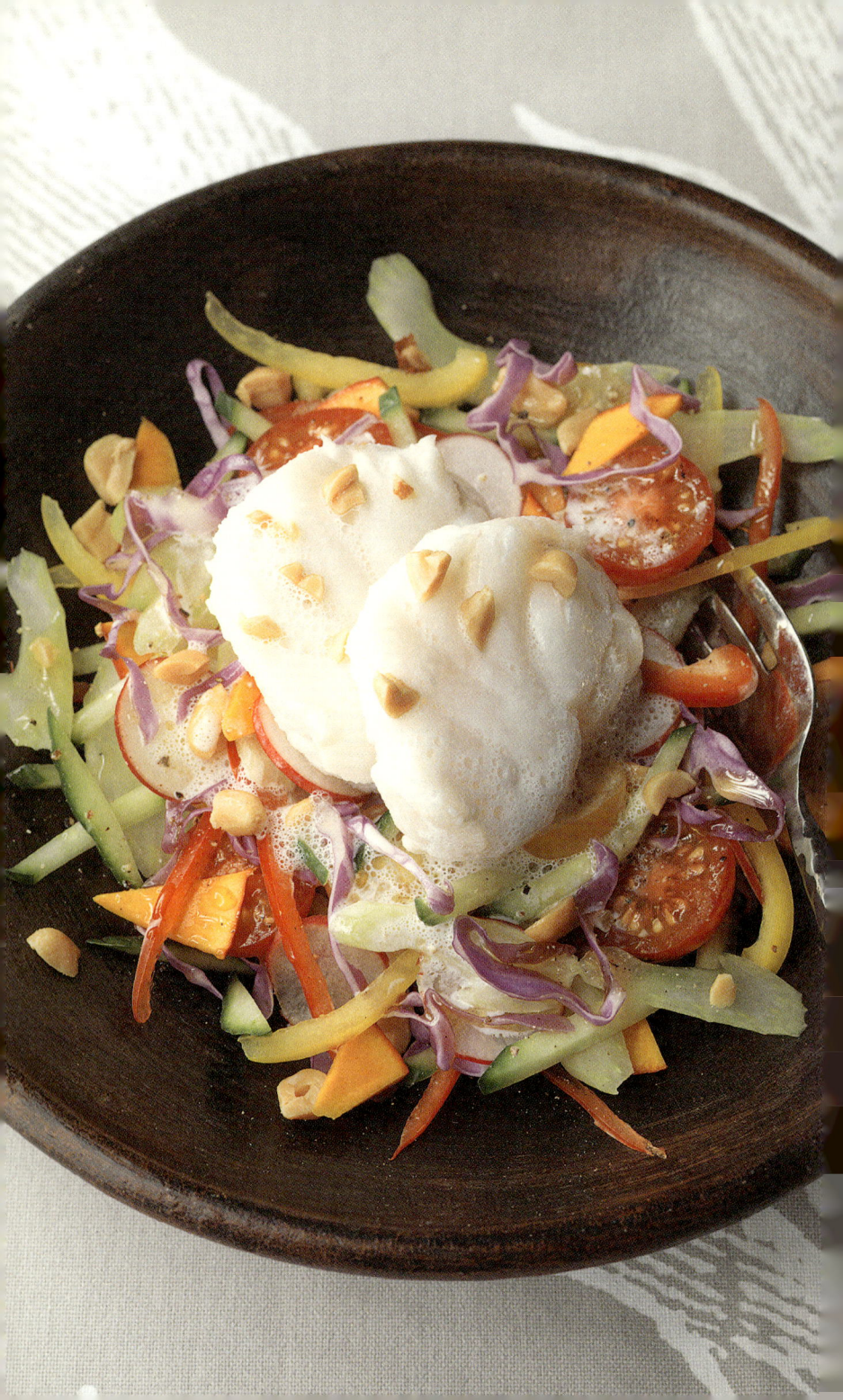

Seeteufel im Aroma-Kokos-Sud auf buntem Rohkostgemüse

Dieses herrlich aromatische Gericht lässt sich auch mit vielen anderen Fischsorten zubereiten – etwa mit Lachsfilet, Wolfsbarsch oder Kabeljau.

ZUTATEN

20 g Ingwer	¼ Rotkohl
1 Schalotte	1 kleine Gurke
1 kleine rote Chilischote	6 Radieschen
2 Stangen Zitronengras	50 g Kürbis (Hokkaido)
1 EL Sesamöl	5 Cocktailtomaten
250 ml Kokosmilch, ungesüßt	Salz, Pfeffer
Schale und Saft von 1 Limette	2 EL Erdnussöl
1 Seeteufelfilet, ca. 300 g	2 EL gehackte Erdnüsse
je 1 rote und gelbe Paprika	

1 Ingwer und Schalotte in Scheiben schneiden. Chilischote der Länge nach halbieren, Kerne entfernen. Zitronengras im Mörser zerstampfen. Alles in einem Topf in Sesamöl anschwitzen. Kokosmilch dazugießen, Limettenschale hineingeben. Sud mit Salz und Pfeffer würzen und auf etwa 75° erhitzen.

2 Fischfilet waschen, trocken tupfen und in vier Stücke teilen. Diese in den heißen, aber nicht kochenden Kokos-Sud legen und darin 10–12 Minuten pochieren.

3 Paprika vierteln, Strunk, Trennwände und Kerne entfernen und in feine Streifen schneiden. Rotkohl und Gurke ebenfalls in feine Schreifen schneiden. Radieschen und Kürbis in dünne Scheiben schneiden. Tomaten halbieren.

4 Alle geschnittenen Gemüse miteinander mischen, mit Salz und Pfeffer würzen und auf Teller verteilen. Je zwei Seeteufelstücke auf jede Portion Gemüse legen. Pochiersud durch ein Sieb gießen, mit Erdnussöl aufmixen und über Fisch und Gemüse träufeln. Erdnüsse darüberstreuen.

Zubereitung: ca. 40 Min., pro Portion: KH: 15 g | E: 30 g | F: 19 g | kcal: 354

MEIN TIPP

Beim Pochieren darauf achten, dass die Flüssigkeit nicht kocht! Sie soll sich knapp unter dem Siedepunkt befinden. So wird das zarte Fischfleisch schonend gegart, und die Aromen können sich besser entfalten.

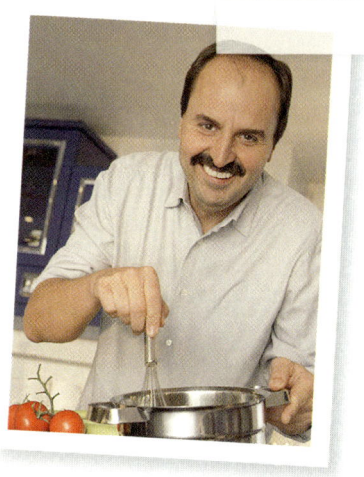

Parmesan-Omelette
mit Lauch und Schinken

ZUTATEN

1 mittelgroße Lauchstange

200 g gekochter Schinken, am Stück

10 g Butter (fettreduziert)

100 ml Crème fine

50 ml Milch

50 g frisch geriebener Parmesan

Salz, Pfeffer, Muskat

3 Eier

2 Eigelbe

(Foto S. 248: oben)

1 Backofen auf 160° (Umluft 150°) vorheizen. Lauch der Länge nach halbieren und waschen. Schinken in Würfel, Lauchhälften in Streifen schneiden. Beides mischen und in eine gebutterte Tarteform oder Pfanne von etwa 20 cm Ø füllen.

2 Crème fine mit Milch aufkochen. ⅔ vom Parmesan nach und nach unterrühren und schmelzen lassen. Soße vom Herd ziehen, mit Salz, Pfeffer und Muskat kräftig würzen und mit Eiern und Eigelben verquirlen. Den Eier-Parmesan-Guss über den Lauch und die Schinkenwürfel in die Tarteform bzw. Pfanne gießen. Restlichen Parmesan darüberstreuen.

3 Pfanne in den Ofen schieben, und das Omelette darin etwa 20 Minuten garen. Fertiges Omelette mit Salat servieren.

Zubereitung: ca. 15 Min. + 20 Min. Garzeit,
pro Portion: KH: 8 g I E: 49 g I F: 35 g I kcal: 545

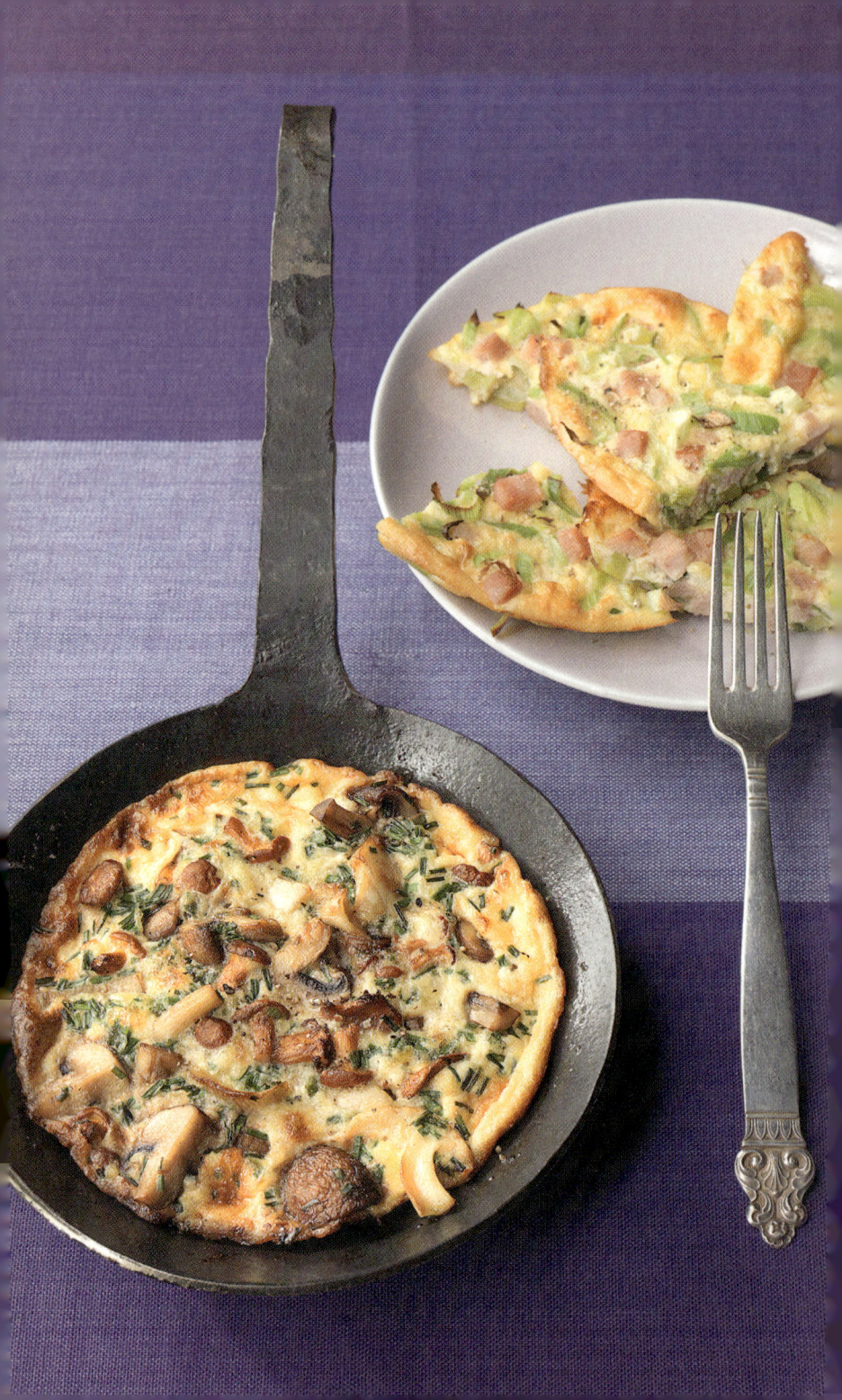

Pilz-Omelette mit Kürbiskernen

ZUTATEN

200 g gemischte Pilze

4 Eier

100 ml Milch

Salz, Pfeffer

10 g Butter (fettreduziert)

1 Bund Schnittlauch, fein geschnitten

100 g geputzter Feldsalat

(Foto S. 248: unten)

2 EL Kürbiskernöl

1 EL Rapsöl

50 ml Gemüsebrühe

1 EL Apfelessig

1 Schalotte, fein gewürfelt

20 g geröstete Kürbiskerne,

   gehackt

1 Pilze (etwa Steinpilze und Champignons oder Pfifferlinge und Champignons) putzen, in Scheiben schneiden oder vierteln. Backofen auf 160° (Umluft 150°) vorheizen.

2 Eier mit Milch verquirlen und mit Salz, Pfeffer kräftig würzen. Butter in einer beschichteten Pfanne zerlassen, Pilze mit dem Schnittlauch darin andünsten. Eier-Mischung darübergießen und im Ofen etwa 10 Minuten stocken lassen.

3 Inzwischen Kürbiskern- und Rapsöl mit Brühe, Apfelessig, Schalotten und gehackten Kürbiskernen verquirlen. Dressing mit Salz, Pfeffer abschmecken.

4 Feldsalat mit dem Dressing anmachen. Omelette aus dem Ofen nehmen und mit dem Salat servieren.

Zubereitung: ca. 20 Min., pro Portion: KH: 12 g | E: 27 g | F: 31 g | kcal: 430

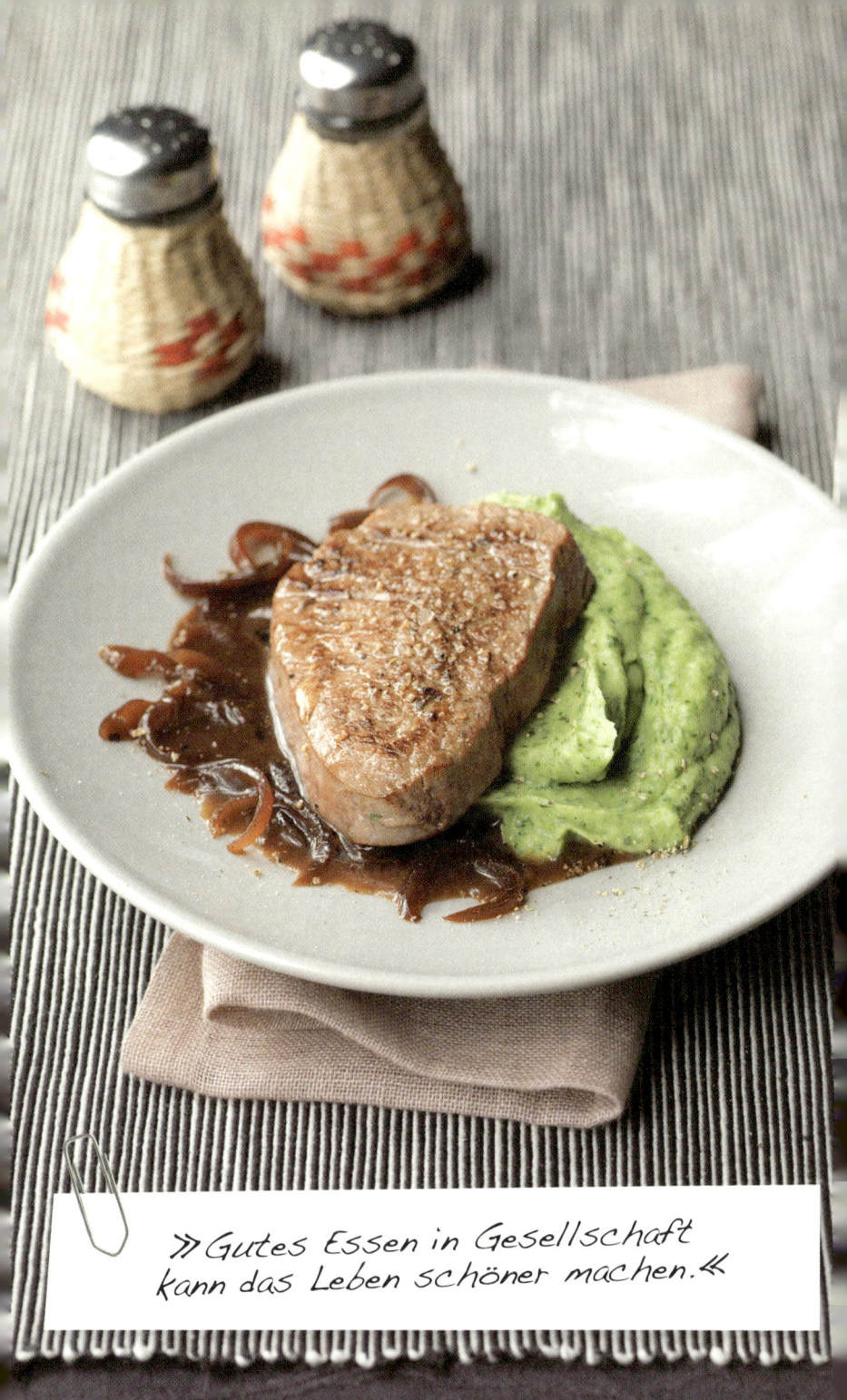

>> Gutes Essen in Gesellschaft
kann das Leben schöner machen. <<

Filetsteaks vom Rind mit Balsamico-Zwiebeln und Selleriepüree

Selleriepüree ist abends eine tolle Alternative zu Kartoffelpüree, das in diesem Fall auch perfekt mit dem Filetsteak und geschmorten Zwiebeln harmoniert.

ZUTATEN

6 Schalotten

2 EL Rapsöl

1 EL Zucker

50 ml Aceto balsamico

150 ml kräftiger Rinderfond

1 Rosmarinzweig

2 Thymianzweige

1 Bund glatte Petersilie

½ Sellerie, ca. 250 g

30 g weiche Butter (fettreduziert)

Salz, Pfeffer, Muskat

2 Rinderfiletsteaks, à 150 g

1 TL Stärke, mit etwas kaltem Wasser angerührt

30 g kalte Butter (fettreduziert) für die Soße

1 Backofen auf 110° (Umluft 100°) vorheizen. Schalotten schälen, in Streifen schneiden und in einem Topf mit heißem Öl (1 EL) anbraten. Mit Zucker bestreuen, karamellisieren lassen, dann mit Aceto balsamico ablöschen und mit Fond auffüllen. Rosmarin- und Thymianzweige zu den Zwiebeln geben und zugedeckt bei mittlerer Hitze in etwa 20 Minuten weich schmoren.

2 Inzwischen Petersilie abbrausen, trocken schütteln, Blätter abzupfen. Sellerie schälen, würfeln und in kochendem Salzwasser weich garen. Anschließend abschütten und mit den gezupften Petersilienblättern und der Butter in einen Mixer geben und fein pürieren. Püree mit Salz, Pfeffer und Muskat abschmecken und warm halten.

3 Filetsteaks mit Salz und Pfeffer würzen und in 1 EL heißem Rapsöl auf jeder Seite etwa 2 Minuten braten. Dann aus der Pfanne nehmen und im vorgeheizten Ofen etwa 6–8 Minuten ruhen lassen.

4 Balsamico-Schalotten mit etwas Stärke leicht binden. Kalte Butter nach und nach unterrühren. Soße mit Salz und Pfeffer würzig abschmecken und mit Steaks und Püree servieren.

Zubereitung: ca. 45 Min., pro Portion: KH: 14 g | E: 38 g | F: 27 g | kcal: 455

SCHLANK-IM-SCHLAF-INFO

Wenn Sie dieses Gericht mittags essen wollen, müssen Sie lediglich die Selleriewurzel durch 500 g Kartoffeln ersetzen.

Buntes Gemüse-Curry

ZUTATEN

je 1 rote und gelbe Paprika	20 g Ingwer
1 Stange Lauch	2 EL Sesamöl
1 kleine Zucchini	1 TL rote Currypaste (Asialaden)
150 g Blumenkohl	150 ml Kokosmilch, ungesüßt
150 g Brokkoli	Salz, Pfeffer, Zucker
30 g Sojasprossen	2 EL frisch gehackter Koriander
1 Knoblauchzehe	(Foto S. 254: oben)

1 Paprika halbieren, Trennwände, Kerne entfernen und in Stücke schneiden. Lauch und Zucchini waschen, in Scheiben schneiden. Blumenkohl und Brokkoli in Röschen teilen. Sojasprossen putzen. Knoblauch und Ingwer schälen und fein hacken.

2 Brokkoli und Blumenkohl in kochendem Salzwasser 3–4 Minuten garen, dann abschütten. Sesamöl in einem Wok erhitzen. Zuerst Ingwer und Knoblauch anschwitzen, dann Paprika zufügen und mit anbraten. Nach etwa 1 Minute die Zucchini und Lauchstücke untermischen und weitere 2 Minuten braten. Zum Schluss Sojasprossen, das gekochte Gemüse und die Currypaste unterheben. Kokosmilch dazugießen, noch etwas kochen lassen, dabei mit Salz, Pfeffer und Zucker abschmecken.

3 Gemüse-Curry mit frischem Koriander bestreut servieren.

Zubereitung: ca. 25 Min., pro Portion: KH: 13 g | E: 7 g | F: 2 g | kcal: 107

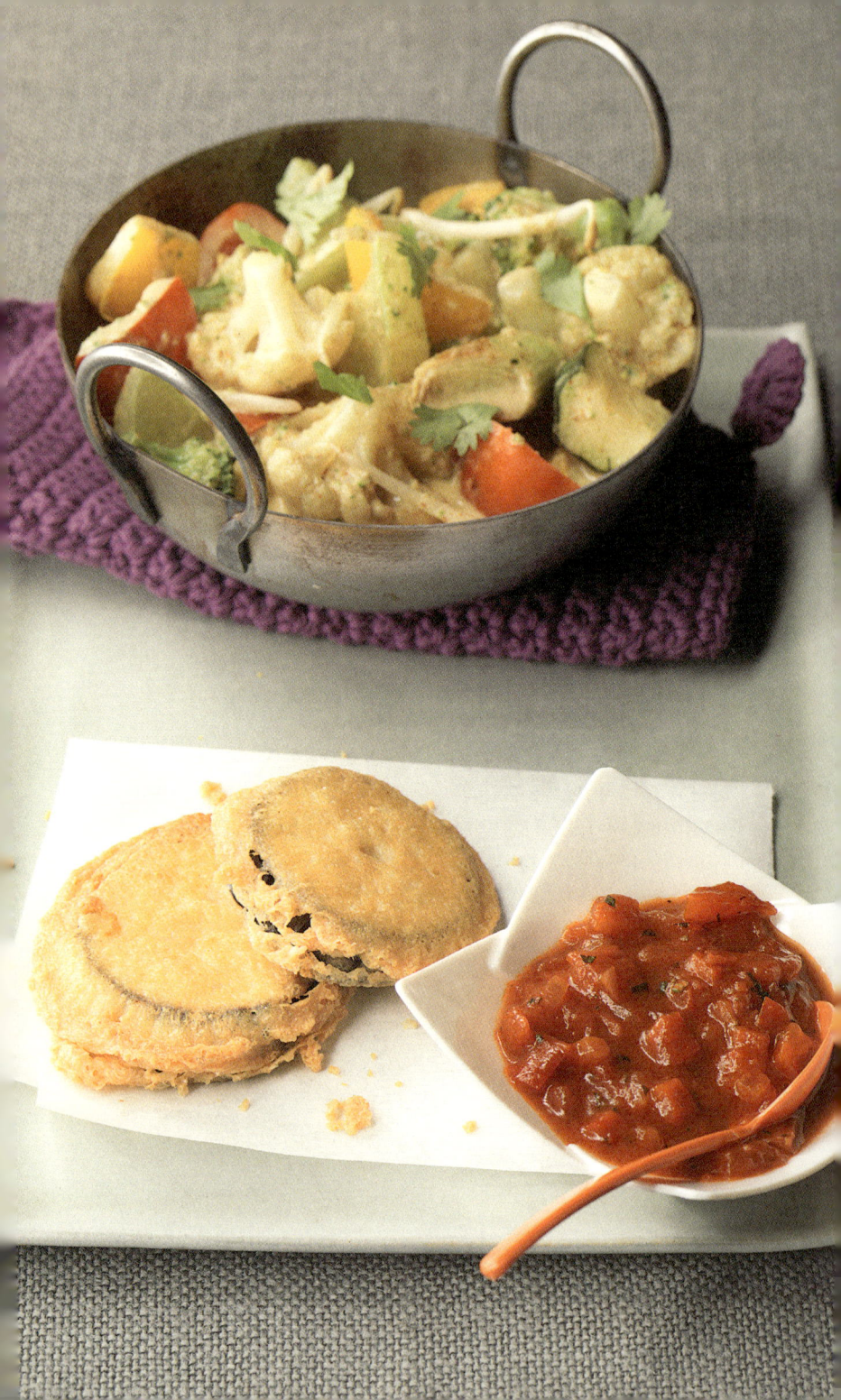

Auberginen-Piccata mit Tomatensalsa

ZUTATEN

1 große Aubergine
3 Tomaten
1 Zwiebel, fein gewürfelt
2 Knoblauchzehen, fein gehackt
1 rote Chilischote, fein gehackt
1 EL Olivenöl
(Foto S. 254: unten)

1 TL brauner Zucker
1 TL Tomatenmark
Salz, Cayennepfeffer
50 g Parmesan
2 Eier
Pflanzenöl zum Ausbacken

1 Aubergine waschen und in 1 cm breite Scheiben schneiden. Diese von beiden Seiten salzen und 20 Minuten ruhen lassen.

2 Inzwischen Tomaten vierteln, entkernen und klein würfeln. Zwiebel-, Knoblauch- und Chiliwürfel in heißem Olivenöl anschwitzen. Mit Zucker bestreuen und karamellisieren lassen. Dann zuerst das Tomatenmark unterrühren, danach die gewürfelten Tomaten zufügen und etwa 15 Minuten bei schwacher Hitze köcheln. Salsa mit Salz und Cayennepfeffer abschmecken.

3 Parmesan fein reiben, mit Eiern in einen hohen Becher geben und mit einem Pürierstab mixen. Auberginenscheiben mit einem Tuch trocken tupfen, pfeffern und in etwas Mehl wenden. Dann durch die Eier-Parmesan-Mischung ziehen und in heißem Pflanzenöl von beiden Seiten goldbraun ausbacken. Danach auf Küchenpapier abtropfen lassen und mit der Salsa servieren.

Zubereitung: ca. 45 Min., pro Portion: KH: 14 g I E: 19 g I F: 17 g I kcal: 288

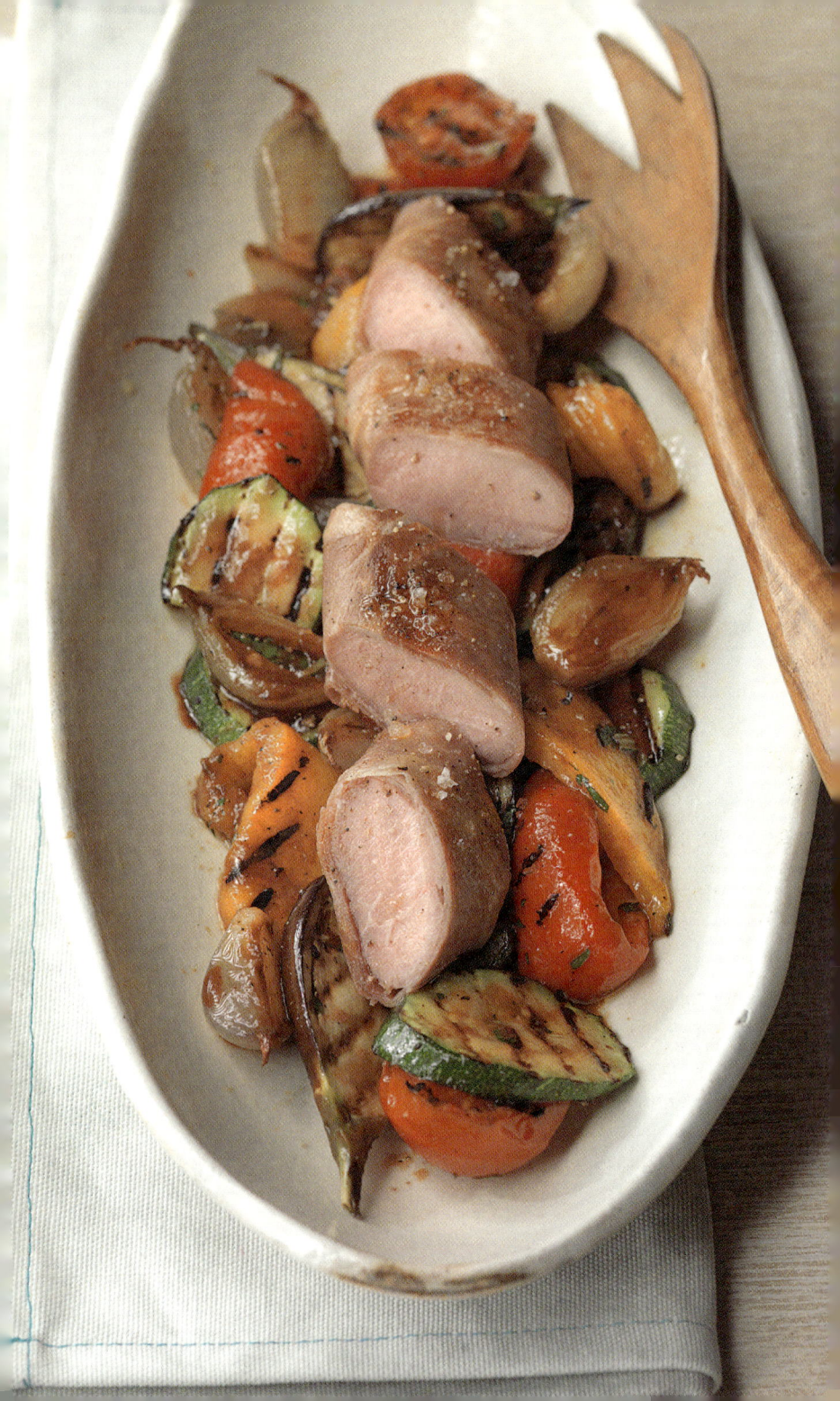

Lammfilets mit gegrilltem Gemüse

Ein schönes mediterranes Gericht. Das gegrillte Gemüse ist zwar etwas aufwendig, aber die Arbeit lohnt sich. Und das raffinierte Filet ist dafür schnell und einfach zubereitet.

ZUTATEN

je 1 rote und gelbe Paprika
3 Schalotten
4–5 EL Olivenöl
100 ml Tomatensaft
2 TL Aceto balsamico
je 1 TL gehackter Thymian und Rosmarin
Salz, Cayennepfeffer
1 Zucchini
1 kleine Aubergine
3 kleine Strauchtomaten
1 TL Senf
1 TL Honig
2 Lammrückenfilets, à 200 g
4 Scheiben Parma- oder San-Daniele-Schinken

1 Ofen auf 200° (Umluft 180°) vorheizen. Paprika vierteln, Trennwände und Kerne entfernen. Schalotten schälen und halbieren. Paprika und Schalotten auf ein Backblech legen, mit Olivenöl beträufeln und etwa 25–30 Minuten im heißen Ofen schmoren. Anschließend die Haut von den Paprikavierteln abziehen und die Hitze auf 160° (Umluft 150°) reduzieren.

2 Inzwischen Tomatensaft mit Aceto balsamico, 2 EL Olivenöl und den gehackten Kräutern verrühren, Dressing mit Salz und Cayennepfeffer würzig abschmecken.

3 Zucchini und Aubergine in etwa 5 mm dicke Scheiben schneiden. Tomaten halbieren. Gemüse mit Salz, Pfeffer würzen und mit etwas Olivenöl beträufeln. Dann die Scheiben auf einem Grill oder in einer Grillpfanne beidseitig braten. Geschmorte Paprika und Schalotten sowie die halbierten Tomaten ebenfalls kurz auf den Grill legen. Gegrilltes Gemüse in eine flache Schale geben, mit dem Dressing übergießen und damit marinieren.

4 Senf mit Honig verrühren. Die Filets rundum mit Honig-Senf bestreichen und mit dem Schinken umwickeln. Filets in restlichem Olivenöl rundum anbraten, mit Salz und Pfeffer würzen. Fleisch aus der Pfanne nehmen und 8–10 Minuten im 160° (Umluft 150°) heißen Ofen weitergaren. Anschließend das Fleisch in Stücke schneiden und mit dem gegrillten Gemüse servieren.

Zubereitung: ca. 45 Min., pro Portion: KH: 15 g | E: 49 g | F: 24 g | kcal: 482

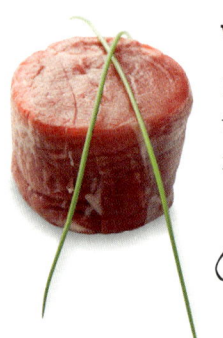

WARENKUNDE

Das Filet ist das beste Fleischstück und eignet sich für die schnelle gesunde Küche, da es besonders zart, mager und saftig ist.

(Filet)

Sachregister

Verdrängung 37, 64, 74, 92
Vererbung 76
Viehhauser, Josef 25
Vitamine 101, 104, 106–108
Vollkornprodukte 98, 103, 115, 117
Vorsätze 14, 17, 36, 97

Worcestersoße 235
Wunschgewicht 100, 108–109

Y
Yoga 145

W
Wachstumshormon (HGH)
101–102, 118, 120, 124, 125
Walnussöl 233
Wasabipaste 197
Wasser 78, 109–110, 120, 122
Wille(nskraft) 54–55, 68, 73–74,
97
Witzigmann, Eckhart 25

Z
Zanderfilet 199
Zitronengras 245
Zitronenthymian 223
Zucker 76–77, 81–82, 85, 87, 88,
94, 101–102, 105, 112, 113,
116–118, 121
Zuckerschoten 197
Zwischenmahlzeiten 76, 114

REZEPTREGISTER

Bildnachweis

Umschlagvorderseite: Werner Krug
Umschlagvorderseite links oben: Kay Blaschke
Umschlagvorderseite links unten: Joerg Lehmann
Umschlagrückseite: Joerg Lehmann

Kay Blaschke: 4, 7 unten, 11-13, 15, 16, 23, 34 rechts, 47, 58, 61, 62, 76, 90, 92, 95, 100 links, 113, 117, 119, 126, 127, 130, 132, 134, 136-142, 146; Privatarchiv Stephanie Förster: 52; fotolia/tororo reaction: 225; istockphoto: 79, 107, 176, 243, -/Sandra Candwell: 5 oben, 6 oben, 141; -/Kelly Cline: 74; -/Ron Hohenhaus: 123; -/Silvia Jansen: 209; -/Daniel Loiselle: 85; -/Huchen Lu: 82; -/Leonid Nyshko: 200; -/Joan Vincent Cantó Roig: 258;-/Oleksandr Staroseltsev: 182; Werner Krug: 9, 20, 144; Privatarchiv Johann Lafer: 14, 16, 19, 24, 26, 27, 29, 31, 33, 34 links, 37, 42, 44, 49, 131, 133; Joerg Lehmann: 5 unten, 8, 18, 39, 63, 64-67, 69, 72, 100 rechts, 111, 112, 147, 148, 151, 156, 157, 162, 166, 168, 170, 172, 174, 178, 180, 184, 186, 190, 192, 196, 198, 202, 204, 206, 208, 211, 214, 218, 220, 222, 224, 226, 230, 232, 236, 238, 242, 244, 246, 248, 250, 254, 256; Ingrid Schobel: 88; Detlef Seidensticker: 93; Privatarchiv Manfred Spitzer: 97.

Essen, das gegen Krebs schützt

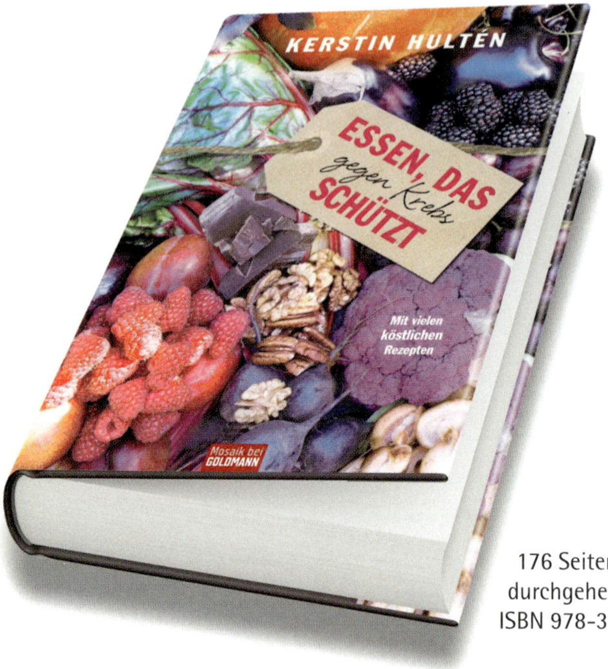

176 Seiten,
durchgehend vierfarbig
ISBN 978-3-442-39192-9

Die Gesundheits- und Ernährungsexpertin Kerstin Hultén zeigt,
wie man sich jeden Tag etwas Gutes tun kann: 50 leckere
Rezeptideen machen es einfach, sich mit Genuss gesund zu
ernähren und den Körper mit allem zu versorgen, was er
braucht – sei es bei einer bereits bestehenden Krebserkrankung
oder zur Vorbeugung.

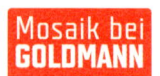

Überall, wo es Bücher gibt und **Mosaik bei GOLDMANN** unter www.mosaik-goldmann.de